食品安全の表示と科学
食品表示法を理解する

清水俊雄 著

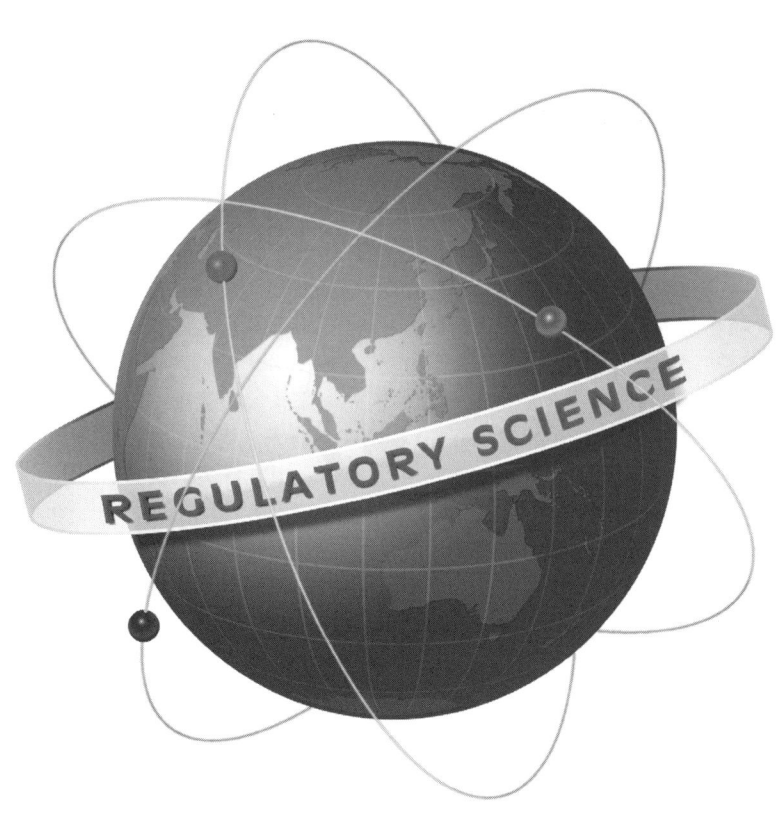

同文書院

著者 プロフィール
清水　俊雄（しみず・としお）
名古屋文理大学・健康生活学部教授
フレスコ・ジャパン代表取締役
東京大学農学部農芸化学科卒業。生物化学専攻，農学博士。

　旭化成（株）においてヘム鉄，血圧降下ペプチド，齲蝕性オリゴ糖をはじめとする機能性食品やバイオテクノロジー食品の開発に20年余り携わる。その間，厚生労働省へ機能性食品の制度化に向けた提言の実施，農林水産省関連の（株）植物防御システム研究所取締役，国際生命科学協会（ILSI）理事，日本臨床栄養学会協会連合大会会長（2010年），厚生労働省管理栄養士国家試験問題作成委員（2008年～2013年），（独）国立健康栄養研究所　栄養情報担当者（NR）認定委員会委員（2005年～2012年），農林水産省委託研究「食品ナノテクプロジェクト」アドバイザー委員（2006年～2011年），（独）科学技術振興機構　産学共同シーズイノベーション化事業技術アドバイザー（2006年～2011年），消費者庁「食品の新たな機能性表示制度に関する検討会」委員（2014年）を歴任するなど産学官に亘って活動を行う。
　2000年に食品の健康と安全に関するコンサルティングを行うフレスコ・ジャパンを設立。2006年4月より，名古屋文理大学教授，新潟薬科大学非常勤講師。日本臨床栄養協会（NR・サプリメント・アドバイザー認定機構）理事。

　主な著書に，『特定保健用食品の開発戦略』（日経BP社），『機能性食品素材便覧』（薬事日報社），『食品機能の制度と科学』『食品安全の制度と科学』，『特定保健用食品の科学的根拠』，『ネオエスカ　代謝栄養学』（共著）（以上，同文書院），ほか多数。
　監訳に『ナチュラルメディシン・データベース 健康食品・サプリメント［成分］のすべて』（同文書院）。

目 次

序 章 ……………………………………………………………… 1

第1章　関連法規と制度 …………………………………… 7

❶食品衛生法 ……………………………………………………… 8
1. 経緯と目的　8
2. 主な内容　8
   1) 食品衛生に関する国，事業者，国民などの責務　8
   2) 適用範囲と定義　8
   3) 食品または食品添加物としての販売禁止　9
   4) 特殊な方法で摂取する食品（いわゆる健康食品）の販売禁止　9
      Column　アマメシバの発売禁止　10
   5) 食品添加物　11
   6) 残留農薬　11
   7) 総合衛生管理製造過程　12
   8) その他の事項　13

❷健康増進法 ……………………………………………………… 14
1. 背景と目的　14
2. 主な内容　14
   1) 関係者の責務　14
   2) 国民健康・栄養調査等　14
   3) 保健指導　14
   4) 特定給食施設　15
   5) 受動喫煙　15
   6) 特別用途食品　15
      (1) 病者用食品　16
      (2) 特定保健用食品　16
   7) 栄養表示基準　17
   8) 食事摂取基準　18
   9) 誇大表示の禁止　18

❸食品安全基本法 ………………………………………………… 20
1. 制定の経緯　20
2. 基本的考え方　21
3. 食品安全委員会　22

i

4. リスク評価　22
　　5. リスクコミュニケーション　23
　　　　Column　行政手続法とパブリックコメント　24

4 医薬品医療機器等法（旧薬事法）･････････････････････････26
　1. 目的と背景　26
　2. 法律の構成　26
　3. 食薬区分　26
　　資料1「医薬品の範囲基準の見直しに関する検討会」
　　　　　　　報告書案に関するパブリックコメント　29

5 景品表示法（不当景品類及び不当表示防止法）･･････････････33
　1. 背景と目的　33
　2. 不実証公告　33
　3. 公正競争規約　34
　4. 課徴金制度　34

6 JAS法（農林物資の規格化及び品質表示の適正化に関する法律）･････35
　1. 背景と目的　35
　2. JAS規格制度　35
　3. 品質表示基準　35
　4. 期限表示　35
　5. 遺伝子組換え食品　36

7 情報公開法･･38
　1. 背景と目的　38
　2. 情報公開の方法　38

8 消費者基本法･･40
　1. 背景　40
　2. 法律の概要　40
　3. 消費者基本計画（26年6月改訂）　42

9 食品表示法･･44
　1. 背景と目的　44
　　1）制定以前の課題　44
　　2）食品表示一元化検討会報告書（消費者庁）　44
　　3）食品表示法の国会審議　50
　2. 主な内容　52

1）食品表示基準　52
　　　（1）加工食品と生鮮食品の区分　52
　　　（2）製造所固有記号　53
　　　（3）アレルギー表示　53
　　　（4）栄養成分表示の義務化　53
　　　（5）栄養強調表示　54
　　　（6）原材料名表示　54
　　　（7）添加物表示　54
　　　（8）通知に規定されている表示を基準に規定するもの　54
　　　（9）表示レイアウトの改善　54
　　2）機能性表示　55
　　　（1）定義　55
　　　（2）義務表示　55
　3．今後の展望　56

第2章　リスク評価　……………………………………………………………　59

■1 基本的考え方　………………………………………………………………　59
　1．食経験　59
　2．天然物と合成品　60
　3．ゼロリスク　61

■2 評価試験　……………………………………………………………………　63
　1．*in vitro* 及び動物試験　63
　2．ヒト試験　68
　3．安全性試験の実施の考え方　69
　　　Column　ヒト試験の進め方（安全性試験及び有効性試験）　70

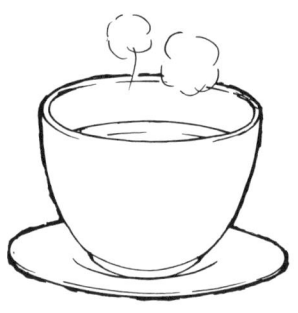

第 3 章 リスク管理の制度と科学 …………………………… 71

❶ 食中毒 …………………………………………………… 71
1. 概要　71
   - Column　食中毒と CSR そして企業技術者の責務　80
   - Column　エンテロトキシンとは？　81
   - Column　アフラトキシンとは？　82
2. リスク評価　82
3. リスク管理　83
4. 海外の状況　85
5. 今後の展望　86

❷ 食品アレルギー ………………………………………… 88
1. 食品アレルギーとは　88
2. リスク評価　89
3. リスク管理　89
4. 海外の状況　92
5. 今後の展望　93

❸ 放射能 …………………………………………………… 95
1. 概要　95
   - Column　ベクレルとシーベルト　95
   - Column　ソラニンとは？　98
2. リスク評価　98
3. リスク管理　99
4. 海外の状況　100

❹ BSE（牛海綿状脳症） …………………………………… 101
1. 概要　101
   - Column　たんぱく質がなぜ感染するのか？　101
   - Column　クロイツフェルト・ヤコブ病とは？　106
2. リスク評価　107
3. リスク管理　108
4. 今後のあり方　110

❺ 発がん性 ………………………………………………… 113
1. 概要　113
   - Column　ワラビの発がん性　114
   - Column　ダイオキシンとは？　114
2. リスク評価　115

　　　　Column　アクリルアミドとは？　116
　3. リスク管理　116

❻残留農薬 ……………………………………………… 117
　1. 概要　117
　2. リスク評価　119
　3. リスク管理　120
　4. 海外の状況　123

❼食品添加物 ……………………………………………… 124
　1. 概要　124
　2. リスク評価　126
　3. リスク管理　128
　4. リスク評価と管理の国際的動向　131
　5. 今後の展望　131

❽遺伝子組換え食品 ……………………………………… 133
　1. 概要　133
　2. リスク評価　134
　3. リスク管理　136
　4. リスクコミュニケーション　139
　5. 国際的動向　140

第4章　リスク管理の手法 ……………………………………147

❶GMP（製造基準）……………………………………… 147
　1. 概要　147
　2. 医薬品GMP　148
　3. 食品GMP　148
　4. 米国のGMP　150

❷HACCP ………………………………………………… 153
　1. 概要　153
　2. 日本におけるHACCP　153
　3. コーデックス委員会　153
　4. EU　154
　5. ISO22000とFSSC22000　155

❸トレーサビリティ（Traceability）………………… 156
　1. 概要　156
　2. 国際比較　156

第5章　リスクコミュニケーション ………………………… 161

❶概要 ………………………………………………………………… 161
❷情報公開 …………………………………………………………… 161
❸パブリックコメント ……………………………………………… 162
❹情報入手と情報発信 ……………………………………………… 162
資料1　イソフラボンの安全性：食品安全委員会へのパブリックコメント　164
資料2　食品の安全性に関する情報源　166

第6章　国際比較 ………………………………………………… 173

❶コーデックス委員会 ……………………………………………… 173
1. 組織の概要　173
2. リスクアナリシス　174
3. リスク評価　174
4. リスク管理　175

❷欧州連合（EU）…………………………………………………… 176
Column　EUの組織と法令　176
1. 食品安全に関連する機関　176
2. 新規食品法（Novel Food Regulation EC258/97）　177
3. EU食品安全白書　177
4. フードサプリメント指令　Directive2002/46/　178
5. 食品安全関連法　178
6. 食品衛生関連法　178
7. BSE関連　179

❸米国 ………………………………………………………………… 180
1. 食品安全に関する機関　180
2. 新規食品の安全評価　180
3. HACCPとGMP　182
4. BSE　183
5. 食品安全強化法（Food Safety Modernization Act：FSMA）　183

❹オーストラリア・ニュージーランド …………………………… 186
1. 食品安全に関する機関（FSANZ）　186
2. 新規食品の安全性評価　186

終 章 …………………………………………………………189
　❶リスクゼロ ……………………………………… 189
　❷行政の役割 ……………………………………… 191
　❸企業の役割 ……………………………………… 192
　❹消費者の役割 …………………………………… 193

　索 引　195

序章

　本書は，2006（平成18）年から2007（平成19）年にかけて出版した拙書『食品機能の制度と科学』，『食品安全の制度と科学』，『食品バイオの制度と科学』の3冊を全面的に改訂し，2015（平成27）年に施行された「食品表示法」，「機能性表示食品」などの新たな制度を中心とする最新の情報を追記したものである。

　食品の安全と機能の分野の発展には，法制度と科学が車の両輪として前進することが求められる。食品のこれらの分野では，科学に基づいた制度が必要であり，科学的に実証された方法で機能と安全を評価し，一定の科学的な基準に基づいて，表示を許可または基準化することが重要である。また科学的に根拠のある制度が制定されることにより，その分野の科学が一層進歩する。これら科学と制度が裏打ちされたことで，機能と安全の確認された食品が市場に並び，消費者が安心して食品を購入できる環境が整うのである。

　食品の機能性の総合的な研究は，世界に先駆けて，文部省（現文部科学省）特定研究「食品機能の系統的解析と展開」として1984（昭和59）年に発足した。食品の機能として従来から研究が行われていた栄養機能と感覚機能をそれぞれ，1次機能と2次機能として，更に生体防御，疾病の防止，疾病の回復，体調リズムの調整，老化抑制などの体調調節機能を第3次機能とし，第3次機能を有する食品を機能性食品と定義したのである。この特定研究は約10年間実施され，多くの食品に体調調節機能があることが明らかにされた。しかしながら，医薬品とは「身体の構造と機能に影響を及ぼすことが目的とされている物」と規定された薬事法により，食品に身体の構造と機能に影響を与える表示広告は厳しく規制されていた。そのため，科学的根拠に基づく食品の機能に関する新たな表示制度が必要とされ，1991（平成3）年に厚生労働省によって，食品の機能性と安全性を科学的に評価し，健康機能表示を個別の商品ごとに許可する「特定保健用食品」制度が，世界に先駆けて制定された。この制度により，食品の機能に関する表示を可能とする法制度が整ったことで，企業を中心とした研究開発が進み，この分野の科学が更に進歩することになった。このように，この分野では科学の総合的な研究が始まることで，科学的知見が蓄積され，その知見を基に法制度が整うことで，更に，その制度に沿った科学研究が促進されることになる。このように，食品の機能性と安全性については，科学と法制度を車の両輪として前に進めることが必要である。また，科学は実用化の道が開かれてゆく過程で進歩する。食品の機能と安全に関する法制度が確立されることで，新しい市場が形成され，その分野の研究開発が促進されて，科学の進歩にもつながる。食品の機能と安全の分野では，制度と科学が相互に影響しあって，進歩していくことが可能である。その結果，制度の基礎を支える科学，科学の発展に寄与する制度の良き相互関係を確立することにつながる。

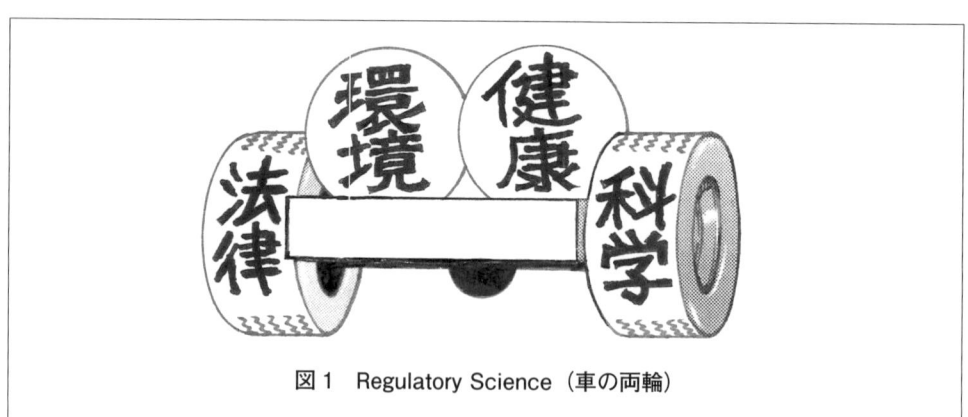

図1　Regulatory Science（車の両輪）

　1970年代に，法制度（Regulation）と科学（Science）とを橋渡しする学問として，Regulatory Science という用語が，医薬品の評価や環境問題などを対象にして欧米で使用されたが，その定義は明確にされていなかった。メリーランド大学とテンプル大学の連携により1985年に設立された The Institute for Regulatory Science（RSI）[1] において，Regulatory Science の活動は，「入手可能な最高レベルの科学情報を基に社会的決定を確実なものにすること」とされている。また，S. Jasanoff[2] によれば，「Regulatory Science は，規制制度のための科学であり，健康，安全，環境に関する規制制度を実行する上で，行政部門の専門官は，科学知識の現状を検証，評価し，不確実な科学的根拠の問題を解決してゆかなければならない」としている。

　日本では，1987（昭和62）年に内山充が国立衛生試験所在職時に，Regulatory Science とは「我々の身の回りの物質や現象について，その成因や機構，量的と質的な実態，及び有効性や有害性の影響を，より的確に知るための方法を編み出す科学であり，次いでその成果を用いてそれぞれを予測し，行政を通じて国民の健康に資する科学である」としている[3]。また，農林水産省は，レギュラトリーサイエンス新技術開発事業において，レギュラトリーサイエンスとは，「科学的知見と規制や行政措置の橋渡しをする科学」[4] と定義している。

　食品の安全に関してリスクゼロは困難であり，食品の機能においてもヒトに与える影響の不確実な部分を完全になくすことはできない。Regulatory Science は，これらの不確実な科学的根拠の問題に関して，その成因やメカニズム，更には，安全性・機能性に関する量的，質的な実態に関する情報を最大限に活用して，行政を通じて国民の健康に資する科学と考えられる。本書の基本的立場として，表紙にもその文字を掲げている。

　アメリカ合衆国では2003（平成15）年に，食品の機能性と安全性について科学的評価法の検討を行い，その科学的根拠と実際の実証データを踏まえて，科学的根拠のレベル毎にヘルスクレームの内容をランク付けする条件付きヘルスクレーム制度を立ち上げた。更に，2008（平成20）年には，ダイエタリーサプリメントの構造機能表示に関する科学的実証法の指針が公表された。また，欧州連合（EU）では科学的実証法の検討プロジェクトの検討報告書を受けて，2007（平成19）年に栄養健康表示法が施行され，欧州食品安全庁が科学的根拠のガイドラインを公表している。国際基準を定めるコーデックス委員会

でも，2004（平成16）年に健康に関する表示のガイドラインが採択され，2009（平成21）年に健康表示の科学的評価に関する指針が採決されている。これらの科学的根拠の考え方は，姉妹書『食品機能の表示と科学』で詳述するが，基本的には，日本の特定保健用食品と同等であり，海外での制度の確立，改正に合わせて，わが国において，この分野で今後も国際的整合性を図ってゆく必要がある。

　食品の健康機能と安全性についての科学が確立しつつあり，その科学的な根拠に基づいて法制度が整備されようとしている状況において，国内外の制度とその根拠となる科学に関する総括的な書籍が必要である。本書において，食品の機能性と安全性に関する制度とその科学について，最近の食品表示法の創設，新たな機能性表示の制度化，国内外の関連する分野の最新の科学情報を含めて解説する。本書の構成は，次の3つの観点を踏まえて，執筆を進めた。

1. 「新たな情報を理解しようとする時は，その歴史を知ることが早道である」との考えで，それぞれの分野での経緯を記載して，どのような契機で始まり，どのような変更を経て現在の体系になってきたのかを理解できるようにする。例えば，新たな機能性表示制度については，消費者委員会の2013（平成25）年1月の「健康食品の表示等のあり方に関する建議」において，「一定の機能性の表示は賛否両論があるため，引き続き研究を実施する。」とされる一方，内閣府に設置された規制改革会議が6月に「加工食品及び農林水産物の機能性表示について，米国のダイエタリーサプリメントの制度を参考に企業等の責任において科学的根拠の下に機能性を表示し，安全性の確保も含めた運用が可能な仕組みの検討を行う」ことが提言された。この内容が閣議決定されたことにより，消費者庁が「食品の新たな機能性表示に関する検討会」を設置し，安全性，機能性表示，国の関与の在り方について検討した結果が2014（平成26）年7月に報告書としてまとめられた。この報告書の基本的な考えを踏まえて，食品表示法の食品表示基準およびガイドラインが発表され，2015（平成27）年に制度がスタートすることになった。このように設立の経緯を知ることで，機能性表示食品の基本的な考え方とその科学的根拠を踏まえた制度を正しく理解できるのである。

2. 食品は人間が食べるものである。動物が食べるものは，飼料又はペットフードであって，食品とは呼ばない。よって，食品は人間にとって安全でなければならず，健康への機能は，人に効果がなければならない。動物を対象とした試験において安全性が評価されても，最終的には人での安全性が確保されなければならない。一般の化学物質に関しては，動物による安全性試験に安全係数をかけることにより，人への健康被害を推測することが高確率で可能である。しかしながら，アレルゲンや病原菌などが与える健康被害は，種の差が大きい。化学物質であれば，摂取量のコントロールおよびその蓄積量を推測し，摂取量又は蓄積量と健康被害を関数化することは可能であるが，食中毒の病原菌の場合は，動物と人との健康被害の種差が大きい上に，摂取量および蓄積量を正確に策定することは困難である。病原菌を人に投与することは倫理上不可能であり，危害の評価には，疫学データが中心になる。食中毒を起こした食品の摂取量，病原菌の濃度，摂食者，発症率などを正確に把握することは困難が伴うが，対策を立案するために，疫学データは非常に重要となる。

　　また，食品機能の科学的根拠には，ヒトを対象とした試験で有効性を確認する必要

がある。細胞や酵素を生体外に取り出して行う試験管（*in vitro*）試験やマウスやラットなどを用いた動物（*in vivo*）試験では，作用メカニズムに関する知見やヒトでの有効性の初歩的な推定は可能であるが，ヒトでの効果を発揮する科学的根拠とするには不十分である。ヒトが口から摂取した食品は消化を受け，腸内細菌の影響を受けて，小腸，大腸の粘膜細胞から吸収される。一部は代謝され，血液で運搬されて，身体の標的部位に到達して機能を発揮する。標的とする細胞や酵素を生体外に取り出して行った試験で，効果を発揮しても，ヒトの体内で消化，吸収，代謝を受ければ，標的部位に到達しないことや，到達しても機能成分の構造が変化していることがある。動物では，消化酵素，腸内細菌，代謝酵素などヒトと異なる部分が多い。更に，動物はケージの中で管理された飼料を摂取するが，ヒトは個人毎に，食事として摂取する内容，量が異なり，特定の食品成分を追加して摂取した *in vivo* 試験の結果だけでヒトにおける有効性を判断することは困難である。

3. 食品の安全性と有効性の「科学的根拠」とは，同様の条件で摂取した場合に，結果が「再現性」を持って得られることである。1回の試験で安全性，有効性が認められたとしても，従来の知見を網羅的に検索して，それらの知見と整合性が取れているかを確認し，矛盾があるとすればその理由について説得性のある説明をできなければならない。合理的に説明できる考察ができない場合は，同種の試験で再現性を確認するとともに，従来の知見と矛盾する点を合理的に説明する必要がある。新たな機能性表示食品においても，製品を用いた臨床試験の実証と，システマティックレビューによる実証から確認した結果について，再現性が得られることが基本的な科学的根拠の考え方である。

このような観点を基礎にし，新たに施行される食品表示法を含む食品の関連法規と食品の安全性の科学的評価とその管理について記載した。姉妹書『食品機能の表示と科学』では食品機能の科学的根拠の基本的考え方と新たな機能性表示制度も含めた健康表示制度に加え，安全と機能に関する国際比較に関する内容を含めた。主に食品の機能性の科学と健康表示の制度に関する情報を得たい読者には姉妹書『食品機能の表示と科学』を手に取って頂ければ幸いである。

本書の内容を概説すると，序章に続き，第1章で食品衛生法，食品安全基本法から始まり，新たな食品表示法までの関連法規について，その制定経緯，基本的な考え，主な内容などについて記載した。第2章のリスクの評価では，安全性の試験方法と安全性評価について，第3章では，食中毒，食品アレルギー，残留農薬，放射線などのリスク管理の科学的知見について記載した。第4章では，それらのリスクを管理する手法について，第5章ではリスクコミュニケーション，第6章で，食品安全全般に関する国際比較を行い，終章に繋げた。

本書の読者としては，食品に関わる大学の研究者，学生，および食品の製造，販売，流通に関連する企業の開発，企画，営業などの担当者を含む広範な対象者を考えて執筆した。そのため，栄養学，食品安全学，薬学，医学などの科学に関する専門用語は，平易な説明文をつけることを心掛けている。本書の読者が食品の安全と機能について理解を深めることで，担当業務の遂行の役に立つことができれば，著者として望外の幸せである。

最後に，本書の執筆のご依頼を頂いた株式会社同文書院の宇野文博社長，出版の編集，

校正にご尽力頂いた同社社長室の尾﨑真人氏，また，資料の検索・収集，校正に御助力頂いた東京大学大学院医学系研究科の加藤滋子氏に厚く御礼申し上げます。

参考資料
(1) The Institute for Regulatory Science. http://www.nars.org/
(2) S. Jasanoff. http://www.piecelaw.edu/risk/vol4/spring/jasanoff.htm
(3) 内山充，Regulatory Science，衛試支部ニュース，1987，Oct28（28）
(4) 農林水産省「レギュラトリーサイエンスに関わる試験研究」http://www.maff.go.jp/j/syouan/seisaku/regulatory_science/pdf/rsyosan.pdf

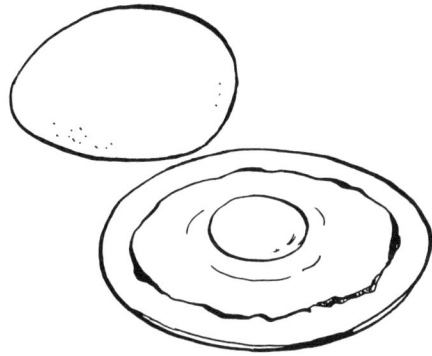

第 1 章　関連法規と制度

　食品の安全性と機能性に関連する制度には多くの法律が関与している。食品衛生法，栄養改善法などの法律は，敗戦後の混乱状態において，不衛生な環境における食品の安全衛生の確保と厳しい食糧事情による栄養不足が大きな問題であったことから，これらの問題の解決策を示すことを目的に1940（昭和15）年後半に制定された。

　栄養改善法は，栄養不足の状況であった国民の栄養状態を明らかにして，栄養改善の対策を講じて国民の健康および体力の維持向上を図るための法律であった。しかしながら，1980年代には，国民の栄養不足の状況は解消され，栄養の摂取過剰により肥満や生活習慣病（がん，脳卒中，心臓病など）のリスクが高まることが明らかになってきた。このことを踏まえて，国民が健やかで心豊かに生活できる社会を目指し，積極的に健康増進を図り，生活習慣病の予防などに重点を置くために，栄養改善法を廃止して，健康増進法を2002（平成14）年に公布した。

　食品衛生法は，食品の安全性を確保して，飲食に起因する衛生上の危害の発生を防止することを目的に制定されたが，2001（平成13）年に，日本においてBSE（牛海綿状脳症）の発生が確認されたことに始まり，原産地・賞味期限の偽装表示，中国産のダイエット食品による健康被害，食品中の残留農薬など食品の安全に関する様々な問題が生じた。このことから，食品の安全をより確保するために，2003（平成15）年には食品安全基本法が制定され，内閣府に設置された食品安全委員会により，食品の安全性評価とリスクコミュニケーションを分担することになった。食品安全の基本方針のひとつであるリスクコミュニケーションについては，情報公開法もその一翼を担っている。

　食品の機能を評価して行政が表示を許可する特定保健用食品は，栄養改善法において，1991（平成3）年に制度として定められた。更に，2001（平成13）年には健康表示について規格基準型の栄養機能食品を食品衛生法に規定し，特定保健用食品と併せて，保健機能食品と呼ばれることになった。これにより，我が国において規格基準型と個別評価型の健康表示の総括的制度が確立した。薬事法においても，医薬品と食品の区分に関する規制と，効果・効能の表示に関する規制があり，一般的な食品の形態であっても薬事法の規制の対象となり得る。また2003（平成15）年には，公正取引委員会は，食品の健康表示も含め，表示の科学的根拠の提出を企業に義務付けることを主眼とする，景品表示法の改正を行った。食品の品質表示に関連する法律としては，JAS法がある。

　更に，食品衛生法，健康増進法，JAS法に関連する食品の表示に関する規定を統合してひとつの法律としてまとめることで，食品の表示に関する包括的かつ一元的な制度を創設するために，2013（平成25）年に食品表示法が公布された。またこの法律において，国でなく企業が科学的根拠を実証した機能性を，企業の責任で表示できる機能性表示食品の制度が創設された。

１食品衛生法

1. 経緯と目的

　食品衛生法は「食品の安全性の確保のために公衆衛生の見地から必要な規制その他の措置を講ずることにより，飲食に起因する衛生上の危害の発生を防止」することを目的として，1947（昭和22）年に定められた。全ての飲食物が対象であり，それ以外にも，食品添加物，食品のための洗浄剤，器具，容器包装，輸入，不特定または多数の者に食品を提供する施設などについて定められている。

　2003（平成15）年の改正により，目的に「国民の健康の保護を図ること」（第1条）が追加され，従来の目的と比較して，より広範囲で，高度な目標が掲げられている。

　また，2009（平成21）年には，消費者庁の設置に伴い，「食品，添加物等の表示に関すること」および「虚偽又は誇大な表示」などの食品表示に関する所管業務は，厚生労働省から消費者庁に移管された。更に，2013（平成25）年には，食品衛生法における食品表示に関する部分は，新たに公布された食品表示法に移管された。

2. 主な内容

　食品衛生法に定められている主な内容は，次の通りである。

1）食品衛生に関する国，事業者，国民などの責務

（1）国，地方公共団体等の役割

　国，地方公共団体等は，下記の措置を講じなければならないことが第2条に定められている。
- a. 教育活動及び広報活動を通じた食品衛生に関する正しい知識の普及
- b. 食品衛生に関する情報の収集，整理，分析及び提供
- c. 食品衛生に関する研究の推進，食品衛生に関する検査の能力の向上並びに食品衛生の向上にかかわる人材の養成及び資質の向上を図るために必要な措置

　特に，国は，食品衛生に関する情報の収集，整理，分析及び提供，研究並びに輸入される食品，添加物，器具及び容器包装についての食品衛生に関する検査の実施を図るための体制を整備し，国際的な連携を確保するために必要な措置を講ずるとともに，都道府県，保健所を設置する市及び特別区に対し，上記の責務が十分に果たされるように必要な技術的援助を与えることが求められる。

（2）事業者の役割

　食品等事業者の役割は，第3条に次のように定められている。
- a. 販売食品の安全性の確保に関する知識及び技術の習得，原材料の安全性の確保，販売食品の自主検査の実施
- b. 販売食品に起因する食品衛生上の危害の発生の防止に必要な販売食品やその原材料の販売を行った者の名称その他の記録の作成，保存
- c. 保存した記録の国，都道府県等への提供，食品衛生上の危害の原因となった販売食品の廃棄等

2）適用範囲と定義

　この法律の適用範囲については，第4条に，「この法律で食品とは，すべての飲食物

をいう。ただし、薬事法に規定する医薬品及び医薬部外品は、これを含まない」と定められている。一方、医薬品医療機器等法（旧薬事法）の定義（第2条）で、医薬品とは「疾病の診断、治療又は予防に使用されることが目的とされている物」や「身体の構造又は機能に影響を及ぼすことが目的とされている物」と定義されている。このため、法の規制としては、医薬品医療機器法が優先することになる。一方、食品成分には身体の構造や機能に影響を及ぼすものが多く見出されており、科学的事実と法律の定義との間に齟齬が生じている場合があり、身体の構造と機能に影響を及ぼすことを例外的に表示できる保健機能食品が定められている。

この法律で取り扱う食品以外の対象について、下記の通りの定義が第4条に定められている。

(1) 添加物：「食品の製造の過程において又は食品の加工若しくは保存の目的で、食品に添加、混和、浸潤その他の方法によって使用する物」
(2) 器具：「飲食器、割烹具その他食品又は添加物の採取、製造、加工、調理、貯蔵、運搬、陳列、授受又は摂取の用に供され、かつ、食品又は添加物に直接接触する機械、器具その他の物」
(3) 容器包装：「食品又は添加物を入れ、又は包んでいる物で、食品又は添加物を授受する場合そのままで引き渡すもの」

3) 食品または食品添加物としての販売禁止

食品または添加物についての基本的考えとして、製造、加工、流通などにおいて「清潔で衛生的に」取扱われなければならず（第5条）、「腐敗し、若しくは変敗したもの」、「有毒なもの」、「病原微生物により汚染されているもの」、「不潔、異物の混入又は添加されたもの」は販売してはならないことが定められている（第6条）。

4) 特殊な方法で摂取する食品（いわゆる健康食品）の販売禁止

いわゆる健康食品による健康被害を抑制するために、「一般に飲食に供されることが無かった物で、人の健康を損なうおそれがない旨の確証がないもの又はこれを含む物が新たに食品として販売され、又は販売されることとなった場合において、食品衛生上の危害の発生を防止するため必要があると認めるときは、薬事・食品衛生審議会の意見を聴いて、それらの物を食品として販売することを禁止することができる」と定められている（第7条）。

ここで、「一般に飲食に供されることが無かった物」とは、特殊な方法により摂取する食品等を主に指し、特殊な方法とは製品中の成分を濃縮するなどの方法であって、主にいわゆる健康食品を対象としている。「人の健康を損なうおそれがない旨の確証がないもの」とは、当該食品を原因とした健康被害発生の疑いを払拭できない特定の成分について、研究機関における試験研究結果、諸外国からの情報提供、保健所等からの報告等を通じ健康上の懸念が強く指摘または示唆された場合を指す。なお、国が安全性及び効果を審査して許可した特定保健用食品等十分な科学的評価を受けているものは、基本的に「確証がある」ものと考える。よって、いわゆる健康食品については、健康被害の原因となる成分が特定されなくとも、安全性に問題がないことの確証がなければ、流通禁止にできる。

この流通禁止の措置が最初に適用された例としては、ダイエット用健康食品として販売されたアマメシバがある。このアマメシバを含む製品は息切れや呼吸困難などの症状を呈

し，閉塞性細気管支炎発症の原因が強く疑われる健康被害事例が報告された。厚生労働省は被害の拡大を防ぐため，食品安全委員会と薬事・食品衛生審議会の意見を聴取した上，台湾において同様の被害事例が多数認められたことも踏まえて，アマメシバによる健康被害の因果関係が特定できない段階で，食品衛生法に基づき2003（平成15）年9月にアマメシバを含む製品のいわゆる健康食品としての販売を禁止した。

　食品や健康食品が関係した健康障害は，食品以外の因子（栄養状態，医薬品との併用，個人の体質など）が複雑に影響するため，因果関係を明確にすることは困難であるが，本事例は台湾での調査結果と対策事例があったために，日本でも早期に対応することができた。国内外で発生した健康障害の情報を十分に把握し，日本で発生する類似の問題の発生に対して，すばやく対応できるようにしておくことの重要性を改めて認識させられた事例であるので，詳細をColumn「アマメシバの発売禁止」に記載する。

Column　アマメシバの発売禁止

　アマメシバはトウバイグサ科の植物であり，東南アジア地域に生育し，高さが1.5m前後に達する。野菜として主に葉を炒めて，あるいはスープに入れて食べるのが一般的である。マレーシアにおいては1週間に1回200g程度を摂取しているといわれているが，これまでにこれらの国でのアマメシバを原因とする健康被害は報告されていない。台湾には1982（昭和57）年頃，野菜として輸入され，減肥効果があるとの宣伝もあって，栽培・摂取されるようになったが，1994（平成6）年頃からアマメシバの摂取との関係が疑われる肺機能障害の症例が多数報告され始めた。被害者の多くは若い女性で，ダイエットの目的で摂取しており，産地・食べ方・食べる部位・保存方法・調味料の添加などの違いがあるにもかかわらず，類似の中毒症状を発症していた。結局，アマメシバ中の原因物質は突き止められなかったが，台湾の厚生省は輸入禁止，栽培中止を行った。

　日本では1996（平成8）年に栽培が始まり，主として沖縄で生産され，県外向けに出荷されていた。2003（平成15）年8月に鹿児島県でアマメシバを同時に摂取した母娘の健康被害が報告され，息切れや呼吸困難などの症状が現れ，閉塞性細気管支炎と診断された。厚生労働省はこの健康被害の拡大を防ぐため，台湾の情報も踏まえて報告書を作成し，食品安全委員会と薬事・食品衛生審議会の意見を聴取した結果，健康被害の直接の原因が不明のまま，食品衛生法に基づいてアマメシバの粉末・錠剤などの販売を停止した。これが食品衛生法改正後の「特殊な方法により摂取する食品」の流通禁止の第1号となった。

5）食品添加物

　食品衛生法で食品添加物とは，「食品の製造過程で，または食品の加工や保存の目的で食品に添加，混和などの方法によって使用するもの」と定義されている。食品添加物は厚生労働大臣が安全性と有効性を確認して指定した「指定添加物」，天然添加物として使用実績が認められ品目が確定している「既存添加物」，「天然香料」，「一般飲食物添加物」に分類されている。

　食品添加物として厚生労働大臣が定めたもの以外を販売，製造，輸入，加工することは禁止されており，この対象には，化学的合成品だけでなく天然物も含まれる。従って，未指定の添加物を製造，輸入，使用，販売等した場合には食品衛生法違反となる（第10条）。

　指定添加物は，厚生労働大臣が指定した添加物で，食品衛生法が2003（平成15）年6月に改正され，全ての食品添加物は，天然物，合成品にかかわらず，安全性と有効性を厚生労働省が評価して添加物として指定する添加物とすることになった。既存添加物は1995（平成7）年に食品衛生法が改正され，食品添加物の範囲が化学的合成品のみから天然物を含む全ての添加物に拡大されたため，法改正の時点で，既に日本において広く使用されており，一定の食経験がある天然添加物として認められていた食品添加物489品目が移行して既存添加物として，法改正以降もその使用，販売等が認められることとなったものである。2007（平成7）年の改正により，安全性のチェックが十分されていなかった既存添加物のうち，海外の安全性評価，許認可状況などの結果を基に，安全性の確認が必要と認められた13品目の安全性の見直しが行われることになった。「人の健康に問題のあるもの，流通に実体の無いもの」と確認されたものは既存添加物から削除される。また，国際的に安全性が評価され，使用が承認されているが，日本では認められていなかった食品添加物を企業の申請がなくても，厚生労働省が新規に指定することで，日本でも使用することができるようになった。基準又は規格が定められた添加物については，食品添加物公定書を作成し，その基準及び規格を収載するものと定められている（第21条）。2014（平成26）年8月現在，指定添加物は443品目，既存添加物は365品目である。

　天然香料は，カニ香料，バニラ香料などの動植物から得られたもので，厚生労働大臣が有効性と安全性を評価して指定したものではないが，食品の着香の目的で微量に使用されることが認められているもので，2014（平成26）年8月現在約600品目ある。一般食品添加物は，元来食品であるが，イチゴジュース，寒天など一般飲食に供されるものであり，一般食品添加物として使用されているものは，2014年8月現在約100品目ある。

6）残留農薬

　食品中に残留する農薬，動物用医薬品及び飼料添加物（以下「農薬等」）はこれまで食品衛生法第11条に基づき残留基準を設定していた。この制度の対象は残留基準が設定されている農薬等であり，残留基準の設定されていない農薬等については規制ができない状況であった。そのため，従来残留基準が設定されていなかった農薬等も含めて食品の残量基準を設定し，このリストを残留基準を遵守していれば使用できる農薬等のポジティブリストとした。リストに記載されている農薬がその基準を超えて残留している食品，及びリストに記載のない農薬を一定量以上含む食品の流通を禁止することになった。経過措置として，国内の使用状況，国際的な規格・基準を踏まえた基準を定めることができるとされている。2005（平成17）年11月に厚生労働省医薬食品局食品安全部長から残留農薬に関

する通知（食安発第1129001号）が発表され，下記の3点が定められた。

(1) 「一律基準」：残留基準が定められていない農薬等に対し適用されるもので，人の健康を損なうおそれのない量を0.01 ppmと定めた。一律基準の値の根拠としては，FAO/WHO食品添加物専門家会議（JECFA）による香料の評価や，米国食品医薬品局（FDA）において容器からの溶出物等の間接添加物の評価に際し，用いられている「許容される暴露量」，国内又はFAO/WHO残留農薬専門家会議（JMPR）若しくはJECFAでこれまでに評価された農薬及び動物用医薬品の「許容一日摂取量（ADI）」等を考慮すると，一律基準が適用されるような場合の個々の農薬等の摂取の許容量の目安として1.5 μg/dayを用いることが妥当であるとされた。日本の国民の食品摂取量を踏まえ，一律基準によって規制される農薬等の摂取量が目安量を超えることがないよう，一律基準として0.01 ppmを定めることになった。

(2) 「対象外物質」：人の健康を損なうおそれのないことが明らかであるもので，対象外物質は一般に使用されている農薬等及びその成分である物質が化学的に変化して生成した物質のうち，その残留の状態や程度などからみて，農畜水産物にある程度残留したとしても，人の健康を損なうおそれがないことが明らかなものである。国内でのこれまでの評価，JECFAやJMPRによる評価，我が国の農薬取締法等における取扱い，JECFA等で科学的な評価に必要とされている毒性試験結果などのデータに基づき，残留基準を設定していると考えられる国や地域における取扱いなどを参考に定められている。対象外物質としては，ビタミン，ミネラル他の根拠が明確にされた65物質が定められた。

(3) 「残留基準等告示」：ポジティブリスト制度が導入されると，残留基準が設定されていない農薬等が一定量以上含まれる食品の流通は原則禁止されることになるが，食品衛生法に基づき設定されている農薬等の残留基準は，国際基準であるコーデックス基準や農薬取締法に基づく農薬の登録基準などを網羅していないことから，このままでは，ポジティブ制度を導入する際に現実的支障が出るおそれがある。よって，設定されていない農薬等のうち，コーデックス基準や農薬取締法に基づく農薬の基準，薬事法に基づく動物用医薬品の基準，米国，EUなど諸外国の基準などを参考に暫定的な基準を設定することになった。今回の暫定基準の設定は758品目となる。

また，食品健康影響評価について新設された基準については，内閣府食品安全委員会による食品健康影響評価がなされていないため，施行後評価を依頼することとしている。優先して評価依頼をする物質は国際機関でADI設定できないとされたもの，日本の食生活で1日当たりの摂取量が多いと推定されるもの，発がん性等新規の毒性知見が得られたものとし，2006年度から年間約150物質ずつ依頼している。その結果を踏まえ，順次，薬事・食品衛生審議会の審議を経て残留基準の見直しを進めている。2014（平成26）年3月末現在，累計で591品目の農薬等に係る食品健康影響評価を依頼しており，その結果を踏まえて残留基準を改正した農薬等は219品目である。ポジティブリスト制度導入後に新規に残留基準を設定した農薬等（46品目）も含めると，残留基準が設定されている農薬等は合計で802品目となる。

7) 総合衛生管理製造過程

従来，食品の衛生管理は最終製品の検査に重点を置いていたが，1995（平成7）年に食

品衛生法の一部が改正され，原料，製造，加工，包装などを食品衛生上の危害の発生を防止するために，総合衛生管理製造過程が規定された。製造または加工する者（外国において製造・加工する者も含む）から申請があったときは，施設及び食品群ごとに個別にこの基準に適合するかを審査し，承認を与える制度である。これは任意の制度であるが，衛生管理の水準の確保の証としての価値が認識されている（第13, 14条）。

総合衛生管理製造過程には，米国航空宇宙局（NASA）が宇宙食の安全を確保するために開発したHACCP（Hazard Analysis and Critical Control Point）システムが組み込まれている。HACCPは全ての原料生産・製造・加工・消費の工程で発生する恐れのある食品衛生上の危害を調査解析する危害分析と，危害発生を防止できる工程を重要管理点と定めて，常時集中的に監視することを特徴とする管理システムである。

現在，総合衛生管理製造過程の承認の対象となっている食品としては，①乳・乳製品，②食肉製品，③容器包装詰め加圧加熱殺菌食品（レトルト食品，缶詰など），④魚肉練り製品（かまぼこ，はんぺんなど），⑤清涼飲料水などがある。

8) その他の事項

2003（平成15）年の法改正により，次の項目の強化，見直しが行われた。

(1) 食品等の監視・検査体制の強化

　a. 国による輸入食品の監視指導計画の策定と，計画に基づく監視指導を実施する。
　b. 命令検査実施の検査機関を，厚生労働大臣による指定制度から登録制度に改正する。
　c. 輸入食品等の検査を国等から登録検査機関に委託することを可能とする。
　d. 厚生労働大臣による輸入業者に対する営業禁停止処分の規定を創設する。
　e. 総合衛生管理製造過程の承認について更新制を導入する。

(2) 食中毒等飲食に起因する事故への対応の強化

　大規模・広域な食中毒で緊急時には，厚生労働大臣が都道府県知事に対し，期限を定めた原因調査及び調査結果の報告を要請する。

(3) 罰則の見直し

　違反者に対する罰則を下記のように強化することにより，食品の安全衛生の向上に努めることとする。

　　イ．表示基準違反は懲役6ヵ下月または罰金30万円となり，規格基準違反は懲役1年または罰金100万円となる。法人の罰金は1億円，個人の場合は懲役2年又は罰金200万円となる。
　　ロ．有害食品販売に関する違反の罰金300万円は1億円となる。

2 健康増進法

1. 背景と目的

　健康増進法は，特別用途表示制度及び栄養表示制度などを含む栄養改善法の内容を引き継いだ法律として2002（平成14）年に制度化され，2003（平成15）年より施行されている。それと同時に栄養改善法は廃止となった。この法律の目的は「国民の健康の増進の総合的な推進に関し基本的な事項を定めるとともに，国民の健康の増進を図るための措置を講じ，国民保健の向上を図る」ことであり，生活習慣病（がん，脳卒中，心臓病など）の予防を目的に，2000（平成12）年に策定された「21世紀における国民健康づくり運動（健康日本21）」を推進することも含まれている。この法律は，国民が健やかで心豊かに生活できる社会を目指し，積極的に健康増進を図り生活習慣病の予防することなどに重点を置いている。

　国民の健康増進の総合的な推進を図るために厚生労働大臣が基本方針を策定し，都道府県や市町村の健康増進計画を策定する。また厚生労働大臣は，健康診査の実施等に関する指針を策定することになっている。更に，従来の栄養改善法に定められた国民栄養調査を拡充した「国民健康・栄養調査」を実施し，国及び地方公共団体が生活習慣病の発生状況の把握に努めることとなっている。その他，生活習慣の改善に関する相談，栄養指導等の保健指導を行う都道府県の役割が定められている。また，特定給食施設（現行の集団給食施設）における栄養管理を行う学校，官公庁施設等の管理者が受動喫煙を防止するための努力事項が定められている。特定保健用食品の制度発足当時は栄養改善法により定められていたが，現在では栄養改善法を引き継いだ健康増進法により規定されている。

2. 主な内容

1) 関係者の責務

　国民の責務として，「健康な生活習慣の重要性に対する関心と理解を深め，生涯にわたって，自らの健康状態を自覚するとともに，健康の増進に努めなければならない」（第2条）ことが定められている。国及び地方公共団体の責務としては，「教育活動及び広報活動を通じた健康の増進に関する正しい知識の普及，健康の増進に関する情報の収集，整理，分析及び提供並びに研究の推進並びに健康の増進に係る人材の養成及び資質の向上を図るとともに，健康増進事業実施者その他の関係者に対し，必要な技術的援助を与えることに努めなければならない」（第3条）と規定されている。

2) 国民健康・栄養調査等

　栄養改善法に定められた国民栄養調査を拡充して，生活習慣病の発生状況も含めた健康全般に関する調査も加えることとして，「国民の健康の増進の総合的な推進を図る」ことが加えられ，その目的のために「厚生労働大臣は，基礎資料として，国民の身体の状況，栄養摂取量及び生活習慣の状況を明らかにするため，国民健康・栄養調査を行う」ことが定められている（第10～16条）。

3) 保健指導

　従来の栄養改善法による市町村の栄養相談及び都道府県等の専門的な栄養指導等に関する規定を拡充して，生活習慣の改善に関する相談・保健指導を行う市町村，特に専門的な知識・技術を必要とする栄養指導等の保健指導を行う都道府県の役割が定められている（第19条）。

4）特定給食施設

特定かつ多数の者に対して，継続的に食事を供給する施設のうち栄養管理が必要なものとして特定給食施設を定め，事業の開始，変更の届け出，管理栄養士の配置の基準などが定められている（第 20 条）。

5）受動喫煙

学校，官公庁施設，百貨店，飲食店等など多数の者が利用する施設の管理者は，受動喫煙を防止するための努力義務を負うことが定められている（第 25 条）。

6）特別用途食品

特別用途食品とは，乳児，幼児，妊産婦，病者などの発育，健康の保持・回復などに適するという特別の用途について表示するもので，図 1-2-1 で示す通り，病者用食品，妊産婦・授乳婦用粉乳，乳児用調製粉乳及びえん下困難者用食品がある。法律上は特定保健用食品も含まれるが，審査，許可に関しては別途の制度として運用されている（次頁参照）。特別用途食品として食品を販売するには，「その表示についての製品見本，商品名，原材料の配合割合及び当該製品の製造方法，成分分析表，許可を受けようとする特別用途表示の内容その他内閣府令で定める事項を記載した申請書」を提出して，国の許可を受ける必要がある。許可基準があるものについては，許可基準の適合性を審査して許可を受け，許可基準のない個別評価型病者用食品については，個別の製品ごとに評価を受け許可を得ることができる（第 26～30 条）。2009（平成 21）年に，内閣府の外局として，消費者庁が設置されたことにより，健康増進法に規定する食品の表示に関する事項は，厚生労働省から消費者庁に移管されたため，特定保健用食品も含めた特別用途食品に関する業務は，消費者庁が担当することになった。更に，2013（平成 25）年の食品表示法の公布により，特別用途食品は，特定保健用食品を含め，食品表示法において規制されている（姉妹書『食品機能の表示と科学』第 4 章に詳述）。

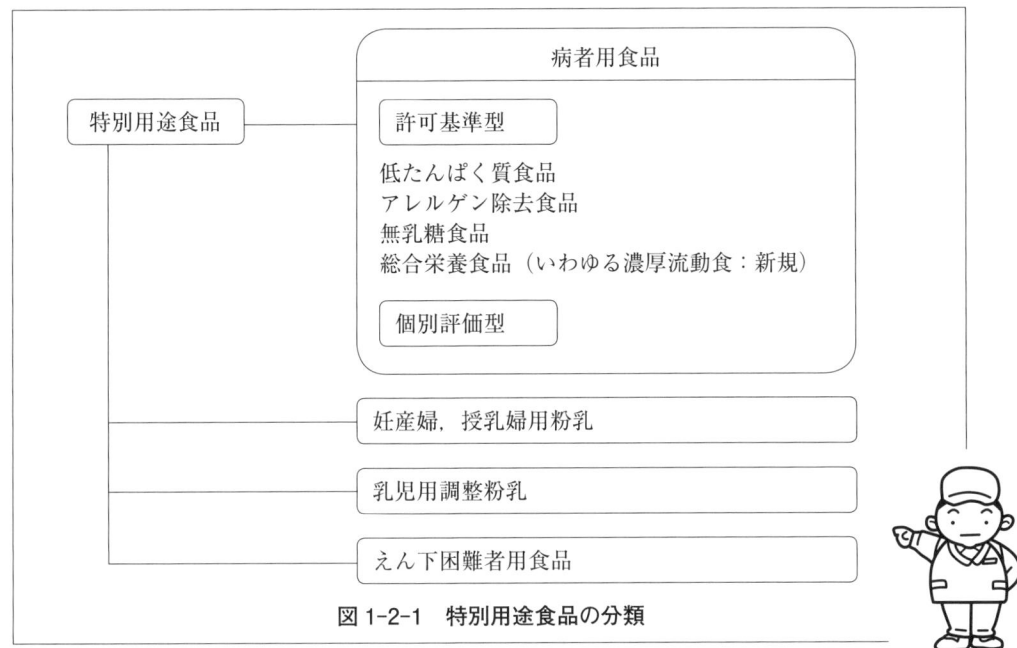

図 1-2-1　特別用途食品の分類

(1) 病者用食品

　病者用食品には，あらかじめ規格基準が定められている規格基準型と，申請を受けて個別に評価する個別評価型がある。いずれにおいても，病者用食品として販売するためには，消費者庁に申請して許可を得る必要がある。

　規格基準型の病者用食品にはアレルギー患者のためのアレルゲン除去食品，たんぱく質の摂取制限を必要とする腎臓病患者のための低たんぱく食品，乳糖不耐症・ガラクトース血症患者のための無乳糖食品，通常の食事で十分な栄養を摂ることが困難な患者のために栄養素をバランスよく配合した総合栄養食品がある。個別評価型の病者用食品には，麦芽由来の食物繊維から調製した潰瘍性大腸炎患者用食品，低リン食を指示されている慢性腎不全患者用食品，水・電解質を補給・維持するのに適した脱水状態の病者用食品がある。

(2) 特定保健用食品

　特定保健用食品は，国が個々の製品毎に申請を受け，専門家により構成された委員会において，その製品の有効性と安全性の科学的な根拠を評価して，表示を許可する制度である。特定保健用食品は健康増進法により定められているが，衛生上の観点からは食品衛生法によっても規制を受け，食品安全基本法により食品安全委員会による安全性評価が行われることになっている。許可されるためには，以下の8項目の申請書類が必要となる。

　まず，
　　①食生活の改善が図られ健康の維持増進に寄与することが期待できるものであり，食品又は関与する成分について，
　　②保健の用途が医学的，栄養学的に根拠が明らかにされ，
　　③適切な摂取量が設定でき，
　　④食経験等からみて安全なものであること。
　さらに，
　　⑤関与する成分は物理化学的性状及び試験方法と定性及び定量試験方法が明らかにされていること。
　　⑥同種の食品が一般に含有している栄養成分の組成を著しく損なったものでないこと。
　　⑦まれに食べられるものでなく，日常的に食べられている食品であること。
　　⑧食品又は関与する成分は，「その成分本質が医薬品として使用されるもの」に該当するものでないことが挙げられている。

　これらを大きく分類すると3つに分けることができる。第一に，ヒト試験において，有効性の科学的な根拠を明らかにしていること，第二に動物とヒトでの試験および食品としての使用実績を踏まえてヒトでの安全性が確認されていること，第三に関与する成分の定量的な把握ができていることである。

　2001（平成13）年には，栄養素の機能を表示できる栄養機能食品と合わせて，保健機能食品と称されることになった。また，特定保健用食品の許可される範囲が下記の通り明文化された。
　　①　測定可能な体調の指標の維持および改善に関するもので，健康診断で測定する項

目も含め，例えば，「血糖値を正常に保つ」や「体脂肪の分解を促進する」等の表示内容がこれに含まれる。
② 身体の生理機能・組織機能を良好に維持または改善する内容で，「便通を良好にする」や「カルシウムの吸収を高める」の例が挙げられている。
③ 本人が自覚できる体調の変化で，慢性でない一時的な体調の変化に関するもので，例えば「肉体疲労を感じる方に適する」の例が挙げられている。

今まで許可・承認された（2014年10月末現在 1030品目）の特定保健用食品をその表示内容で分類すると，「お腹の調子を整える食品」，「血圧の高めの人に適する」，「コレステロールが高めの方に適する」，「血糖値が気になる方に適する」，「ミネラルの吸収を助ける」，「食後の血中中性脂肪を抑える食品」，「虫歯の原因になりにくい食品」，「骨の健康が気になる方に適する食品」などがある（詳細は姉妹書『食品機能の表示と科学』を参照）。

7）栄養表示基準
(1) 背景と制度制定の経緯

食品に含まれる物質に関する表示としては，原材料表示と栄養成分表示の2つがある。原材料の表示については，1999（平成11）年に改正された「農林物資の規格化及び品質表示の適正化に関する法律（JAS法）」において，品質表示基準が定められている。栄養成分の表示については，1996（平成8）年に栄養改善法（2002年健康増進法に引継）の規定に基づき，「栄養表示基準」が定められている。栄養成分基準には，栄養成分量と熱量の量的表示と栄養成分の強化や低減などの強調表示が定められている。

1996（平成8）年に改正された栄養改善施行規則により，規定されている栄養成分は次の通り定められている。

　①マクロ栄養成分：たんぱく質，脂質，炭水化物
　②ミネラル：亜鉛，カリウム，カルシウム，セレン，鉄，銅，ナトリウム，マグネシウム，マンガン，ヨウ素，リン
　③ビタミン：ナイアシン，ビタミンA，B_1，B_2，B_6，B_{12}，C，D，E，K，葉酸

表示の内容には，含有量，強調表示，相対表示などがある。

(2) 含有量の表示

栄養成分と熱量の表示は，100gもしくは100ml，または1食分，1個分当たりのいずれかの量で表すことになっている。表示する栄養成分は，熱量，たんぱく質，脂質，炭水化物，ナトリウム，その他，表示する栄養成分の順に表示することになっている。

(3) 強調表示
(a) 栄養成分を補給できることを強調する表示

一般的日本人の食生活において欠乏を起こす懸念があり，そのことにより健康に悪影響を及ぼす栄養成分を補給できることを強調する表示であり，表示の用語として下記の2つに区別されている。

①「高」，「多」，「豊富」などとこれらに類する表示：これらの表示をするためには，分析された栄養成分量が定められた基準値以上であることが必要である。
②「源」，「供給」，「含有」，「入り」，「使用」，「添加」などとこれらに類する表示：これらの表示をするためには，分析された栄養成分量が定められた基準値以上である

ことが必要である。
　(b) 栄養成分が少ないことを強調する表示
　　　一般的日本人の食生活において過剰摂取の懸念があり，それにより健康に悪影響を及ぼす栄養成分を低減していることを強調する表示であり，表示の用語として下記の2つに区別されている。
　① 「無」，「ゼロ」，「ノン」などこれらに類する表示：これらの表示をするためには，分析された栄養成分量が定められた基準値未満であること必要である。
　② 「低」，「ひかえめ」，「ダイエット」，「少」，「ライト」などこれらに類する表示：これらの表示をするためには，分析された栄養成分量が定められた基準値未満であることが必要である。
(4) 相対表示
　他の食品と比較して，栄養成分や熱量が強化されている，あるいは低減されていることを強調する表示であり，比較対照とする食品名および比較値を記載することが必要である。
　(a) 強化表示
　　　他の食品に対して，食物繊維，たんぱく質，カルシウム，鉄，ビタミンA, B_1, B_2, C, D, ナイアシンなどを増量してあることを強調する表示である。この表示をするためには，分析された栄養成分量が対照食品に比較して算出された増加量または増加割合が基準値以上であることが必要である。
　(b) 低減表示
　　　他の食品に対して，熱量，脂質，飽和脂肪酸，コレステロール，糖類，ナトリウムなどを低減してあることを強調する表示である。これらの表示をするためには，分析された栄養成分量が対照食品に比較した低減量または低減割合が基準値以上であることが必要である。
　なお，2013（平成25）年の食品表示法の公布により，栄養表示基準は，食品表示法に移管されることになり，2015（平成27）年に施行された（第1章 **9**　食品表示法を参照）。

8) 食事摂取基準
　食事摂取基準とは「生涯にわたる国民の栄養摂取の改善に向けた自主的な努力を促進するため，国民健康・栄養調査その他の健康の保持増進に関する調査及び研究の成果を分析し，その分析の結果を踏まえ，食事による栄養摂取量の基準」と定められ，「厚生労働大臣は，これを定めるものとする」とされている（第30条）。1970（昭和45）年より6回に亘って，「日本人の栄養所要量」が公表されていたが，2004（平成16）年に改定されて以来，「日本人の食事摂取基準」として，2005年版，2010年版，2015年版が公表されている。

9) 誇大表示の禁止
　2003（平成15）年に食品安全基本法が制定されるのと時期を同じくして，健康増進法の改正が行われ，いわゆる健康食品に関する「健康保持増進効果」について，虚偽又は誇大な広告等の表示の禁止を明確にした。同時に，下記の運用指針と留意事項を発表し，法改正のガイドラインとした。
　(1)「健康の保持増進の効果」とは下記の項目であり，原則として一般の食品にはこれ

らの効果に関する表示は禁止されている。
①疾病の治療又は予防を目的とする効果（例）「糖尿病，高血圧，動脈硬化の人に」
②身体の組織機能の増強，増進を目的とする効果（例）「疲労回復」，「強精（強性）強壮」，「体力増強」，「食欲増進」，「老化防止」，「免疫機能の向上」
③特定の保健の用途に適する効果（特定保健用食品は除く）（例）「おなかの調子を整えます」，「血圧が高めの方に」
④栄養成分の機能（栄養機能食品は除く）（例）「カルシウムは，骨や歯の形成に必要な栄養素です」

(2)「虚偽・誇大な広告の禁止」とは

　健康の保持増進の効果等に関する広告その他の表示について，著しく事実に相違する表示をし，又は著しく人を誤認させるような表示をしてはならないことを規定している。

①「事実に相違する」とは，十分な実験結果等の根拠が存在しないにもかかわらず表示する場合や，体験談を捏造した資料を表示した場合
②「人を誤認させる」とは，「印象」や「期待感」と健康の保持増進の実際の効果等に相違があることを指す。
③広告の範囲は下記の3項目に該当すれば広告と判断される。
　a　顧客を誘引する（顧客の購入意欲を昂進させる）意図が明確にあること
　b　特定食品の商品名等が明らかにされていること
　c　一般人が認知できる状態であること

広告の具体的な例は次の通りである。
　ア．商品，容器又は包装による広告等及びこれらに添付した物による広告等
　イ．見本，チラシ，パンフレット，説明書面，ダイレクトメール，ファクシミリ
　ウ．ポスター，看板，プラカード及び建物又は電車，自動車等の記載，ネオンサイン，アドバルーン
　エ．新聞紙，雑誌その他の出版物，放送（有線放送を含む），映写又は電光広告
　オ．インターネット，パソコン通信

その他，特定の商品名が記載されていない書籍や冊子，ホームページでも，容易にアクセスが可能な場合や，販売業者の連絡先が掲載されている場合も広告に含まれる。

3 食品安全基本法

1. 制定の経緯

　2001（平成13）年に日本で牛海綿状脳症（BSE）発症の牛が確認されたことにより，厚生労働大臣と農林水産大臣の私的諮問機関が設けられて報告書「BSEの問題に関する調査対策検討委員会報告（http：//www.maff.go.jp/soshiki/seisan/eisei/bse/bse_tyosaiinkai.pdf)がまとめられた。この報告書では，1996（平成8）年にはWHOから発表された肉骨粉使用禁止勧告および2000（平成12）年のEU科学運営委員会による「日本の国産牛がBSEに感染している可能性は高い」との評価を主な根拠として，「農林水産省は国際的動向を把握する機会があるにもかかわらず，適切な対応を怠った」，また，厚生労働省はヒトの健康問題であるにもかかわらず，「BSE拡散防止の観点から農林水産省に対してより明確な意見を述べるべきであった。縦割り行政の悪い側面が反映した」と行政の問題点を指摘している。行政上の問題点としてまとめられた項目は下記の通りである。

①危機意識の欠如と危機管理体制の欠落
②生産者優先・消費者軽視の行政
③政策決定過程の不透明な行政機構
④農林水産省と厚生労働省の連携不足
⑤専門家の意見を反映しない行政
⑥情報公開の不徹底と消費者の理解不足

　更に，この報告書はこれらの問題を解決するために，消費者の保護を基本とする食品の安全の確保を目的とする法律の制定と独立性・一貫性を持ったリスク評価を中心とした"新しい行政機関"の設置に関して必要な措置を取るべきであると提言している。この提言を受けて「食品安全行政に関する関係閣僚会議」が設けられ，2002（平成14）年6月に「今後の食品安全行政のあり方について」がまとめられた。その結果，2003（平成15）年7月に食品安全基本法が施行され，内閣府の担当大臣の下に食品安全委員会が発足した（図1-3-1）。従来，厚生労働省との農林水産省で実施していた食品のリスク評価を食品安全委員会が行い，両省に食品のリスク管理に関して必要な措置を勧告すること，両省と協力して，国民との情報交換，意見交換を行うことによりリスクコミュニケーションを図り，食品の安全確保に務めることが定められた。その役割分担は図1-3-2の通りである。

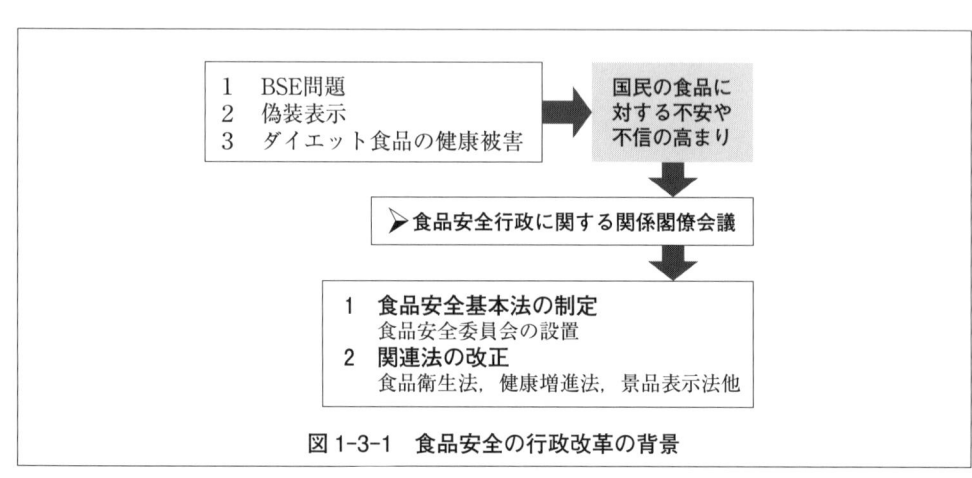

図1-3-1　食品安全の行政改革の背景

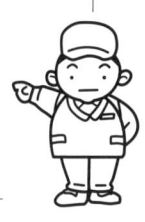

図 1-3-2 食品安全における行政の役割分担

　食品安全基本法には基本理念と食品安全委員会の役割が明記され，食品安全委員会では，客観的かつ中立公正なリスク評価と消費者への情報開示と意見聴取を中心とするリスクコミュニケーションに努めることが記載されている。

2. 基本的考え方

　食品安全基本法は下記の基本理念に基づき，施策の策定に係る基本方針等を定め，国，地方公共団体及び食品関連事業者の責務並びに消費者の役割を明らかにすることにより，食品の安全性の確保を総合的に推進することを目的（第 1 条）としている。

1）基本理念

(1) 国民の健康が保護されることが重要であるという基本的認識の下に食品の安全性を確保すること（第 3 条）。
(2) 食品の安全性の確保のために必要な措置が国内外での食品供給行程（農林水産物の生産から食品の販売に至る一連の食品供給の行程）の各段階において適切に講じられること（第 4 条）。
(3) 食品の安全性の確保のために必要な措置が食品の安全性の確保に関する国際的動向及び国民の意見の反映に十分配慮しつつ科学的知見に基づいて講じられること（第 5 条）。

2）施策の基本方針

　施策策定の基本方針はリスク評価とリスクコミュニケーションとからなる。基本的には科学的知見に基づいて客観的かつ中立公正にリスク評価（食品健康影響評価）を実施し，これに基づいて施策の策定が行われる。施策の策定とともに，策定された施策に関する情報の公開，パブリックコメントの機会の付与その他の関係者相互間の情報及び意見の交換の促進によるリスクコミュニケーションを実施して，総合的に食品の安全性の確保を推進する。

3. 食品安全委員会

食品安全基本法に基づき内閣府にリスク評価を実施するために食品安全委員会が設置された。その主な役割（第23条）は，
(1) リスク（食品健康影響）評価の実施
(2) 評価の結果に基づく関係大臣への勧告
(3) 評価の結果に基づく施策の実施状況の監視と関係大臣への勧告
(4) 食品の安全性の確保に関する重要事項についての調査審議と関係大臣への勧告をすることである。

食品安全委員会は内閣総理大臣が有識者から任命した7名の委員から構成され，その下に専門事項を調査審議させる11の専門委員会（表1-3-1参照）及び事務処理を行う事務局が設置された（第36, 37条）。

表1-3-1 食品安全委員会専門委員会

専門調査会名	調査審議事項
添加物専門調査会	添加物の食品健康影響評価に関する事項
農薬専門調査会	農薬の食品健康影響評価に関する事項
動物用医薬品専門調査会	動物用医薬品（抗菌性物質，飼料添加物と共通の物質及び食品衛生法（昭和22年法律第233号）第11条第3項に規定する人の健康を損なうおそれのないことが明らかである物質を除く食品健康影響評価に関する事項
器具・容器包装専門調査会	器具・容器包装の食品健康影響評価に関する事項
化学物質・汚染物質専門調査会	化学物質（他の専門調査会の所掌に属するものを除く）及び汚染物質の食品健康影響評価に関する事項
微生物・ウイルス専門調査会	微生物（ウイルスを含む）の食品健康影響評価に関する事項
プリオン専門調査会	プリオンの食品健康影響評価に関する事項
かび毒・自然毒等専門調査会	かび毒・自然毒等の食品健康影響評価に関する事項
遺伝子組換え食品等専門調査会	遺伝子組換え食品等の食品健康影響評価に関する事項
新開発食品専門調査会	新開発食品の食品健康影響評価に関する事項
肥料・飼料等専門調査会	肥料・飼料等及び動物用医薬品（抗菌性物質，飼料添加物と共通の物質及び対象外物質に限る）の食品健康影響評価に関する事項

参考資料：食品安全委員会専門調査会運営規程（平成15年7月9日食品安全委員会決定）

4. リスク評価

食品は元来安全であることが建前であるが，安全であるはずの食品を摂取することで，健康に悪影響を及ぼす原因となる可能性もある。例えば，BSEの原因プリオンなどのように従来の食事では本来含まれていなかったが，牛骨粉を摂取することで新たに家畜牛の体内に蓄積して，人に健康被害を及ぼすようになったものから，単独で微量では健康被害が現れないが，複合的に摂取することで健康被害を及ぼす可能性のある食品添加物や残留農薬などの化学物質，生産された時点では健康に悪影響を及ぼす状態ではなかったが増殖

により食中毒の原因となる微生物，更には長期間過剰に摂取することにより生活習慣病などの原因となる食塩や脂肪などの食品成分など，食品には幅広い範囲で健康に悪影響を及ぼすものが存在することが知られている。リスク評価とは，食品は健康に悪影響を及ぼす可能性があることを前提に，ある食品を一定期間摂取することでどの程度の確率で，どのような健康被害を及ぼすかを科学的に評価することである。

食品安全委員会では，上記の専門委員会で各担当の課題についてリスク評価を実施することになっている。

5. リスクコミュニケーション

食品安全に関するリスクコミュニケーションとは，行政，企業，消費者，専門家が食品安全について情報や意見を交換することであり，リスク評価，リスク管理とともに，食品安全のリスクアナリシスの構成要素とされている。

1) 情報公開

食品の安全に関するリスクコミュニケーションでは，まずは行政，専門家，消費者の間の情報の共有が前提となる。保有する情報量が圧倒的に多い行政機関が情報を公開することが第一である。後述する情報公開法にも情報公開が行政機関の責務であり，情報公開により民主的な行政が達成できると記載されている。特に食品は消費者が毎日の生活において欠かせないものであるため情報公開の重要性がより高まる。この基本的立場を保持することで，BSEにおける農林水産省と厚生労働省の情報交換公開の不足とそれに基づく対策の遅れにより，国民に重大な健康被害のおそれを生じた事態を二度と起こさないことが求められる。

情報の公開には，行政が国内外で入手した食品の安全に関する主要な情報の遅滞のない開示，各種の審議会や調査会の公開，その際の配布資料や議事録の公表，国民との意見交換会での説明などがある。食品安全委員会においては，食品安全委員会と各専門調査の公開，それらの議事録の実施後2ヵ月以内の公表が実施されており，情報公開法と食品安全基本法の趣旨を徹底する努力が払われている。

2) パブリックコメント

パブリックコメントの訳は，「国民からの意見の提出」であり，重要な法改正，法の新設，審議の結論，報告書など行政の主要な施策に対して，国民の各層，企業，関係団体から意見を提言することができる。パブリックコメントは，1999（平成11）年に実施すべきであることが閣議決定された後，2005（平成17）年に改正された行政手続法により法律上の制度として位置づけられた。食品の安全に関しては審議の会議の公表，審議の資料と議事録の公表などの十分な情報公開を実施した後，審議の結論に対する国民の意見を広くパブリックコメントとして募集することが食品安全基本法に定められている。

食品安全委員会は，食品健康影響評価に関する審議結果（案）を発表した後，それに対する国民の意見・情報を募集しており，下記のURLに過去のパブリックコメントの結果報告書から現在公募中のものまでリストアップされている。
http://www.fsc.go.jp/iken-bosyu/index.html

筆者も資料1（P164）に記載したように，「イソフラボン」について食品安全委員会にパブリックコメントを提出し，食品安全に関する専門家として施策の策定に貢献している。

3）審議会，検討会の公開，公聴会の開催

　従来，非公開で実施していた専門家による審議会も公開され，審議のために必要な資料が配布され，傍聴することができる。また，その議事録は食品安全委員会のホームページや厚生労働省のホームページで，公開される。

　また，審議会，検討会または分科会において，広く国民の意見を聞くための公聴会が開催され，国民各層の意見の提言，情報の伝達が行われ，それに基づく議論の交換が行われる。これも公開であり，応募することにより傍聴が可能である。

　食品の安全は全ての国民にとって，生きていく上で欠かせない課題である。消費者及び関連分野の専門家は，食品安全基本法に基づいて得られる情報を常日頃から入手し，食品の安全を確保した施策が実施されているかをウォッチングし，問題があれば積極的にパブリックコメントを提言することで，食品安全基本法の基本理念である「食品の安全を確保する」ことが達成されるように努力していくことが望まれる。

Column　行政手続法とパブリックコメント

　行政手続法は1994（平成6）年に許認可等の申請に対する処分，行政指導等に関する手続に関し，行政運営における公正の確保と透明性の向上を図ることで，国民の権利利益の保護に資することを目的に制定された法律である。主な内容と目的は，審査基準，標準処理期間，処分基準を定めて公開すること，行政指導の趣旨，内容，責任者を明確にし，適正に運用を行うことである。この目的を達成するために，行政機関が政策・制度の立案等を行おうとする際，その案に対して国民等から意見や情報を広く集め，その意見等を考慮して最終的な意思決定を行政機関が行うという仕組みがパブリックコメント（意見公募手続）である。欧米では広く実施されている制度であり，特に，国の行政機関が新たな規制を設けようとしたり，それまで行っていた規制の内容を改めたり，規制を廃止しようとする場合には，そのような機会を設けなければならないことを1999（平成11）年に，「規制の設定又は改廃に係る意見提出手続について」として閣議決定された。閣議決定から5年間の実績が積み重ねられたことを受けて，総務省は2004（平成16）年から法制化作業を進め，2005（平成17）年6月にパブリックコメント手続の法制化を柱とした行政手続法改正案が可決され，2006（平成18）年4月に施行された。

　パブリックコメント制度について行政機関が行う手続は下記の通りである。
（1）行政機関が審査基準，処分基準などについて案を作成する。
（2）行政機関がその案とその内容を国民が理解するために必要な資料を下記のうち適切な方法で公表し，30日程度の期間に亘って意見情報を募集する。
　　①ホームページへの掲載，②窓口での配布，③新聞・雑誌等による広報，
　　④広報誌への掲載，⑤官報への掲載，⑥報道発表
（3）行政機関は提出された意見情報を整理し，取り入れるべき内容については公示案を修正する。取り入れない意見・情報については，その理由を整理して，回答する。

　なお，パブリックコメントで留意すべきことは，公示される案への賛否を投票によって多数決を取るような性格のものではなく，提出された意見が規制，基準を決定するに当たって，

行政機関が考慮して，案を修正すべき内容であるか否かが問われることである。また，行政機関は提出されたパブリックコメントに対して，たとえ少数であっても，その意見の趣旨を理解し，公正な改正案とすべく十分検討して公示案を修正することに努める必要があるとともに，修正しない場合は提出された意見情報について誠実に回答する必要がある。

参考資料
総務省「行政手続法の施行及び運用に関する行政評価・監視結果に基づく勧告」2004 年 12 月 14 日報道資料　http：//www.soumu.go.jp/s-news/2004/pdf/041214_2_1.pdf
電子政府の総合窓口（e-Gov）http：//www.e-gov.go.jp/help/public_comment/about_pb.html

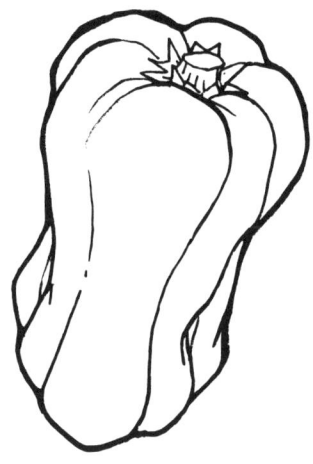

4 医薬品医療機器等法（旧薬事法）

1. 目的と背景

　医薬品医療機器等法（旧薬事法）は医薬品，医薬部外品，化粧品，医療機器などの品質，有効性および安全性の確保のために必要な規制を行うとともに，医薬品などの研究開発の促進のために必要な措置を講ずることにより，保健衛生の向上を図ることを目的として定められた法律である。

　第2条（定義）に，「医薬品」とは，次に掲げる物をいうと定められている
　①日本薬局方に収められている物，
　②人又は動物の疾病の診断，治療又は予防に使用されることが目的とされている物，
　③人又は動物の身体の構造又は機能に影響を及ぼすことが目的とされている物，

　食品との区分に関しては，食品衛生法においての食品の定義は，「食品とは，すべての飲食物をいう。但し，医薬品医療機器等法に規定する医薬品及び医薬部外品は，これを含まない」とされ，医薬品医療機器等法は，法規制上食品衛生法より優先される形となる。そのため，法律上，食品は本法の規制を受けることになる。口から摂取される飲食物のうち，医薬品等に該当しないものが食品とされることになり，食品の形態であっても「疾病の診断，治療又は予防に使用されることが目的とされている物」や「身体の構造又は機能に影響を及ぼすことが目的とされている物」は医薬品医療機器等法の規制を受けることとなる。食品と医薬品の区別は簡単ではない。食品には身体の構造と機能に影響を与える食品成分が多く存在することが明らかになってきており，そのような食品の効果と安全性が問題となり，薬事法による規制を受けることになる。よって，身体の構造と機能に影響を及ぼすことを目的として，その表示ができるのは，保健機能食品だけであると解釈される。

2. 法律の構成

　医薬品医療機器等法の第1章第1条，2条の目的，定義に続いて，下記の項目などが定められることにより，行政の承認や確認，許可，監督等のもとでなければ，医薬品や医薬部外品，化粧品，医療機器，再生医療等製品の製造や輸入，調剤での営業をしてはならないことが定められている。

　　　　第2章（第3条）　　　　地方薬事審議会
　　　　第3章（第4〜11条）　　薬局
　　　　第4章（第12〜23条）　医薬品等の製造販売業及び製造業
　　　　第5章（第23条）　　　医療機器及び体外診断用医薬品の製造販売業及び製造業等
　　　　第6章（第23条）　　　再生医療等製品の製造販売業及び製造事業
　　　　第7章（第24〜38条）　医薬品医療機器及び再生医療等製品の販売業
　　　　第8章（第41〜43条）　医薬品等の基準及び検定
　　　　第9章（第44〜65条）　医薬品等の取扱い
　　　　第10章（第66〜68条）　医薬品等の広告

3. 食薬区分

　食品と医薬品の区分は，2001（平成13）年に厚生労働省「医薬品の範囲に関する基準

の改正について」の通知が発表された。その内容は下記の通りである。
 (a) 成分の食薬区分（医薬品成分と非医薬品成分との区別）

医薬品と食品との区分に関して，「専ら医薬品として使用される成分（原材料）」と「医薬品的な効果効能を標榜しないかぎり医薬品とは判断しない成分（原材料）」（非医薬品）との2つに分類された。

「専ら医薬品として使用される成分（原材料）」の考え方としては，下記の2項目がある。

① 専ら医薬品としての使用実態のある物で，例えば，解熱鎮痛消炎剤，ホルモン，抗生物質，消化酵素など専ら医薬品として使用される物
② 動植物由来物（抽出物を含む），化学的合成品等であって，次のいずれかに該当する物。ただし，一般に食品として飲食に供されている物を除く。
　 a 毒性の強いアルカロイド，毒性たんぱく等，その他毒劇薬指定成分（別途参照）に相当する成分を含む物
　 b 麻薬，向精神薬及び覚せい剤様作用がある物（当該成分及びその構造類似物の同様の作用が合理的に予測される物に限る）並びにこれらの原料植物
　 c 指定医薬品又は要指示医薬品に相当する成分を含む物であって，保健衛生上の観点から医薬品として規制する必要がある物

また，「医薬品」と「非医薬品」については，厚生労働省に照会があり，食薬区分の判断を行った成分について，厚生労働省がリストを作成して公表している。

 (b) 医薬品的な効果効能

容器，包装，添付文書並びにチラシ，パンフレット，刊行物等の広告宣伝物，また名称，含有成分，製法，起源等の記載説明において次のような効能効果が表示，説明，暗示されている場合は，医薬品的な効能効果を標ぼうに当たるとされ，原則として，食品には表示できない。

① 基本的に医薬的な効能効果と判断される事例
　 a 疾病の治療又は予防を目的とする効能効果
　　 例：糖尿病，高血圧，動脈硬化の人に，胃・十二指腸潰瘍の予防，便秘がなおる等
　 b 身体の組織機能の一般的増強，増進を主たる目的とする効能効果
　　 例：疲労回復，強精強壮，体力増強，食欲増進，病中・病後に，成長促進等
　　 ただし，栄養補給，健康維持等に関する表現はこの限りではない。
② 個別の表現で判断される効果効能
　 a 栄養成分に関する表現について，栄養成分の体内作用を表現しなければ，健康維持の表現又は生体の構成成分であることの表現は医薬品的な効能効果に該当しない。
　 b 「健康維持」，「美容」の表現は，医薬品的な効能効果に該当しない。
　 c 「健康増進」の表現は，「食品」の文字を明示され，食品であることが明らかなときには，該当しない。
③ 医薬品的な効能効果の暗示
　 a 名称又はキャッチフレーズ（例）延命○○，不老長寿，漢方秘法，和漢伝方

b　含有成分の表示及び説明（例）体質改善，健胃整腸で知られる○○○○を原料
　　　c　製法の説明（例）深山の自生植物○○を主剤に，××等の薬草を独特の方法で
　　　　製造。
　　　d　起源，由来等の説明（例）○○という古い書物によると胃を開き，消化を助ける。
　　　e　新聞，雑誌等の記事，医師，学者等の談話，学説，経験談などを引用又は掲載
　　　　（例）医学博士○○○○の談「昔から○○○を食べるとがんにかからぬといわれ
　　　　ている」
　（c）医薬品的な形状
　　　「食品」である旨が明示されている場合，錠剤・カプセルなどの一般的な医薬的形
　　状だけをもって，医薬品に該当するとの判断は行わない。ただし，アンプルなどの通
　　常の食品としては流通しない形状を用いる場合は，医薬品と判断される。
　（d）医薬品的な用法用量
　　　「食前，食後に1〜2個ずつ」，「食事の30分後に」など服用時期，服用間隔，服用
　　量等の用法用量の記載がある場合には，原則として医薬品的な用法用量とみなす。た
　　だし，食品でも，過剰摂取や連用による健康被害が起きる危険性，その他合理的な理
　　由があるものについては，摂取の時期，間隔，量等の摂取の際の目安を表示すべき場
　　合がある。「食前」「食後」「食間」などは，通常の食品の摂取時期等とは考えられな
　　い表現を用いなければ，医薬品的用法用量には該当しない。
　上記の食薬区分の考え方は2000（平成12）年2月に「医薬品の範囲基準の見直しに関
する検討会」の報告書に対するパブリックコメントに基づいて多くの手直しが行われた結
果，通知となったものである。食品安全に置けるコミュニケーションの重要性を示すもの
として，著者が国際生命科学研究機構（ILSI）の健康表示分科会長として提出したパブ
リックコメントのうち，食品の安全性との係わり合いが深い部分と行政からの回答を次頁の
資料1に記載する。

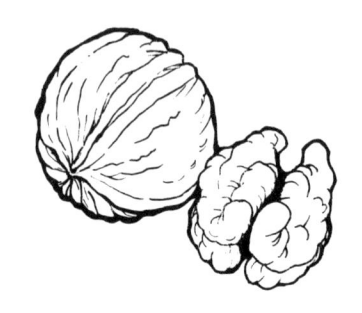

資料 1

「医薬品の範囲基準の見直しに関する検討会」
報告書案に関するパブリックコメント

1) 経緯

2000（平成12）年2月に上記の検討会において，「最終報告書作成のための論点整理事項」の公表の後，「医薬品の範囲基準の見直しに関する検討会」の報告書が，同年8月に下記のような内容で公表され，パブリックコメントが求められた。

2) 報告書案

「専ら医薬品と使用される成分本質（原材料）」は，下記の定義であった。
(1) 専ら医薬品としての使用実態のあるもの，および
(2) ①毒性・劇性の強いもの，②麻薬，覚醒剤様作用が有るもの，③薬理作用が明確であるものとされている。

また，注として「①ビタミン，ミネラル類，アミノ酸およびビタミン誘導体（食品添加物に限る）を除く。②水・エタノール以外の抽出物は，食品と認める成分本質リストに収載されていても，上記の考えに基づき評価する」の項目が添記されている。更に，「その他」の項に，「海外での食品としての流通実態」と「医薬品的効果効能が期待できない」ことの確認により，「専ら医薬品と使用される成分本質（原材料）リスト」から，「医薬品的効果効能を標榜しない限り食品と認められる成分本質（原材料）リスト」に移行させる規定が記載されていた。

3) 著者のパブリックコメント

学問的にも，社会通念上でも定義が不明確，不明瞭な用語が多く，かつ除外事項，注記事項が多いことにより，論理構造が複雑であるため，わかり難く，誤解を招く可能性があり，運用次第で規制緩和，制度の簡素化，情報開示に逆行する恐れがあることを述べ，下記の通り具体的な説明を既述した。

(1) 学問的，社会通念上でも定義が不明確，不明瞭な用語。

（ア）「毒性・劇性」

毒性・劇性の強いものの例として，①急性毒性（LD50値）経口投与の場合，300 mg以下の値を示すもの，②臨床上蓄積性が強いもの，③臨床上薬用量において薬理作用が激しいものなどが挙げられているが，これらは食品の成分に適用するのは下記の理由から合理的でない。

①LD50値に関しては，既にこの範囲に入る微量栄養成分が多数存在する。
②「臨床上」の言葉が本来，食品の範囲を判定する用語として適切でない。また蓄積性が必要な栄養成分も存在する。
③後述するように「薬理作用」の定義が不明確である。

毒性について個々の項目を個別に判定していくのでなく，すべての項目を総合的に判断するのであれば，判定基準が不明確，不明瞭となり，運用次第では規制緩和，情報開示に逆行することとなる。

（イ）「薬理作用」

『広辞苑』によれば,「薬理」とは「薬品により起こる生理的変化」とあり,『日本語大辞典』によれば,「薬品や化学物質が生体に及ぼす反応・変化」とある。もし,『広辞苑』の定義に従うのであれば,医薬品の定義として記載されている (2)―③の「薬理作用が明確であるもの」は,「薬品であるもの」と同義であり,(1) の規定と重複することになり,不要である。

また,食品が有する生体防御,生体調節などの機能が科学的に明らかになり,そのような生理機能を有する食品を機能性食品と日本の学界が定義したことからも明らかなように,食品は元来生理作用を有する化学物質を含んでいる。よって,『日本語大辞典』の定義に従えば,「生理作用を有する化合物を含むもの」となり,合理的でない。

(ウ)「医薬品的効果効能」

「的」とは,元来,ある名詞に添えて,その名詞と同一ではないが,それに類似する性質を有する際に使用される用語である。食品と医薬品の境界領域を明確に区分することを目的とした今回の提言の中に,このような不明確・不明瞭な用語は使用すべきではない。

(2) 除外事項,注記事項が多いことにより,論理構造が複雑である。

「専ら医薬品と使用される成分本質(原材料)リスト」に収載すべきものは2つの項目がある。(1)「専ら医薬品としての使用実態のあるもの」と,第2項として上記の不明確な定義の項目をいくつか挙げ,除外事項として「通常の食生活において食品として飲食されている物を除く」とある。更に,注記事項として,「注1」の除外事項と「注2」の抽出溶媒の場合分け事項を付加している。

更に,「その他」の第2項に,「海外での食品としての流通実態」と「医薬品的効果効能が期待できない」ことの確認により,「専ら医薬品と使用される成分本質(原材料)リスト」から,「医薬品的効果効能を標榜しない限り食品と認められる成分本質(原材料)リスト」に移行させる規定が含まれる。論理構造が複雑であることは,分かりにくいだけでなく,誤解を招き,判断が難しくなる。

上記のコメントの考え方を基に下記の対案を提言した。

(ア)「専ら医薬品と使用される成分本質(原材料)リスト」には,「(1) 専ら医薬品としての使用実態のあるもの」のみを収載すべきである。本ワーキンググループの1の(2)以降の医薬品的効果効能を標榜しない限り食品と認められる成分本質(原材料)リストは削除すべきである。

その理由は下記の通りである。

①薬事法およびその通知通達からの薬品に対する食品の区別は,「専ら医薬品と使用される成分本質(原材料)」を明確にすればよく,食品としての使用の可否は,食品衛生の面から実施すべきである。

②上記コメントに記載したように,定義が不明確,不明瞭な用語,複雑な論理構造を作るのは避けるべきであり,規制緩和,制度の簡素化,情報開示の方向に合致させるべきである。

(イ)上記1と同じの理由から「専ら医薬品と使用される成分本質(原材料)リスト」以外の成分は例示のリストを公表すればよい。この際,網羅性は不要である。

(ウ)その他の要望

現在,「専ら医薬品と使用される成分本質（原材料）リスト」は,都道府県薬務担当課を通じて判断を求める必要があるが,既に判断が下されているもので公表されていないものが多い。情報公開,行政の簡素化の目的に沿うためには,今回の新制度の導入を機に,既に判断が下されているものは早く公表すべきであり,今後は,判断を下した際は,可及的速やかに公表する事項を今回の提言に記載することが望まれる。

4）行政の回答

2001（平成13）年3月26日に厚生労働省医薬局監視指導・麻薬対策課が「食薬区分における成分本質（原材料）の取扱いについての回答をホームページで公表した（http://www.mhlw.go.jp/public/kekka/p0326-1.html）。
特に,上記のコメントに対する回答について「ご意見に対する考え方」として,記載された部分を下記に記載する。

1. 専ら医薬品にかかる判断基準
    1) リストの考え方
    ・成分本質（原材料）の判断基準については,我が国における医薬品による保健衛生上の危害を防止するため,専ら医薬品としての使用実態のある物,毒性,麻薬覚せい剤様作用をもつ物,医薬品に相当する成分を含む物等,医薬品として規制すべき成分本質を判断するために必要と考えております。
    ・寄せられたご意見として多かった食品との関係につきましても,全てを医薬品として規制しようとするものではなく,我が国において一般に食品として飲食に供されている物については食品として取り扱われるべき旨を判断基準上に明記しております。「医薬品的効能効果を標榜しない限り食品と認められる成分本質（原材料）リスト」については,先に報告されている「医薬品の範囲基準の見直しに関する検討会報告書」において,関係者等の利便を考え,参考として作成すべきとされているものであり,あくまで,医薬品の成分本質（原材料）に対する該当性の問い合わせがあった物のうち,その成分本質（原材料）からみて,医薬品に該当しないと判断した物の例であり,食品の範囲を定めているものではありません。
    2) 毒性
    　毒性が強い物にあっては,その作用の強さから医薬品として使用されてきた物もあり,我が国における医薬品に該当する物による保健衛生上の危害を防止する観点から,判断基準の一つとしたものです。ただし,毒性が強い物であっても,一般的に食品衛生法で規制される食品に起因して中毒などを起こす物など,食品として規制されるべき物は除く旨明記しました。
    3) 薬理作用等用語の定義
    　「薬理作用が明確である物」,「同一性」及び「劇性」については定義が不明確であるため,「指定医薬品又は要指示医薬品に相当する成分を含む物」及び「毒劇薬指定成分に相当する成分を含む」と基準の明確化を図りました。
2. 新規成分を判断する際の手続き
    1) 手続き全般
    ・経口で摂取される物にかかる安全性等の確認については,薬事及び食品衛生双方の

観点から行われるべきと考えます。しかしながら，我が国で輸入販売又は製造しようとする成分本質が，医薬品に該当する物であるか否かを事前に確認・判断し，必要なものについては医薬品として規制することは，我が国における保健衛生上の危害を未然に防止するために必要不可欠なことであると考えております。
- ・行政における作業の効率化，透明化を図ることは当然のことと認識しており，定められた手続きに従い，これを適切に運用してゆく必要があると考えています。なお，必要な資料等が提出されれば，速やかに判断を行うよう努めることとします。

2）「薬理作用」の用語

医薬品として確定していない物の作用であるため，「薬理作用又は生理作用」との表現に改めました。

3．リストの整備

1）リストの更新
- ・リストは定期的に見直しを行うとともに，通知の一部として公表いたします。なお，通知については，厚生労働省のホームページ上でご覧いただけます。
- ・既に判断を行った物について，新たな安全性に関する知見等により，判断を変える可能性があり得ることを明記したものです。また，この場合は，食品部局とも連携して，リストの変更について十分検討すべきものと考えております。

2）リスト移行時の取扱い
- ・消費者の保健衛生の確保の観点から，必要な情報提供や措置は行われるべきと考えます。また，移行による市場の混乱を抑える配慮も十分に検討されるべきと認識しています。

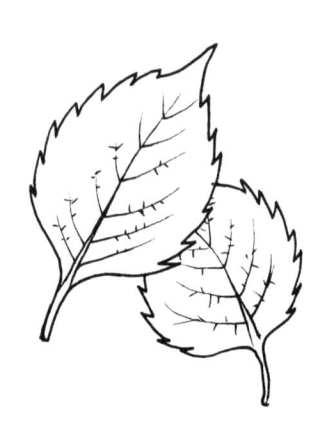

5 景品表示法（不当景品類及び不当表示防止法）

1. 背景と目的

　景品表示法は独占禁止法の具体的な問題に迅速に対応するため，独占禁止法の規制手続きの特別法として制定されている。独占禁止法の目的は「公正かつ自由な競争を促進し，事業者の創意を発揮させ事業活動を盛んにし，雇用及び国民実所得の水準を高め，以って，一般消費者の利益を確保するとともに，国民経済の民主的で健全な発達を促進すること」とされている。

　ほとんど効果が期待できない食品について虚偽の表示や広告をしたり，効果の科学的検証が充分行われていない食品について誇大表示や広告が行われたりすると，一般消費者は，このような広告につられ，不当に過大な期待をして，効果のない食品や同等の商品価値であってもより高価な食品を買わされることになる。そのことにより，結果として虚偽，誇大な広告をしていない品物を販売している企業に不利益を及ぼすこととなる。そこで，このような行為を「不公正な取引方法」として禁止するために，「不当な景品類及び表示による顧客の誘引を防止するため，一般消費者による自主的かつ合理的な選択を阻害するおそれのある行為の制限及び禁止について定めることにより，一般消費者の利益を保護」（第1条）することを，景品表示法の目的として定めている。ここで，製品やサービスの品質，規格，価格などについて，禁止される不当な表示として，優良誤認と有利誤認の考え方が第4条に記載されている。優良誤認とは，「一般消費者に対し，実際のものよりも著しく優良であると示し，又は事実に相違して当該事業者と同種若しくは類似の商品を供給している他の事業者の商品よりも著しく優良であるとする表示」であり，有利誤認とは「価格その他の取引条件について，実際のもの又は当該事業者と同種若しくは類似の商品若しくは役務を供給している他の事業者に係るものよりも取引の相手方に著しく有利であると一般消費者に誤認される表示」とされている。景品表示法は公正取引委員会が所管していたが，2009（平成21）年に消費者庁が設置されたことにより，消費者庁に移管された。

2. 不実証公告

　2003（平成15）年の食品安全基本法の施行に伴い，公正取引委員会は公正な競争の確保による一般消費者の利益を保護するため，合理的な根拠なく著しい優良性を示す不当表示の効果的な規制，都道府県知事による執行力の強化等を内容とする「不当景品類及び不当表示防止法の一部を改正する法律」を公布した。改正前は，不当表示として規制するためには，「実際のものよりも優良と一般消費者に誤認される」ことを公正取引委員会が立証する必要があったため，判断が下されるまでに時間がかかっていた。この法改正により，公正取引委員会は，商品の内容（効果，性能等）につき著しく優良であると示す表示について，15日以内に事業者に表示の裏付けとなる合理的な根拠の提出を求めることができることになった。事業者が合理的な根拠を提出しない場合には，不当表示として規制することができる（第4条2項）。

　公正取引委員会は，ダイエットの効果を新聞折込みチラシに記載した企業に，裏付けとなる合理的な根拠を示す資料の提出を2003（平成15）年12月に要求した。しかし期限内に提出はなく，期限後に提出された資料も表示内容の裏付けとなる合理的根拠とは認めら

れないとして，2004（平成16）年7月に排除命令が行われた。これが改正表示法の不実証広告の禁止規定を適用した初めての事例となった。

3. 公正競争規約

　事業者または事業者団体は，景品類又は表示に関する事項について，内閣総理大臣及び公正取引委員会の認定を受けて，不当な顧客の誘引を防止し，一般消費者による自主的かつ合理的な選択及び事業者間の公正な競争を確保するための協定または規約を締結し，又は設定することができる。事業者または事業団体の自主ルールが公正競争規約と呼ばれる（11条）。この規約では，製品毎に，どのような表示が不当（虚偽・誇大）な表示にあたるかの判断基準が定められている。

4. 課徴金制度

　2013（平成25）年にレストランのメニューに書かれた食材の表示について，多くの虚偽・偽装が発覚した。例えば，レストランのメニューにおいて，バナメイエビを使った料理にシバエビと表記したり，冷凍品のストレートジュースを「フレッシュジュース」，冷凍保存した魚を「鮮魚」と表記したり，産地を誤表記した牛肉を料理として提供したりした問題である。このため，消費者庁は，2013年11月に景品表示法違反の優良誤認の疑いで数ヵ所のホテルの立ち入り検査を行った。このような社会的な問題となった不当表示を規制し，抑止力を高める必要が高まった。この年12月に，内閣総理大臣から内閣府消費者委員会に対し課徴金制度等の在り方について諮問があったことから，「不当な表示による顧客の誘引を防止するため，不当な表示を行った事業者に対する課徴金制度を導入するとともに，被害回復を促進する観点から返金による課徴金額の減額等の措置を講ずる」ことになった。

　課徴金納付命令に関する第8条において，優良誤認表示，有利誤認表示を対象とし，不実証広告規制に係る表示行為について，一定の期間内に当該表示の裏付けとなる合理的な根拠を示す資料の提出がない場合には，当該表示を不当表示と推定して課徴金を賦課すると定められた。賦課金額の算定としては，対象商品またはサービスに関する売上額に3%を乗じることとし，対象期間は3年間を上限とする。また，違反行為を自主申告した事業者に対しては，課徴金額の2分の1を減額することとした。但し，違反事業者が相当の注意を怠った者でないと認められる場合，または課徴金額が150万円未満となる場合は，課徴金を賦課しないこととされている。

　本制度は，2014（平成26）年12月に成立し，2016（平成28）年度から施行することになっている。

❻ JAS法（農林物資の規格化及び品質表示の適正化に関する法律）

1. 背景と目的
　この法律は，飲食料品が一定の品質や特別な生産方法で作られていることを保証する「JAS規格制度（任意の制度）」と，原材料，原産地など品質に関する一定の表示を義務付ける「品質表示基準制度」からなっている。1950（昭和25）年にJAS法が制定された当時は，主にJAS規格（日本農林規格）が定められている格付検査に合格した製品にJASマークを認めるJAS規格制度であったが，1970（昭和45）年の改正により，品質表示基準についても定めるようになった。

　この法律は，適正かつ合理的な農林物資の規格を制定し，これを普及させることによって，農林物資の品質の改善，生産の合理化，取引の単純公正化及び使用又は消費の合理化を図るとともに，農林物資の品質に関する適正な表示を行わせることによって一般消費者の選択に資し，農林物資の生産及び流通の円滑化，消費者の需要に即した農業生産等の振興並びに消費者の利益の保護に寄与することを目的とする（第1条）。

2. JAS規格制度
　農林水産大臣が制定した日本農林規格（JAS規格）による検査に合格した製品にJASマークを貼付することを認める制度である（第7, 8条）。JAS規格の格付を受けるかどうかは製造業者等に任されており，JASマークの貼付されていない製品の流通にも制限はない。

3. 品質表示基準
　品質表示基準は，一括表示事項（品名・原材料・賞味期限など表示すべき項目），表示方法（原材料を表記する場合の表記の仕方や順序など具体的な表示の仕方），表示禁止事項（内容物を誤認させるような文字や絵などの禁止事項）が品目ごとに規定されている。更に，1999（平成11）年の改正で消費者に販売される全ての食品を生鮮食品と加工食品に分けて，それぞれに一定の表示を義務づけることになった（第19条）。

　①生鮮食品とは，野菜や果物などの農産物，肉や卵などの畜産物，魚や貝などの水産物で加工していないものであり，「名称」と「原産地」の表示が義務づけられている。

　②加工食品とは，生鮮の農産物などの原料を加工して製造された食品で，「名称」，「原材料名」，「賞味期限」などの表示が義務付けられている。更に，これらの一般的に適用される規則のほかに，個別の品目毎の規則もある。例えば，加工食品であるうなぎの蒲焼きには，一般の加工食品において表示すべき事項に加え，うなぎの原産地を表示する必要があり，生鮮食品である米は，「名称」，「原料玄米」などを表示し，農産物検査法の検査を受けて，原料玄米の「産地」，「品種」，「産年」を表示する。

4. 期限表示
　全ての加工食品には，賞味期限又は消費期限のどちらかの期限表示が表示されることになっている。期限表示は，開封する前の製品の期限が表示されているので，開封した食品は，表示されている期限にかかわらず，早めに食べた方が良い。

賞味期限とは，「定められた方法により保存した場合において，期待される全ての品質の保持が十分に可能であると認められる期限を示す年月日をいう。ただし，当該期限を超えた場合であっても，これらの品質が保持されていることがあるものとする」と定義されている。よって，おいしく食べることができる期限であって，スナック菓子，カップ麺，缶詰等が対象であり，この期限を過ぎても，すぐ食べられないということではない。
　一方，消費期限とは，「定められた方法により保存した場合において，腐敗，変敗その他の品質の劣化に伴い安全性を欠くこととなるおそれがないと認められる期限を示す年月日をいう」と定義されており，弁当，サンドイッチ，生めん等が対象となり，期限を過ぎたものは安全上食べない方が良いと考えられる。
　それぞれの食品の期限の設定は，食品等の特性，品質変化の要因や原材料の衛生状態，製造・加工時の衛生管理の状態，保存状態等を考慮して，食品の製造，販売などを行う「食品等事業者」が，責任を持って表示することとなっている。

5. 遺伝子組換え食品

　食品の原料として用いられている植物，微生物，動物などの性質や機能を向上させるために，他の生物から有用な性質を持つ遺伝子を取り出し，目的の生物に組み込むことが可能となっている。従来の交配による品種改良に比較して，異なる種（species）を含めた遺伝子のみを導入することができ，短期間での改良を実施することが可能となる。この方法により，食品の生産を量的，質的に向上させるだけでなく，害虫や病気に強い農作物の改良や，保存性や加工特性，更には栄養成分の含有量の増加などの品質向上に利用され，食糧生産の効率化，安定供給，高品質化に貢献し，天然資源の節約にも役立つことが期待される。
　遺伝子組換え食品の安全性審査は，厚生労働省が2001（平成13）年に食品衛生法の規格基準を改正して，法的に義務づけたことにより，安全性審査を受けていない遺伝子組換え食品は，輸入，販売等が法的に禁止されている。更に，2003（平成15）年に食品安全基本法が施行されたことにより，遺伝子組換え食品の安全性審査は食品安全委員会が実施することになっている。
　2001年から，食品衛生法に基づき「遺伝子組換え食品」の安全性審査が義務付けられたことに伴い，遺伝子組換え農産物及びこれを原材料とする加工食品についての表示が，品質表示基準に義務付けられた。更に，非遺伝子組換え作物であっても遺伝子組換え作物と分別して生産流通管理をしていない場合は，収穫，運搬，保管などの段階で遺伝子組換え作物が混入してくる可能性があるので，「遺伝子組換え不分別」の表示をすることが義務付けられる。また，非遺伝子組換え食品であることを，生産者が表示したいと考えれば，「非遺伝子組換え食品」の表示をすることは任意とされている（表1-6-1）。

表 1-6-1　遺伝子組換え食品の分別管理と表示

表示	遺伝子組換え食品の有無と分別管理等	表示の義務
「遺伝子組換え食品」	分別生産流通管理が行われた遺伝子組換え食品の場合	義務表示
「遺伝子組換え不分別」	遺伝子組換え食品及び非遺伝子組換え食品が分別されていない場合	義務表示
「非遺伝子組換え食品」	分別生産流通管理が行われた非遺伝子組換え食品の場合	任意表示

　表示義務の対象となるのは，大豆，トウモロコシ，ばれいしょ，菜種，綿実，アルファルファ及びてん菜の7種類の農産物と，これらを原材料としていて加工工程後も組換えられたDNAまたはこれによって生じたたんぱく質が検出できる食品である。この対象となる食品としては，豆腐・油揚げ類，納豆，みそ，きな粉などの大豆加工食品，コーンスナック菓子，コーンスターチ，ポップコーン，冷凍トウモロコシなどのトウモロコシ加工食品，冷凍ばれいしょ，乾燥ばれいしょ，ばれいしょ，でんぷん粉などのばれいしょ加工食品，更に，高オレイン酸遺伝子組換え大豆及びこれを原材料として使用した加工食品が挙げられる。

　組換えられたDNA及び組換えDNAによって生じたたんぱく質が残らない加工食品としては，醤油，コーン油，コーンフレークなどが挙げられており，これらの食品は，遺伝子組換え作物を原料としても，遺伝子組み換え食品の表示は省略できることになっている。また，表示義務の対象となっている作物または加工食品を主な原材料とする食品であっても，その原材料の重量に占める割合が上位4品目以下もしくは食品中に占める重量が5%未満のものについては，表示が省略できることになっている。

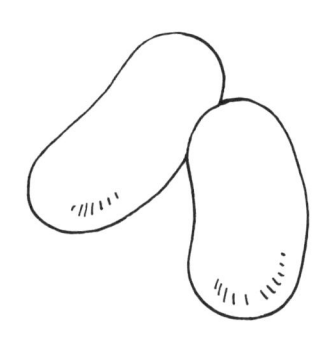

7 情報公開法

1. 背景と目的

　食品安全基本法の法律の3つの主要な柱は，リスク評価とリスク管理，リスクコミュニケーションである。これらのうち，リスクコミュニケーションとは，相互に意見を交換することであり，その前提となるものが情報公開である。片方のみが情報を保持していて，他方が情報から遮断された状態で討議をしても，一方的に意見をすれ違わせるだけで，情報を保有する側の意見が圧倒的に結論に反映されて，実りある成果は生まれない。双方の立場と考えを生かして問題を捉え，解決を図る前提として，双方が同一の情報を共有することであり，そのためには質量ともに圧倒的に上回る情報を有する行政機関から情報開示してこそ，コミュニケーションが始まるといってよい。

　情報公開法は，国に行政文書の開示を義務づけることを目的に，2001（平成13）年4月に施行された。情報公開法第1条には，「行政機関の保有する情報の一層の公開を図り，もって政府の有するその諸活動を国民に説明する責務が全うされるようにするとともに，国民の的確な理解と批判の下にある公正で民主的な行政の推進に資することを目的とする」とあり，情報公開が行政機関の責務であり，情報公開により民主的な行政が達成できると宣言している。特に食品は消費者が毎日の生活において欠かせないものであるため，情報公開の重要性がより高いといえる。行政機関に情報公開を義務付けることは，行政機関にもメリットを及ぼす。情報公開をするには情報の整理とまとめが必要となり，行政機関は整理の段階で，保有する情報の重要性の優先順位を明確にするとともに，欠落している情報を入手することを進めることができる。その結果，優先順位の明確にされた網羅性のある情報とすることができることとなり，行政機関と国民にとって情報の価値が高まる。更に，質の高められた情報を公開することで国民が理解しやすくなり，国民の意見が多く出され，その意見に基づき広く英知を集めることにより，適切な施策を立案し，安全性の高い食品行政を行うことが可能となる。

2. 情報公開の方法

　行政機関からの情報公開の方法は，審議会の公開，報告書案・通知案・法律案などの公表と最終結論・施行に至る前の段階でのパブリックコメントの募集などがある。医薬品医療機器等法（旧薬事法）の資料1に記載したとおり，パブリックコメントは著者の予想以上に行政の施策に生かされている。行政は情報公開法に基づく制度の整備により，情報を開示し，国民の意見を求め，更に意見を取り入れる方向に行政の考え方が変わってきていると考えられる。国民は行政の公開情報を迅速に入手し，その内容を精査し，消費者，企業人としての国民サイドに立った提言をすることにより，国民の健康を維持増進に役立てる施策を立案とすることが望まれる。

　国民の側からは省庁の窓口や郵送で請求することも可能となった。これまで手に入りにくかった行政情報が，下記の6種類の例外を除いて入手できるようになった。

　①特定の個人を識別できる。
　②法人の利益を害する可能性がある。
　③国の安全が害される可能性がある。

④犯罪捜査に支障を及ぼす可能性がある。
⑤国の機関や自治体の間の検討や意見交換が損なわれる可能性がある。
⑥国の機関や自治体の事務に支障を及ぼす可能性がある。

　請求を受けた行政機関は原則として 30 日以内に開示できる範囲などを決め，開示できる分についての決定通知書と閲覧方法の問い合わせ書を請求者に郵送する。開示方法は，文書で保存されているものは省庁で閲覧するか，コピーを郵送してもらうかの 2 通りがある。出先機関で閲覧できる場合もある。電子記録として保存されているものはフロッピーディスクに写しての郵送も可能である。電子メールでの開示はできない。文書を閲覧する際の手数料は百枚毎に百円，コピーは A4 判の紙 1 枚につき 20 円が必要である。郵送の場合は普通の郵便物と同じ扱いとなる。また，情報の非開示の決定に対して不服のあるときは，請求した行政機関に不服申立てをする。その行政機関は内閣府に設けられた情報公開審査会に連絡し，同審査会で開示すべきかどうか審査する。それでも開示されないときは，裁判所に訴訟を提起できる。

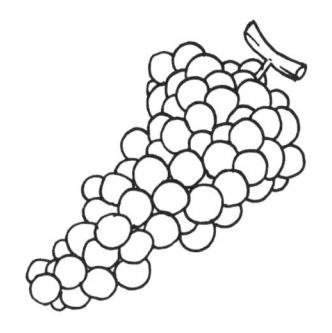

8 消費者基本法

1. 背景

消費者基本法[1]は，2004（平成16）年の「消費者保護基本法」の改正により，法律名が変更されて制定された消費者政策の基本理念を定めた法律である。消費者保護基本法とは，1960（昭和35）年代からの高度成長に伴い，消費者問題が社会問題として顕在化し，消費者運動が本格的に展開されるようになったことから，総合的な消費者保護施策が推進することを目的に，1968（昭和43）年に制定された法律である。

消費者保護基本法における消費者政策は，消費者は「保護される者」として捉えられ，消費者政策の基本も消費者の「保護」であった。経済社会が変化する中で，消費者自身も市場において積極的に自らの利益を確保するよう行動することが必要であるため，それまでの「消費者保護基本法」から「消費者基本法」に法律名が変更された。

2. 法律の概要

1) 目的

消費者と事業者との間には，情報の質及び量，更に交渉力に格差があることを前提にして，消費者の利益を擁護，増進して，消費者の権利を尊重し，その自立を支援することを基本理念として定める（第1条）。そのために，国，地方公共団体及び事業者の責務等を明らかにするとともに，その施策の基本事項を定めて，消費者の利益の擁護及び増進に関係する総合的な施策の推進を図り，国民の消費生活の安定と向上を確保することを目的としている。

2) 基本理念

消費者基本法における消費者政策における基本理念として，消費者保護基本法の「消費者の権利の尊重」とともに，消費者像を「保護される者」から「自立した主体」としていくために，消費者が自らの利益の擁護及び増進のため自主的かつ合理的に行動することができるよう「消費者の自立を支援する」ことが明記されている。基本理念が記載されている第2条には，消費者の権利として，下記の5項目が記載されている。

①安全が確保される権利
②消費者が主体的，合理的に選択する機会が確保される権利
③消費者に必要な情報や消費者教育の機会が提供される権利
④消費者の意見が消費者政策に反映される権利
⑤消費者被害から適切かつ迅速に救済される権利

また，「自立の支援」として，消費者の年齢などの個人的特性に応じた自立支援が行われることや，インターネット，携帯電話の普及など高度情報通信社会の進展に的確に対応することなどが含まれる。

3) 内容

この法律は，第1章総則（第1条～第10条），第2章基本的施策（第11条～第23条），第3章行政機関等（第24条～第26条），第4章消費者政策会議等（第27条～第29条）の4章からなる。

[関係者の責務]

消費者，行政，事業者ごとに下記の責務が定められている。

(a) 消費者の努力義務（第7条）
　①必要な知識の修得し，必要な情報の収集する等自主的かつ合理的に行動する
　②環境の保全及び知的財産権等の適正な保護に配慮する
(b) 国の責務
　①基本理念にのっとり，消費者政策を推進する（3条）
　②消費者基本計画を定める（8条）
　③関係法令の制定・改正，必要な財政上の措置を講ずる（10条）
　④総合的見地に立った行政組織の整備及び行政運営の改善に努める（24条）
　⑤消費者団体の健全かつ自主的な活動が促進されるよう必要な施策を講ずる（26条）
　　消費生活に関する知識の普及及び情報の提供等消費者に対する啓発活動を推進するとともに，消費者が生涯に亘って消費生活について学習する機会があまねく求められている状況にかんがみ，学校，地域，家庭，職域その他の様々な場を通じて消費生活に関する教育を充実する等必要な施策を講ずるものとする。
(c) 地方公共団体
　①国の施策に準じて施策を講ずる（4条）
　②地域の社会的，経済的状況に応じた消費者政策を推進する（同上）
　③総合的見地に立った行政組織の整備及び行政運営の改善に努める（24条）
(d) 事業者（5条）
　①消費者の安全及び消費者との取引における公正を確保する
　②消費者に対し必要な情報を明確かつ平易に提供する
　③消費者の知識，経験及び財産の状況等に配慮する
　④苦情を適切に処理する
　⑤国・地方公共団体の消費者政策に協力する
　⑥環境の保全に配慮し，品質等を向上させ，事業活動に関し自らが遵守すべき基準を作成する
(e) 事業者団体
　①苦情処理の体制を整備すること
　②自主行動基準作成の支援その他消費者の信頼を確保するための自主的な活動に努めること
(f) 国民生活センター
　①消費生活にかかる情報の収集及び提供
　②苦情の処理のあっせん及び苦情にかかる相談
　③紛争の合意による解決
　④苦情等に関する商品についての試験，検査及び役務についての調査研究
　⑤消費者に対する啓発及び教育

［**基本的施策**］
　この法律は，行政が実施すべき基本的施策として，安全の確保，消費者契約の適正化，計量・規格・表示の適正化，啓発活動及び教育の推進などの下記13項目を定めている。施策のうち，食品に関係する主な法律も合わせて記載する。
　　①安全の確保（11条）：食品安全法，食品衛生法，牛肉トレーサビリティ法

②消費者契約の適正化等（12条）：消費者契約法，特定商取引法
③計量の適正化（13条）：計量法
④規格の適正化（14条）：JAS法
⑤広告その他の表示の適正化等（15条）：景品表示法，JAS法，食品衛生法，健康増進法
⑥公正自由な競争の促進等（16条）：景品表示法
⑦啓発活動及び教育の推進（17条）
⑧意見の反映及び透明性の確保（18条）
⑨苦情処理及び紛争解決の促進（19条）
⑩高度情報通信社会の進展への的確な対応（20条）
⑪国際的な連携の確保（21条）
⑫環境の保全への配慮（22条）
⑬試験，検査等の施設の整備等（23条）

[消費者基本計画]（9条）

消費者政策の計画的な推進を図るための消費者政策の推進に関する基本的な計画であり，消費者基本計画は，次に掲げる事項について定めることになっている。
①長期的に講ずべき消費者政策の大綱
②前号に掲げるもののほか，消費者政策の計画的な推進を図るために必要な事項
③内閣総理大臣は，消費者基本計画の案につき閣議の決定を求め，決定があつたときは，遅滞なく，消費者基本計画を公表しなければならない。

3. 消費者基本計画（26年6月改訂）

消費者基本法の基本理念に則り，政府が2010（平成22）年7月に5年間を対象として制定し，平成26年度は最終年として，6月に改訂版が閣議決定された[2],[3]。消費者基本計画（26年6月改定）[4]において，消費者の自助・自立の促進を図る「消費者力向上の総合的支援」の重点施策として，下記の項目が挙げられている。食品に関連する部分についての2014年度の計画を記載する。
①リコール情報の周知強化等
②食品と放射能に関するリスクコミュニケーション等
・風評被害の実態に合わせたリスクコミュニケーションを実施する。
③消費者契約法
④公共料金等
⑤食品表示法
・食品表示法に基づく食品表示基準の策定を引き続き実施する。
・義務化される栄養表示の対象成分等に関する検討について引き続き実施する。
⑥いわゆる健康食品の表示等
・「いわゆる健康食品に関する景品表示法及び健康増進法上の留意事項について」（平成25年12月）を周知徹底する。
・栄養機能食品制度において新たな栄養成分を追加し，特定保健用食品制度における審査の基準や手続の明確化について検討した結果を踏まえた食品表示制度を見直

- す。
- いわゆる健康食品の機能性表示の在り方について，既存の制度との関係を整理し，適切な科学的手法による機能性の評価，正しい情報提供，十分な消費者理解の確保の観点等を踏まえて検討する。その検討結果を踏まえて食品表示制度を見直す。
- いわゆる健康食品の過剰摂取や要配慮者の摂取等，消費者の正しい理解のための情報提供に努めるとともに，いわゆる健康食品に起因する消費者事故への対応を推進する。消費者の正しい理解のため保健機能食品を含むいわゆる健康食品の特性や適切な利用方法などの情報提供に努めるとともに，いわゆる健康食品に起因する消費者事故への対応を推進する。
- いわゆる健康食品による健康被害情報の収集・解析手法の研究結果を取りまとめ，健康被害防止に関し，医師・薬剤師等による診療・調剤時の医薬品と健康食品の相互作用等について患者への情報提供の促進，事業者による病態や使用薬剤に対するいわゆる健康食品の関与成分の影響に関する情報提供の促進など所要の措置を実施する。
- いわゆる健康食品の機能性表示の在り方について，既存の制度との関係整理，適切な科学的手法による機能性の評価，正しい情報提供，十分な消費者理解の確保の観点等を踏まえて検討し，検討結果を踏まえた食品表示制度に見直す。

⑦消費者教育
- 消費者教育推進会議で明確化された課題ごとの優先度やスケジュールに基づく具体的な検討を更に推進する。
- 地方公共団体における推進計画策定及び地域協議会設置の取組を推進・支援しつつ，地方における消費者教育が消費者行政担当部局と教育担当部局等の連携・協働により実効的に行われるよう，連携して働きかける。
- 消費者裁判手続特例法（平成25年12月11日公布・法律第96号）

⑧消費者被害救済制度
⑨食品ロス削減その他の消費者自身の意識改革による社会問題への対応
- 家庭における食品ロスの実情等の調査分析し，食品ロス削減に向けた効果的な取組の在り方の検討および調査分析や検討の結果等を踏まえた取組の実施。

参考資料
(1) 消費者基本法法文：http：//law.e-gov.go.jp/htmldata/S43/S43HO078.html
(2) 消費者委員会「消費者基本計画の改定素案（平成26年5月）等に対する意見」（2014年5月27日）：http：//www.cao.go.jp/consumer/iinkaikouhyou/2014/0527_iken.html
(3) 消費者基本計画（改定原案）新旧対照表，http：//www.caa.go.jp/adjustments/pdf/25-7.pdf
(4) 消費者基本計画（平成22年3月30日決定，平成26年6月27日一部改定）　http：//www.caa.go.jp/adjustments/pdf/26-1.pdf

9 食品表示法

1．背景と目的
1）制定以前の課題
　食品を対象として，その内容に関する情報を事業者から消費者に提供させている法律には，食品衛生法，健康増進法，JAS法などがあり，それぞれ下記の観点から，情報・表示の基準を定めている。
　（1）**食品衛生法**：食品の安全性の確保のために公衆衛生上必要な情報
　（2）**JAS法**：消費者の選択に資するための品質に関する情報
　（3）**健康増進法**：国民の健康の増進を図るための栄養成分及び熱量に関する情報
　これらの法律以外にも，食品に限定せず，広く商品等を規制対象とするものに，虚偽，誇大な表示を禁止する景品表示法，商品の品質等の誤認惹起表示を禁止する不正競争防止法，適正な計量の実施を確保するための計量法などの規制がある。
　これらの法令を相互に比較すると，同じ意味の用語に対して，食品衛生法では「製造者」，JAS法では「加工者」となるなどの用語の使われ方が異なるものがあり，特に食品衛生法とJAS法については，名称，賞味期限，保存方法，遺伝子組換え表示，製造者名などの表示が両法により義務づけられているなど，複雑で分かりにくいなどの問題点がある。
　2002（平成14）年から，食品衛生法を所管していた厚生労働省と，JAS法を所管していた農林水産省が共同で「食品の表示に関する共同会議」を開催し，両法に基づく表示基準に係る審議が行われた。
　さらに，2009（平成21）年に設置された消費者庁の中に，表示基準を一元的に所管する食品表示課が設置され，一元化に向けた検討が加速された。

2）食品表示一元化検討会報告書（消費者庁）
　2010（平成22）年3月に閣議決定された消費者基本計画において，食品衛生法，JAS法，健康増進法等の食品表示に関係する法令を統一するとともに，現行制度の問題点を把握し，食品表示に関する一元的な法律の提出について，2012（平成24）年度中を目指すことが決定された。このことを受けて，食品表示の一元化に向けた法体系の在り方等を検討するための食品表示一元化検討会が2011（平成23）年に設置され，食品表示の一元化に当って決めておくべき食品表示制度の基本的な考え方と一元化を機会に消費者が分かりやすい食品表示を実現するための検討事項について議論されることとなった。8回の検討会の討議を踏まえ，その結果が，「食品表示一元化検討会報告書」[1]として，2012（平成24）年8月に公表された。その概要を下記に記載する。

A．新しい食品表示制度の在り方
　食品表示制度は，消費者にとって必要な表示について，事業者の実行可能性等を十分に踏まえた上で，表示基準を定め一定の事項の表示を義務付けることを基本とする。表示は，消費者がその表示を見付け，実際に目で見て，その内容を理解し，活用することによって初めて価値を発揮するものである。したがって，新たな食品表示制度の検討では，その表示の見やすさ（消費者がその表示を見付け，実際に目で見る）と理解しやすさ（内容を理解し，消費者が活用できる）の視点をもって検討を行う。
　（a）用語の統一

食品に関する用語において，食品衛生法とJAS法で異なる定義が存在するため，これらの用語を統一し，用語の定義を明確にする必要がある。例えば，「製造者」，「加工者」の定義では，A社が製造した食品をB社がバルクで仕入れて小分け包装した場合，B社は，食品衛生法では「製造者」，JAS法では「加工者」となる。また，天日干し乾燥果実は，食品衛生法では生鮮食品であるが，JAS法では加工食品となるなど食品衛生法とJAS法で定義が異なるものがあり，これらの用語の統一・整理を行うことが必要である。

更に，現行制度では，法律，府令，告示等のほか，通知やQ&Aによってルールが定められている。特に，食品衛生法に関しては，必要に応じ，随時通知が発出されており，ルールの全体像を把握することが難しくなっている状況にある。このため，これらを一括して整理し，ルール全体を一覧できるようにすることが必要である。

(b) 情報の重要性の整序

（ア）情報の重要性は消費者によって異なる。

2011（平成23）年12月の消費者庁の消費者調査によれば，商品に表示されている事項の全てを見ている消費者は少なく，消費者が見る表示は，「価格」，「消費期限・賞味期限」，「商品名」などが50％以上見ているが，「一括表示（名称，原産地，原材料名，内容量，保存方法等の表示欄）」は50％以下であった。この結果から，できる限り多くの情報を表示させることを基本に検討を行うことよりも，より重要な情報がより確実に消費者に伝わるようにすることを基本に検討を行うことが適切と考えられる。

一方，アレルギー表示や消費期限，保存方法など食品の安全性確保に関する情報は，全ての消費者に確実に伝えられるべき重要な情報として位置付ける必要がある。

（イ）情報の重要性は食品によっても異なる。

加工食品の場合，その内容に関する情報が外見上だけでは分かりにくいことから，多くの情報の提供が必要になると考えられる。このため，現在でも，加工食品は，原則として，全ての容器包装に表示が義務付けられている。さらに，調理済み食品の増加等により表示すべき情報量が増加し，少子高齢化や単独世帯の増加等により，少人数向けのパッケージの小さい食品が今後とも増加していくことが考えられる。

一方，生鮮食品の場合，商品の外見自体が情報であって，経験のある消費者であれば，外見からでもある程度は，その内容に関する情報を得ることができる。実際にも，生鮮食品については，POP等による表示であっても，現在定められている表示事項を確実に提供する上で特段の問題は生じていないと考えられる。

（ウ）表示の見やすさ（見付けやすさと視認性）

前述（ア）の消費者庁の消費者調査（平成23年12月）の結果において，表示事項毎に，表示の分かりにくい理由を質問したところ，栄養表示の強調表示を除く全ての表示事項で「文字が小さいため分かりにくい」との回答が最も多く，食品表示をより分かりやすく，活用しやすいものにするための観点から，文字の大きさと情報量について質問したところ，「小さい文字でも多くの情報を載せる」に対し，「表示項目を絞り，文字を大きくする」の回答が3倍近くあった。よって，見やすさの観点から文字の大きさについて改善する必要性が高いと考えられる。

B. 義務表示事項の範囲
(a) 基本的な考え方（表1-9-1参照）
　食品の安全性確保に係る情報が消費者に確実に提供されることが最も重要であり，表示を義務付ける事項の検討に当たっては，食品の安全性確保に関わる事項を優先的に検討する必要がある。一方，食品の安全性確保に関わらない事項について表示の義務付けについては，消費者によって異なること，容器包装への表示はコストがかかることから，消費者にとってどのような情報が真に必要な情報であるか否かよく検証することが必要である。また，表示を義務付ける以上，規模の大小を問わず全ての事業者が実行可能なものであること，表示内容が正しいか事後的に検証可能なものであることが必要である。よって，情報提供を充実させるには，容器包装への表示か，代替的な手段による方が良いか，事業者の実行可能性に影響を及ぼす供給コストの増加があるのか，さらに，監視コストその他の社会コストなど総合的に勘案した上で，バランスを考慮する必要がある。
（ア）現行の義務表示事項の検証
　現行では，例えば，加工食品については，名称，原材料名，食品添加物，内容量，期限表示，保存方法，製造者等の名称及び所在地，アレルギー物質，原産国名（輸入品）などの表示を義務付けている。食品表示の一元化に当たって優先順位の考え方を導入する機会に，情報の確実な提供という観点から現行の義務表示事項について検証を行うべきである。
（イ）新たな義務付けを行う際の考え方
　現在，表示が義務付けられていない事項を新たに表示や情報提供を義務付けたり，制度の適用範囲を容器包装以外にも拡大しようとする場合には，優先順位の考え方を活用すべきである。
（ウ）将来的な表示事項の見直し
　現行の義務表示事項を含め，将来において，優先順位に留意しつつ，必要に応じて表示事項を見直すことが可能となるよう，義務表示事項を柔軟に変更できるような法制度とすることが必要である。
（エ）事業者による自主的取組の促進と行政による消費者への普及啓発の充実
　消費者の適切な商品選択が図られるよう，義務表示事項としない任意表示事項について，ガイドラインの整備等により，事業者の自主的な情報提供の取組を充実させることが適当と考えられる。
　消費者自らが食品及び食品表示に対する知識を高めていくとともに，入手できる情報の中から必要なものを取捨選択し，適切な商品選択ができるようにしていくことも重要である。行政としては，そのような消費者の取組が促進されるよう，食品表示制度や食品に関する諸々の情報に関する普及啓発を充実させていくことが必要である。
C. 新たな食品表示制度における適用範囲の考え方
　新たな食品表示制度においては，現行の食品表示制度と同様に，容器包装入りの加工食品を対象の基本とすることが適当である。一方，食の外部化の流れや，インターネットの普及等による新たな消費行動の定着などを踏まえて，新たな食品表示制度における適用範囲を検討することも必要である。
(a) 中食，外食等の取扱い

単独世帯は増加傾向にあり，今後もこの傾向が続くと考えられ，一般に，単独世帯は，中食に代表される調理済み食品や外食への支出の割合が普通世帯よりも高い傾向にある。

これら形態により販売される食品に関する情報提供の在り方を検討する必要がある。特に，アレルギー表示については，アレルギーを有する消費者が，自らが喫食可能な食品であるか否かを判断し，発症の防止を可能とする貴重な情報である。

一方，現行の食品表示制度では，中食や外食には，一部を除き，食品衛生法やJAS法に基づく表示義務は，原則として課されていない。

消費者庁は，これら中食や外食に関係する事業者によるアレルギー物質についての情報提供の促進が図られるよう，アレルギー表示に関するガイドラインの策定を支援するなど必要な環境整備を進めることが適当である。

(b) インターネット販売等の取扱い

インターネットの利用者が増加し，高齢者を中心にインターネット販売が重要な役割を果たすことが期待されている。一方で，インターネットにより販売される食品は，その商品自体にはJAS法等に基づき表示が行われているが，画面上で同様の表示が行われているわけでは必ずしもない。加えて，インターネットは，画面上から提供される商品情報に基づき，取引が完了するという特徴を有している。

消費者が購入時に商品を直接手に取って容器包装の表示事項を確認することができないことから，インターネット販売食品は，商品の容器包装に表示すべき義務表示事項と同じ事項を画面上にも記載させることも考えられる。しかしながら，インターネットの場合には，期限表示など個々の商品によって異なる表示事項を義務付けることは困難である。また，インターネット販売時の画面には，不明な点があれば，消費者は販売事業者等に確認できる仕組みになっている。

さらに，インターネット販売の形態としては，ネットスーパーのように膨大な商品を取り扱っているものから，個人が独自のサイトを通じて食品を販売するものまで，多様な実態があることを考慮する必要がある。

以上のことを踏まえれば，インターネット販売における食品の情報提供の在り方については，専門的な検討の場を別途設け，専門家を交えて検討を重ねることが必要である。なお，インターネット販売のほか，カタログ販売や自動販売機においても，その商品自体にはJAS法等に基づき表示が行われているものの，カタログ紙面上や自動販売機上には必ずしも同様の表示が行われているわけではない。

しかしながら，カタログ販売については商品購入までに，その商品の内容等について確認する時間的余裕があり，自動販売機については，馴染みのある商品を取り扱っていることが多く，商品の情報を理解した上で購入していることが多いと考えられる。このため，これら販売形態については，引き続き，現行制度の枠組みを維持することを基本とすることが適当である。

D. 新たな食品表示制度における栄養表示の考え方（表1-9-2参照）

(a) 栄養表示制度の沿革

戦後復興期である制定当時は，栄養不足や貧血が課題であったことから，栄養摂取状況を改善するため，食品にビタミンやミネラルを強化する必要があった。その後，肥満

や生活習慣病の増加等を背景に，国民の健康志向が高まるとともに，栄養成分の補給を訴求する表示よりも，逆に「低糖」や「低カロリー」を訴求する表示が行われるようになった。このような状況から，1995（平成 7）年に栄養改善法が一部改正され，現行の栄養表示基準が導入された。

(b) 健康・栄養政策における課題

健康・栄養政策に関しては，2000（平成 12）年に国民健康づくり運動の方針「健康日本 21」が策定され，2012（平成 24）年に策定された「健康日本 21（第 2 次）」では，非感染性疾患の予防の観点から，次のような目標を掲げている。

①適正体重を維持している者の増加や食塩摂取量の減少
②食品中の食塩や脂肪の低減に取り組む食品企業数等の増加

栄養表示は，健全な食生活の実現に向けて，個人の行動に変化を促すための環境作りの一環として，重要な役割を果たすことが期待されている。

(c) 国際的な栄養表示制度の動向

2004（平成 16）年に世界保健機関（WHO）において，「食事，運動と健康に関する世界戦略（WHO 世界戦略）」が採択され，摂取エネルギーバランスと適正体重の達成，脂質からのエネルギー摂取の制限など食事に関する推奨事項が示された。

これを受け，コーデックス委員会は，栄養表示ガイドラインに関し，栄養表示の義務化について検討が行われ，2012（平成 24）年において下記の見直し案が採択された。

①国内事情が栄養表示を支持しない場合を除き，予め包装された食品の栄養表示を義務とすべき，
②ただし，栄養あるいは食事上重要ではない食品または小包装の食品等の食品は表示義務の対象外としてもよい。

また，既に栄養表示の義務化が導入されていた米国に続き，南米，アジアの各国で栄養表示の義務化が進められ，欧州連合（EU）でも，2011（平成 23）年に，食品表示に関する新規則「消費者に対する食品情報の提供に関する法律」が発効している。栄養表示の在り方を考える上では，このような国際的な動向や各国の表示の実態などを踏まえつつ，検討を行うことも必要である。

(d) 栄養表示に関する基本的な考え方

栄養表示を義務化すれば，より多くの消費者がその情報を基に日々の栄養・食生活の管理に活用しうる環境が整うことになると考えられる。一方，栄養表示に関する消費者への普及啓発が重要となってくる。さらに，事業者が義務化に対応するためには，包材の切替えに加え，栄養成分の分析や計算など様々な準備がいることに配慮する必要がある。

(e) 新しい栄養表示制度の枠組み

（ア）義務化の対象

①対象食品：原則として，予め包装された全ての加工食品を対象に義務化とするが，栄養の供給源としての寄与が小さいと考えられるものなどは対象外とする。
②対象事業者：原則として，事業規模等による事業者単位の適用除外は行わず，全ての事業者を対象とする。例外として，家族経営のような零細な事業者は，適用除外とすることが適当である。

③対象とする栄養成分：実際の義務化施行までに対象成分を決めることが適当である。
（イ）表示値の設定方法
　現行制度の許容範囲について，例えば，一般表示事項の5つの栄養成分であれば±20%以内とされているが，現行の許容範囲に縛られない計算値方式の導入，低含有量の場合の許容範囲の拡大，幅表示の活用等を図ることが適当である。
（f）栄養表示の義務化に向けての環境整備
　一定の猶予期間を設けた上で，義務化を円滑に進めるために必要な環境整備として，現行制度において表示基準の改正等を行い，栄養表示の拡大充実を図っていく。
①新たな表示方法の導入と事業者への働きかけ
　消費者庁は，現行の誤差の許容範囲を拡大し，計算値方式を導入する表示方法も可能とするための表示基準の改正を速やかに行うべきである。
②消費者等への普及啓発の推進と認識醸成の環境作り
　消費者庁は他の関係省庁と連携しつつ，消費者等への栄養に関する情報について更なる普及啓発や認識醸成のための環境作りを進めるべきである。
③円滑に栄養表示が行えるようにするための支援
　文部科学省の「日本食品標準成分表」，民間の栄養成分の含有量に関する各種データベースや計算ソフトなど現在でも支援ツールと併せ，公的なデータベースの整備を図るとともに，必要な環境整備を行うべきである。
（g）義務化導入の時期
　栄養表示制度の見直しが行われた外国では，施行までに5年間の猶予期間が認められており，新法の施行後概ね5年以内を目指すことが適当である。

表 1-9-1　新たな食品表示制度の基本的な考え方

(1) 現行制度の枠組みと一元化の必要性
　○食品衛生法，JAS法，健康増進法のうち，表示部分の一元化
　○分かりやすい食品表示～現行制度は複雑で，消費者，事業者，行政にとって問題
(2) 消費者基本法の理念と食品表示の役割
　消費者の権利（安全の確保と自主的かつ合理的な選択の機会）を実現する
(3) 新しい食品表示制度の在り方
　○新制度の目的は，
　　・食品の安全性確保に係る情報の消費者への確実な提供（最優先）
　　・消費者の商品選択上の判断に影響を及ぼす重要な情報の提供を位置付け
　○食品衛生法とJAS法で定義が異なる用語の統一・整理
　○より重要な情報が，より確実に消費者に伝わるようにすることが基本
　○食品表示の文字を見やすく（大きく）するための取組の検討が必要
(4) 義務表示事項の範囲
　○表示の義務付けは，情報取得のメリットと，コストのデメリットのバランスが重要

○現行の義務表示事項について，情報の確実な提供という観点から検証
○新たな義務付けを行う際には，優先順位の考え方を活用
　〜容器包装以外の媒体での情報提供を前提とした容器包装への表示省略も考慮
○将来的にも必要に応じて見直しできるような法制度とする

表1-9-2　栄養表示の考え方

(1) 健康・栄養政策における課題
　　健全な食生活の実現に向けて重要な役割を果たす〜生活習慣病の増加等に対応
(2) 国際的な栄養表示制度の動向
　　2012年のコーデックス委員会総会において，栄養表示の義務化に向けた見直しを合意
(3) 栄養表示に関する基本的な考え方
　　栄養表示の義務化は，消費者側・事業者側双方の環境整備と表裏一体
(4) 新しい栄養表示制度の枠組み
　　〈義務化の対象〉
　　　・原則として，全ての加工食品，事業者に義務付け
　　　・対象とする栄養成分は，義務化施行までに幅広く検討
　　〈表示値の設定方法〉
　　　・計算値方式の導入，低含有量の場合の許容範囲の拡大等
(5) 栄養表示の義務化に向けての環境整備
　　　・計算値方式等の先行導入及びそれらを活用した表示拡大（食品，成分）の推奨
　　　・栄養に関する情報についての消費者への普及啓発
　　　・公的データベースの整備，計算ソフト等の支援ツールの充実
(6) 義務化導入の時期
　　新法の施行後概ね5年以内を目指しつつ，環境整備の状況を踏まえ決定

3）食品表示法の国会審議

　食品表示一元化検討会報告書で示された基本的考え方を踏まえ，新法の立案作業に着手し，成案を得た後，法案が国会に提出された。食品衛生法，JAS法，健康増進法の3つの法律により定められていた食品表示を一元化する「食品表示法案」が2013（平成25）年5月に一部修正されて衆議院を通過した。修正内容は，食品の販売をする際に表示されるべき事項に，「アレルゲン（食物アレルギーの原因となる物質をいう）」を追加することである。参議院で6月19日に審議され，具体的な見直しの検討時期を「施行後5年」から「3年」に修正され，21日参議院で可決，成立した。

　上記3法の食品表示に関する従来の考え方は基本的に踏襲するが，栄養成分の強調表示がない限り任意であった栄養成分表示に関しては，本法案により義務化されることになった。今後の具体的な見直し項目としては，表示の義務化される栄養成分の範囲，含有量の

計算法，許容範囲，原料原産地，アレルギー表示とされた。
　また，食品表示法案に対する下記の附帯事項が決議された。
(1) 栄養表示基準の見直し，加工食品の原料原産地表示の在り方，中食・外食へのアレルギー表示の在り方，食品添加物表示の在り方など表示基準の見直しの検討のための機関を設置する。検討内容及びスケジュールを具体的に示した上で速やかに着手する。その実施期間等を消費者基本計画に明記する。
(2) 消費者の表示利活用の実態，食品の製造・流通の実態等を十分に調査し，消費者，事業者双方にとって分かりやすい表示，表示の実行可能性，国際基準との整合性等を十分に踏まえること。
(3) 消費者へ食品の安全性に係る科学的情報が適時適切に提供されること。また，提供された情報の理解の促進等のための消費者教育を拡充すること。
(4) 虚偽・誇大広告及び消費者を誤認させる不当な表示については，食品衛生法や不当景品類及び不当表示防止法の適切な運用を通じて，監視，取締りに努めること。
(5) 製造所固有記号制度については，消費者からの要望もあることから，その情報の提供の在り方について検討すること。
(6) 食品表示に関する法律の一元化を実効的なものとするため，執行体制を充実強化すること。少なくとも問合せ対応等のワンストップ体制等を早急に実現すること。
(7) 食品表示の適正化に係る実施状況を取りまとめ，定期的に年次報告の中で国会に報告すること。
(8) 本法に基づく差止請求（注1）の実効性を担保するため，適格消費者団体（注2）に対して食品表示に関する情報提供などの支援を行うこと。（注1：違法または不当な行為を行っている場合や行うおそれがある場合において，当該行為をやめるよう差止請求すること。注2：消費者の利益を守るための活動を主な目的とし，相当期間その活動を行っている実績があり，内閣総理大臣の認定を受けた公益法人）
(9) 食品表示義務の拡大に当たっては，小規模の食品関連事業者に過度な負担とならないよう，小規模の食品関連事業者の実行可能性を担保する支援措置等環境整備を図ること。
(10) 環太平洋パートナーシップ協定（TPP）の交渉に当たっては，遺伝子組換え食品の表示など消費者の安全・安心に資するため万全を期すこと。

　食品表示法は，食品に直接関係する上記3法における食品表示の部分を統合したものであり，2013（平成25）年6月に公布され，2年以内に施行されることになった。複数の法律に跨っていた食品表示に関する基準や用語が整理，統合されることで，消費者，事業者双方にとって分かりやすい表示とすることを目的としている。
　また，海外でも，食品表示に関する考え方や制度の見直しが進められ，生活習慣病等のリスク低減には，適切な食事と運動の重要であることが指摘され，栄養成分表示の義務化やアレルギー表示の見直しなどが行われてきていることとの整合性を取る必要もあることも食品表示法を制定する理由である。

2. 主な内容

食品表示法は，第1条に目的，第2条は定義，第3条は基本理念，第4条は表示基準，第5条はそれの遵守，第6条から指示，取締，命令について記載され，第11条が適格消費者団体の差止請求権，第12条が申出制度，以降，雑則，罰則である。

この食品表示法は，食品表示に関する従来の3法を統合する以外に法律の内容が変更される部分としては，栄養成分の強調表示がない限り任意であった栄養成分表示に関しては，本法案により原則として義務化されることになる。本法律の施行までに見直しを行う項目としては，表示の義務化される栄養成分の範囲，栄養成分量の計算法，栄養成分量の許容誤差範囲に加えて，加工食品の原料原産地の在り方，中食・外食へのアレルギー表示などである。

1）食品表示基準

消費者庁は，食品表示法に基づく新たな食品表示基準の検討を消費者委員会食品表示部会において議論した結果を踏まえて，新たな食品表示基準を策定した。

今回の基準は，現行58の基準を1本に統合したものであり，原則として，表示義務の対象範囲（食品，事業者等）については変更しないとされている（表1-9-3参照）。食品表示基準（案）[1]を2014（平成26）年7月に公表し，パブリックコメントを1ヵ月間求めた。パブリックコメントとその回答[2]が公表された。その主な内容は下記のとおりである。

表1-9-3　食品表示基準案の概要

---
1. 表示義務の対象範囲（食品，事業者等）については，原則として変更しない。
    * 例外として，食品衛生法とJAS法の基準の統合に当たり，加工食品と生鮮食品の区分などを変更
2. 基準の区分を明確にして，区分ごとに共通ルールにまとめる。
    ①食品：「加工食品」，「生鮮食品」，「添加物」に区分
    ②食品関連事業者等：「食品関連事業者に係る基準」，「食品関連事業者以外の販売者に係る基準」に区分
3. 現行の栄養表示基準を義務化する。その際，実行可能性の観点から内容を見直す。
    * 対象成分，対象食品，対象事業者等について規定する。
4. 安全性に関する事項のルールを，分かりやすいように見直す。
    * 例えば，原材料のアレルギー表示として「マヨネーズ」と表示すれば，「卵」の表示を省略できるとする今までのルールを見直す。

消費者庁HP「食品表示基準案の概要」のP1を改変
http：//search.e-gov.go.jp/servlet/Public?CLASSNAME=PCMMSTDETAIL&id=235080024&Mode=0&fromPCMMSTDETAIL=true

（1）加工食品と生鮮食品の区分

現行の食品衛生法では，表示の対象とされていない生干し，湯通し，調味料，撒塩等

の簡単な加工を施したものについても，「加工食品」に区分する。

（2）製造所固有記号
原則として，製造所の所在地及び製造者の氏名等を表示することとし，例外的に，2以上の工場で製造する商品のみに製造所固有記号による表示を可能とする。

（3）アレルギー表示
より広範囲の原材料についてアレルゲンを含む旨の表示の義務付けを行う。

マヨネーズやパンに卵や小麦などの原料が含まれることは予測できることを前提に，特定加工食品として，「マヨネーズ」，「パン」と表記すれば，卵や小麦を表記しなくても良いとする表記ルールを廃止する。

個別表示（例：「サラダ中のマヨネーズ（大豆を含む）」の表記を原則とし，例外的に一括表示（弁当中の原材料の一部に卵，大豆を含む）を可能とする。一括表示の場合は，一括表示欄を見れば，その食品に含まれる全てのアレルゲンが把握できるように，一括表示欄にすべて表示する。

（4）栄養成分表示の義務化
食品表示一元化検討会報告書[1]（2012（平成24）年8月消費者庁）には，新基準案における栄養成分の表示の在り方については，下記の3項目を勘案して決定するとされている。

①消費者における表示の必要性（国民の摂取状況，生活習慣病との関連，等）
②事業者における表示の実行可能性
③国際整合性

具体的には，①から③の全ての観点を満たす場合は義務，それ以外は任意の表示項目としている。

国際的整合性に関して，コーデックス委員会の栄養表示ガイドラインでは，「栄養表示を行う際に，必ず表示すべき栄養成分として定められているものには，現行の一般表示事項（エネルギー，たんぱく質，脂質，炭水化物及びナトリウム）のほかに，飽和脂肪酸や糖類がある。対象成分の検討に当たっては，これらを含め，各国の義務表示の実態を踏まえつつ，幅広く検討する必要がある」（上記検討会報告書）とされている。

栄養表示に関しては，全ての消費者向けの加工食品及び添加物への栄養成分表示を義務付けることとすることになり，実行可能性を考慮して，表示の義務，任意に関しては，下記（表1-9-4）の3つの区分を設ける（栄養表示の対象食品，栄養成分等の分析法及び表示単位，許容差の範囲，表示方法等に関する詳細は，姉妹書『食品機能の表示と科学』を参照）。

表1-9-4　栄養成分の義務化

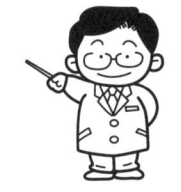

表示の区分	表示成分
義務表示	エネルギー，たんぱく質，脂質，炭水化物，ナトリウム（「食塩相当量」で表示）
任意（推奨）表示	飽和脂肪酸，食物繊維
任意（その他）表示	糖類，糖質，コレステロール，ビタミン・ミネラル類

(5) 栄養強調表示

コーデックスの考え方を導入することとして，下記のように制度改正を行う。

(ア) 相対表示

従来，栄養成分の低減，強化などの栄養強調表示には，絶対値としての差異のみが義務化され，相対差の表示は義務化されていなかったが，食品表示法の制定に伴い，下記の相対表示が義務付けられることになった。

①低減（熱量，脂質，飽和脂肪酸，コレステロール，糖類及びナトリウム）及び強化（たんぱく質及び食物繊維）された旨の表示をする場合には，絶対差に加え，新たに，25％以上の相対差が必要である。

②強化（ミネラル類（ナトリウムを除く），ビタミン類）された旨の表示をする場合には，「含む旨」の基準値以上の絶対差に代えて，栄養素等表示基準値の10％以上の絶対差（固体と液体の区別なし）が必要である。

(イ) 無添加強調表示

無添加表示に関して，新たに食品への糖類無添加及びナトリウム塩無添加に関する強調表示は，条件が満たされた場合にのみ行うこととする（栄養強調表示の具体的な文言，栄養成分度との基準値等に関する詳細は，姉妹書『食品機能の表示と科学』を参照）。

(6) 原材料名表示

パン類，食用植物油脂，ドレシッシグ・ドレッシングタイプ調味料，風味調味料は，他の加工食品同様，原材料又は添加物を区分し，それぞれに占める重量の割合の多いものから順に表示する。

複合原材料表示について，それを構成する原材料を分割して表示した方が分かりやすい場合は，構成する原材料を分割して表示することが可能とする。

プレスハム，混合プレスハムは，「でん粉含有率」を併記していたが，「ソーセージ」，「混合ソーセージ」同様に，「でん粉含有率」の表示事項の項目を立てて表示することとする。

(7) 添加物表示

一般消費者向けの添加物は，新たに「内容量」，「表示責任者の氏名又は名称及び住所」の表示を義務付ける。

業務用の添加物は，新たに，「表示責任者の氏名又は名称及び住所」の表示を義務付ける。

(8) 通知に規定されている表示を基準に規定するもの

安全性の観点から，表示義務を課すべき表示として，フグ食中毒対策の表示及びボツリヌス食中毒対策の表示を行う。

(9) 表示レイアウトの改善

表示可能面積が30cm^{2}以下の場合：安全性に関する表示事項（「名称」，「保存方法」，「消費期限又は賞味期限」，「表示責任者」及び「アレルゲン」）については，省略することが可能であったルールを，省略を不可とする。

添加物以外の原材料と添加物について，区分を明確に表示することとする。

2）機能性表示

2013（平成25）年6月に，経済再生を検討した規制改革会議が「規制改革に関する答申」を発表し，「食品の機能性について，企業等が自らその科学的根拠を評価した上で，機能を表示できる米国のダイエタリーサプリメントの表示制度を参考にし，企業等の責任において科学的根拠の下に機能性を表示できるものとし，かつ，一定のルールの下で加工食品及び農林水産物それぞれについて，安全性の確保も含めた運用が可能な仕組み」が提案された。

米国のダイエタリーサプリメントの制度とは，ビタミン，ミネラル，アミノ酸，ハーブ等について，身体の構造と機能に影響を及ぼす表示（構造・機能表示）ができる制度であり，企業は，米国食品医薬品局（FDA）へ届け出るだけで，表示の科学的根拠が審査されることなく，企業の自己責任において実証された効果を表示できるのが特徴である。この制度には，義務付けられた科学的根拠の実証方法の指針がなく，科学的根拠の第三者の評価，実証した論文の公表も義務づけられていないことにより，科学的根拠が十分ではなく，情報公開も不十分な商品が存在することになる問題点が指摘されている。更に，米国監察総監室が，ダイエタリーサプリメントのサンプル調査を実施した結果，構造機能表示はFDAの科学的根拠の指針に合致しておらず，表示の科学的根拠は不十分であり，疾病への効果に関する違反表示が多くあったと報告されている（姉妹書『食品機能の表示と科学』参照）。

筆者も委員として参加した消費者庁の「食品の新たな機能性表示制度に関する検討会」において，米国の制度を参考に健康表示の制度を検討する際には，上記の問題点を生じない制度とすることを前提に議論が行われ，その報告書[3]が作成された。法律としては，食品表示法に基づく食品表示基準に規定することになった。その考えを踏まえて，2014（平成26）年8月に消費者庁が下記の基準案[4]を公表した（制度の具体的運用などのガイドラインおよび科学的根拠及び国際的整合性に関する詳細は，姉妹書『食品機能の表示と科学』を参照）。

(1) 定義

機能性表示食品：疾病に罹患していない者（未成年，妊産婦及び授乳婦を除く）に対し，機能性関与成分によって健康の維持及び増進に資する特定の保健の目的（疾病リスクの低減に係るものを除く）が期待できる旨を科学的根拠に基づいて容器包装に表示をする食品。

但し，①特定保健用食品，②アルコールを含有する飲料，③国民の栄養摂取の状況からみてその過剰な摂取が国民の健康の保持増進に影響を与える栄養素の過剰な摂取につながる食品を除く。

更に，下記の事項を販売日の60日前までに消費者庁長官に届け出たもの。
①当該食品に関する表示の内容，②事業者名及び連絡先等の事業者に関する基本情報，③安全性及び機能性の根拠に関する情報，④生産・製造及び品質の管理に関する情報，⑤健康被害の情報収集体制その他必要な事項

(2) 義務表示

①「機能性表示食品」と表示する。
②科学的根拠を有する機能性関与成分及び当該食品が有する機能性

③栄養成分の量及び熱量：熱量，たんぱく質，脂質，炭水化物及びナトリウム（食塩相当量に換算したもの）の1日当たりの摂取目安量当たりの含有量を表示する。
④1日当たりの摂取目安量当たりの機能性関与成分の含有量，
⑤1日当たりの摂取目安量，⑥届出番号，⑦食品関連事業者の連絡先，⑧保存の方法
⑨摂取の方法，⑩摂取する上での注意事項，
⑪調理又は保存の方法に関し特に注意を必要とするものにあっては当該注意事項
⑫下記の表示を行う

・「本品は一定の科学的根拠に基づき，事業者の責任において特定の保健の目的が期待できる旨の表示を行うものとして，消費者庁長官に届出されたものです。ただし，特定保健用食品とは異なり，消費者庁長官による個別審査を受けたものではありません。」
・「食生活は，主食，主菜，副菜を基本に，食事のバランスを。」
・「本品は，疾病の診断，治療，予防を目的としたものではありません。」
・「本品は，疾病に罹患している人，未成年者，妊産婦（妊娠を計画している者を含む。）及び授乳婦を対象に開発された商品ではありません。」
・「疾病に罹患している場合は，医師に相談の上，摂取してください。」
・「医薬品を服用している場合は，医師，薬剤師に相談の上，摂取してください。」
・「体調に異変を感じた際は，速やかに摂取を中止し，医師に相談してください。」

3. 今後の展望

　本法律の付帯事項として，消費者の表示利活用の実態，食品の製造・流通の実態等を十分に調査し，消費者，事業者双方にとって分かりやすい表示，表示の実行可能性，国際基準との整合性等を十分に踏まえることや消費者へ食品の安全性に係る科学的情報が適時適切に提供されること，また，提供された情報の理解の促進等のための消費者教育を拡充することなどが定められている。これらの基本的考え方を基に，栄養表示基準の見直し，原料原産地表示の在り方，アレルギー表示の在り方，食品添加物表示の在り方など表示基準の見直しの検討のための機関を設置して，消費者庁および消費者委員会において検討が進めてきた。これらの結果を踏まえて，2014（平成26）年4月に施行が行われることになっている。
　食品の製造，販売，流通には，食品衛生法，健康増進法，食品安全基本法，JAS法，食品表示法をはじめとする多数の法律が関っており，食品の安全にも密接に関連している。安全性が保証されない食品や，表示されている健康保持増進効果が虚偽または誇大である食品の規制は，消費者による食品の健康被害をなくすために必要であると考えられる。
　2003（平成15）年に食品安全委員会が発足したのを機に，「農場から食卓まで（From Farm to Table）」の全工程を通して，適確にリスク評価，リスク管理，リスクコミュニケーションを行うことが制度化され，2015（平成27）年4月には食品表示の一元化に関する食品表示法が施行されることになっている。今後これらの法律より，食品の安全を確保されると同時に，国民の健康の維持増進に役立つ食品の市場が促進されることを期待したい。

参考資料
(1) 消費者庁　食品表示一元化検討会報告書
http://www.cao.go.jp/consumer/history/02/kabusoshiki/syokuhinhyouji/doc/120827_shiryou1-1_.pdf
(2) 食品表示基準（案）についての意見募集結果について，http：//search.e-gov.go.jp/servlet/Public?CLASSNAME=PCMMSTDETAIL&id=235080024&Mode=2
(3) 食品の新たな機能性表示制度に関する検討会報告書 http：//www.caa.go.jp/foods/pdf/140730_2.pdf
(4) 消費者庁「新たな機能性表示制度に係る食品表示基準案」
http：//search.e-gov.go.jp/servlet/Public?CLASSNAME=PCMMSTDETAIL&id=235080028&Mode=0

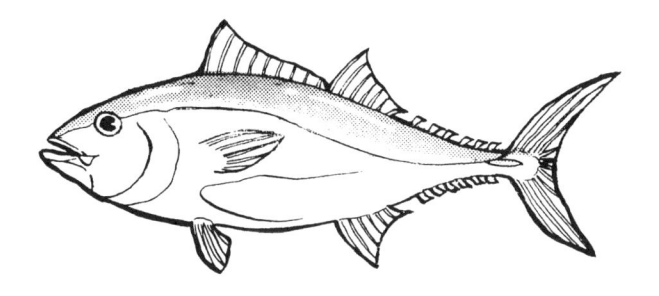

第2章　リスク評価

　食品とは健康人から病人までほとんど全ての人が毎日，身体の機能・構造を維持するために摂取するものであり，もともと安全であることが大前提であると考えられている。長い歴史の中で人類は毎日の飢えを防ぐための試行錯誤により，安全で美味しい食物を選択してきた。しかしこの数十年の間に，先進国では飢餓の時代が飽食の時代に，Domesticな生産場所がInternationalへと変化することで，摂取する食品の種類や安全上検討すべき事項が多様化し，安全に対する消費者の意識も大きく変わらざるを得なくなった。本章ではこのような時代における食品の安全性に関する科学的評価について記載する。

1 基本的考え方

1. 食経験

　食品は一般に食経験があるから安全性が確保されていると考えられることがある。しかしながら，「食経験」の定義は明確でない。小さな島の住民が，祭りなどの特別な時にのみ食べる物を食経験があるから安全であるといってよいのか，摂取量が極僅かなものや，成分量が季節によって大きく変動するものの摂取量をどう考えるかなど問題が多い。

　食経験を評価するに当たっては，次の項目を考慮し，情報を収集し，定量的に評価しなければならない。

1) 摂取量―当該食品を摂取する量はどのくらいか？―

　ある食品を日常的にどのくらいの量を摂取してきたかを定量的に評価するための情報を得ることは簡単ではない。日本国内であれば，年間消費量を人口で除することも1つの方法であるが，海外の情報は多様であり，摂取量を調査することは容易ではない。特に発展途上国の特定の地域で摂取される植物などについては十分な情報がないため，実際に1食に摂取する量を現地で調査することも必要となる。また，1回に摂取する量を評価するのに海外の料理に関する文献や書籍に記載されているレシピが参考になることもある。更に，有効成分または健康への悪影響を及ぼす成分がある場合は，その成分が採取季節，採取場所（土壌，気候など）などによって異なる可能性があるので，含有量を定量的に分析することも必要となる。

2) 摂取頻度―当該食品を摂取するのは週に何回か，月に何回か？―

　食経験があるといっても，特定の地域の住民が祭礼時や飢饉の時だけに摂取するものであれば，その食物をヒトが摂食した頻度は少ないと考えられ，日常摂取する上で十分な食経験を有することから安全であるとはいえない。

3) 摂取期間―摂取してきた期間はどのくらいの長さか？―

　人類有史以来何千年に亘って食べられてきたものか？最近食べられるようになったものか？

　一般には2世代に亘って食べ続けてきたと考えられる30年が1つの目安として考えられる。

4) 摂取人口―世界中で食べられてきたものか？小さな地域に限定されて食されてきた

ものか？―
　一般には，1万人程度のヒトが摂取していたことが確認されれば食経験としての1つの目安となると考えられている。

5）摂取者他

　更に，詳細に検討すれば，人種やその遺伝子型，その食品を摂取してきたヒトの食生活，主な摂取者の年齢・性別も含めて，摂取者を科学的に調査する必要もある。

　なお，特定保健用食品の安全性評価の透明性を高めるために，2004（平成16）年7月に発表された「特定保健用食品の安全性評価に関する基本的考え方」[1]において，特定保健用食品の安全性を評価するに当たっての食経験の考え方が示されており，その内容は姉妹書『食品機能の表示と科学』「特定保健用食品」の項に記載されているが，概要は下記の通りである。

　①当該食品の食経験について，具体的なデータ等を踏まえて判断し，評価を行う。
　②原料，製造・加工方法等を変えず，同じ製品（関与成分）が食生活の中で長期にわたって食されてきた実績がある場合で，これまで安全上の問題がない場合には，安全性評価を要しない。
　③当該食品の十分な食経験がない場合や，当該食品中の関与成分以外の成分が通常の食品成分でない場合や，製造・加工及び摂食方法等が著しく異なるような場合には十分評価を行う。

　食経験に関するデータ・情報
- 食習慣等を踏まえ，関与成分または含有食品の日常的な摂食量のデータ
- 市販食品中の当該成分の含有量のデータ
- 諸外国における食経験（使用実績），摂食量等のデータ
- 当該食品の調理方法（加熱の有無）等に関するデータ
- 既に許可された特定保健用食品がある場合，または当該食品が既に市販されている場合，当該食品中の関与成分の含有量，許可・市販された時期，これまでの販売量等に関するデータ

　　※データは，可能な限り，数値等による具体的なものであること。

2．天然物と合成品

　食品の健康や安全に関する新聞広告やテレビのコマーシャルに，"天然物なので安全"といった内容で商品の販売をプロモートしているのをよく見かけるが，この考えは誤解に基づくものである。ふぐの肝やトリカブトの根などは天然物であるが，青酸カリよりも毒性が強い。スパイスやハーブのなかには短期間の微量摂取でもヒトの身体の機能に影響を与えるものもあり，食塩や脂肪のように長期間に亘って摂取することにより身体に悪影響を与えるものもあるが，これらも元来は天然物である。

　中世のスイスの医師パラケルススは，「全てのものは毒である。毒性のないものはなく，それが有害か無害かは摂取する量で決まる」と述べている。たとえ天然物であり，昔から食べてきたものであっても，摂取量によっては健康に悪影響を与える。これは食品の安全性評価をする上での基本的考え方であり，食品の安全性評価の際は，元来食品には健康に悪影響を及ぼす可能性があることを前提に，ヒトでの安全性評価が行われなければならな

い。

　一方，食品添加物や残留農薬に対してこれらが天然物でなく，化学的に合成した化合物であることを理由に健康に悪影響があるとされる傾向がある。しかしながら，これらの合成品には原則として一定の安全性評価が行われている。しかし，一般に天然物として販売されている食品には安全性の評価が全く行われていないものもあり，第1章のコラムに記載したアマメシバのように，東南アジアでは現在でも通常の食事で摂取している天然物であっても日本では閉塞性細気管支炎を発症して，重篤な呼吸困難に陥るケースもある。よって，食品の安全性は天然物か合成品であるかによって判断されるべきではなく，どれだけ科学的に安全性が確認されているかによるのである。

　また，塩，砂糖や脂肪などを多量に含む食品は長期に亘り過剰に摂取すれば，生活習慣病の誘因となる。一方，塩や砂糖は食品中の微生物に対して静菌作用があり保存性を高めることができるが，過剰摂取を避けるために塩や砂糖の添加量が減り，食品の保存に十分な濃度を維持できないために，代替として安息香酸，ソルビン酸，プロピオン酸，パラオキシ安息香酸類などの食品添加物である保存料の使用が増加する傾向がある。

　全ての人は食品の消費者である。消費者は100％安全な食品は世の中にないことを認識して，消費者が自ら十分情報を入手し，自分に相応しい食品を選択する賢さを身につけることが必要である。なお，本文で使用した「科学的」とは，一定の条件下で，試験・調査を実施した際に定量的に同様な結果が「再現性」を持って得られることをいう。

3. ゼロリスク

　食品は人間にとって異物であり，前項でのパラケルススの「全てのものは毒である。それが有害か無害かは摂取する量で決まる」との言葉にもあるように，全ての食品は摂取の方法によって，ヒトの健康に悪影響を及ぼす可能性がある。この可能性がリスクであり，リスクがゼロであることはなく，リスクがあることを前提にいかにリスクを最小限にするかが重要である。

　健康に悪影響を及ぼす要因は，表2-1-1のように3つに分類することができる。ここで理解しておきたいのは，食塩，脂肪など元来食品成分そのものである物質で，過剰摂取によっては悪影響を及ぼす要因となり，その過剰量は個人によって異なること，そして食品のゼロリスクはありえないという点である。また，食品が生産された時点ではリスクがなかったとしても，害虫や微生物，食品に含有する酵素などにより食品成分が変化して，結果的に健康に悪影響を及ぼす要因が生じることもある。

　食品は人間にとって免疫学的に異物であり，特に大豆，米，卵など高たんぱく質の食品は，その摂取によりアレルギー症状を訴えるヒトもいる。更に，まぐろ，かつおなどの赤身魚類のたんぱく質に多く含まれる遊離のヒスチジンから，貯蔵中に細菌によりアレルギー原因物質であるヒスタミンが生産されることもある。更に，たんぱく質は加熱調理により，変異原物質である複素環アミン化合物や発がん性のベンツピレンが生成する。

表 2-1-1 食品のリスク要因

要　因	主　な　内　訳
生物学的要因	食品中の酵素，食中毒菌，ウィルス，寄生虫など
化学的要因	過剰摂取食品成分，加熱生成物，腐敗産物，アレルギー物質，残留農薬，食品添加物など
物理的要因	混入異物，放射線など

　このように，現代科学で明らかになっている知見を駆使して，健康に悪影響を及ぼす要因を排除したゼロリスクの食生活を追求すると，食材は限定され，調理が十分でない味気ない食品となり，結果として栄養失調で健康を害することもありうる。よって，食品にゼロリスクはないことを前提に，いかに悪影響を及ぼす要因を最小限にするかのリスク評価とリスク管理を行うことが重要である。

参考資料

(1) 食品安全委員会「特定保健用食品の安全性評価に関する基本的な考え方」食品安全委員会新開発食品専門調査会，2004（平成16）年7月21日
　　https://www.fsc.go.jp/senmon/sinkaihatu/tokuho_kangaekata.pdf

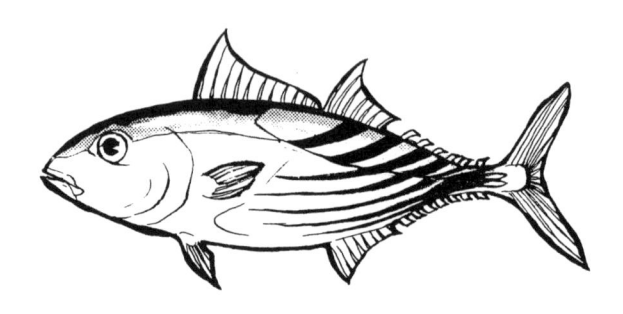

❷評価試験

　食品の安全性の評価に当たっては，最終的にはヒトが摂取したときの安全性を摂取する量と頻度と期間を考慮に入れて行う必要がある。従来から摂取の実績がある食品については，前述したようにその食品を摂取した量，頻度，摂取をした人口，期間などの実績に関する情報を入手して，ヒトでの安全量の判断をする。食品を摂取するときに，安全性が確保されている最大量が最大無作用量である。オリゴ糖に関しては，下痢を誘発しない最大の摂取量を最大無作用量として試験を行うことが可能であるが，一般には，どのような体調の変化が起きるか分からない段階で，体調を害するまで摂取量を増やしたヒト試験をすることは困難である。そのため，通常の摂取目安量より多めの摂取試験を行うことも必要になる。例えば，特定保健用食品のヒト試験としては，効果を有する摂取量の3～5倍の過剰量での安全性を確認することが求められている。

　ヒトでの摂取の実績がなく安全性が確認されていない新規の食品や，既存の食品を改良した食品などの安全性評価をする際には，最初からヒト試験を行うことはできない。そのため，類似の既存食品や含有する成分についての安全性情報を調査することが重要である。その情報を踏まえて，吸収・代謝も含めた *in vitro*（インビトロ）[1] 試験及び *in vivo*（インビボー）試験（動物試験）を実施する。*in vitro* 試験及び *in vivo* 試験などにおいて，安全性に係る用量 – 反応関係，毒性所見等の情報を得ることにより，ヒトにおける影響をある程度まで推察することが可能となる。そのような調査，試験を実施後，ヒトでの安全性試験が実施される。

　次に具体的な *in vitro* 試験及び *in vivo* 試験等からヒト試験までの評価の概要を述べる。

　　[1] *in vitro* と *in vivo*：*in vitro* とは「試験管内で（の）」という意味で，微生物や動物から取り出した細胞を培養して，試験管内で行う試験。動物試験とは異なり，体内での吸収，代謝，排泄などが考慮されないので，生体内での反応そのものを測定できないが，試験管内のモデル試験として比較的短時間で結果を得ることができる。

　　　in vivo とは「生体内で（の）」という意味で，実験動物を使って実施する試験を意味する。一般に時間と費用がかかるが，生体での影響を直接評価することができる。

1. *in vitro* 及び動物試験

1）遺伝毒性試験

　遺伝毒性試験は被験物質がDNAに影響を与え，その結果，遺伝子突然変異あるいは染色体の構造異常及び数的異常を起こす性質があるかどうかを明らかにすることを目的としている。これらの試験には，①微生物を用いる復帰変異試験（変異原性試験），②哺乳類培養細胞を用いる染色体異常試験，③げっ歯類を用いる小核試験がある。

　通常は最初に変異原性試験と染色体異常試験を実施し，問題があれば小核試験を追加する。変異原性試験と染色体異常試験は感度が高く，動物試験で発がん作用が現れない物質で遺伝毒性が陽性の結果となることが往々にしてあるためである。

（1）微生物を用いる復帰変異試験

ネズミチフス菌（*Salmonella typhimurium*），大腸菌（*Escherichia coli*）などの菌株を用いて被験物質を加えて培養し，復帰変異コロニー数を測定する。代謝活性化のためのS9Mix（ラットに薬物代謝酵素系の誘導剤を投与した後に得られる肝臓抽出物に補酵素等を加えて調整する）の添加の影響も測定する。

微生物を用いる試験が不適切と考えられる場合（抗菌性の強い物質や哺乳類細胞に特異的に作用する物質等）には，微生物を用いる試験の代わりに，哺乳類培養細胞を用いる遺伝子突然変異試験を行うことが望ましい。

(2) 哺乳類培養細胞を用いる染色体異常試験

チャイニーズ・ハムスター培養細胞株やヒト培養リンパ球等の哺乳類の培養細胞株を用いて，S9Mix添加及び非添加の条件で，それぞれ被験物質で処理し，およそ正常細胞周期の1.5倍の期間後に染色体標本を作製する。構造異常を持つ細胞の出現頻度あるいは細胞当たりの構造異常頻度，ならびに染色体数の異常を持つ細胞の出現頻度を表示する。

(3) げっ歯類を用いる小核試験

マウスまたはラットに被験物質を強制経口投与または腹腔内投与し，骨髄または末梢血の赤血球を採取し，アクリジン・オレンジ蛍光染色法[2]またはギムザ染色法[3]を用いて，小核を有する幼若赤血球[4]の出現頻度及び全赤血球に対する幼若赤血球の割合を測定する。

*2) アクリジン・オレンジ蛍光染色法：アクリジン系色素を用いた核酸蛍光染色法で，2重鎖DNA・RNAは黄緑色，1本鎖RNAは赤橙色の蛍光を発する。

*3) 最も一般的な血液塗抹標本の染色法で，血球や骨髄細胞，脊髄細胞などの染色に用いられている。

*4) 幼若赤血球：赤血球は骨髄で生成され，幼若期の赤血球は小核を有している。成熟に伴い脱核する（無核となる）ため，小核の消失は赤血球が正常に生成していることの指標となる。

2）急性毒性（単回経口投与試験）

マウスやラットに被験物質を与え，実験動物の半数を死に至らしめる量であるLD50（半数致死量）を求める。LD50が小さいほど毒性が強いことになる。急性毒性試験は従来，LD50を求めるために実施していたが，食品の場合，1回に投与できる量（10 g/kg前後）では動物の死亡が半数に達しない場合が多いため，食品として十分な安全摂取量が得られれば，半数の致死量まで求めなくともよいと考えられている。LD50は1回で投与して1週間毒性を観察する方法が標準的な方法であるが，短期毒性試験として1週間毎日計7回の投与を行うこともある。

3）亜急性毒性試験（28日間または90日間反復経口投与試験）

被験物質の生理機能，作用メカニズムに応じて，投与期間中の血液学的検査，血液生化学的検査，糞尿検査を行い，投与試験後は器官・組織の肉眼的観察，臓器の重量測定，病理検査などに加え，可能であれば被験物質の血中濃度，体内分布を測定する。

28日間または90日間反復投与毒性試験は，げっ歯類及び非げっ歯類を用いて被験物質を28日間または90日間繰り返し投与したときに生じる毒性変化についての情報を得るために実施する。また，発がん性及び1年間反復投与毒性，発がん性併合試験等の用量設定

のための情報を提供することを目的として予備的に実施する場合もある。

これらの試験では対照群の他に少なくとも3段階の投与群を設けるのが望ましい。無毒性量（または副作用非発現量：NOAEL　第3章7食品添加物の項参照）を推定することができるように設定し，最高用量は毒性影響が認められる用量とし，かつ用量依存関係がみられるように各用量段階を設定することが望まれる。

毒性学的には，*in vivo* 試験の結果に基づいて求めた体重当たりの最大無作用量をヒトに換算する場合，動物と人間との種差10倍と個体差の10倍を掛け合わせた100倍の安全係数が用いられる。ただし，これは絶対的な数字ではなく，試験動物に比較して消化，吸収，代謝に関する科学的根拠や食経験などの関連情報に基づいた考察によりヒトでの安全が考慮できるのであれば，種差の安全係数10倍は不要とすることも可能であるが，現実には種差による安全係数を5〜10倍とするのが一般的である。

4）慢性毒性試験（長期経口投与試験）

げっ歯類及び非げっ歯類を用いて1年または2年の長期間に亘って被験物質を繰り返し投与して，投与期間中の血液学的検査，血液生化学的検査，糞尿検査を行い，投与試験後は器官・組織の肉眼的観察，臓器の重量測定，病理検査などに加え，可能であれば被験物質の血中濃度，体内分布を測定する。食経験の少ないものや安全上疑義があるものについて実施する試験であり，上記の28日間または90日間反復投与試験を参考にして試験条件を設定して実施される。明らかな毒性変化を惹起する用量とその変化の内容及び毒性変化の認められない用量を求めることが望ましい。

5）抗原性試験，アレルギー誘発性に関する試験

化学物質によるアレルギーは時として人体に重篤な障害を惹起することがあり，食品添加物についても，その安全性を確保するために抗原性（アレルギー原性）を検討する必要がある。抗原性試験は，通常，次のような手法が用いられているが，化学物質を経口的に摂取した場合のアレルギー誘発性を予測する方法は十分に確立されていない。当面は被験物質の性質，使用形態等を考慮した上で，実験実施者が適切に判断して，感作及び惹起する方法を検討した後，試験を実施することが必要である。

①即時型アレルギー試験
 a. モルモットにおける能動全身性アナフィラキシー[5]反応試験
 b. ウサギまたはモルモットにおける同種PCA反応試験[6]
 c. 感作マウス血清におけるラットPCA反応試験

②遅延型アレルギー試験
 a. モルモットにおける接触皮膚反応試験
 b. マウスにおける足蹠反応[7]またはリンパ節反応試験[8]

なお，高分子またはたんぱく質と結合すると考えられる食品添加物では，更に次の項目点を必要に応じて検討する。
 c. 感作動物血清の抗体力価
 d. たんぱく質との結合性の程度
 e. 類縁化合物との交差反応性

また，被験物質類似の物質で抗原性及びこれに起因すると考えられる作用が既に知られている場合には，それらに用いられた試験方法と同様な方法での検討もなされることが望

ましい。なお，報告に際しては，試験方法（使用動物，惹起抗原，対照群等）を明記し，かつ成績についての考察を行うことが必要である。

　厚生労働省医薬局食品保健部監視安全課長通知（2001（平成13）年3月21日（最終改正2009（平成21）年1月22日））により，アレルギー物質を含む食品として表示が義務付けられた小麦，そば，卵，乳及び落花生の5品目と，可能な限り表示することを推奨するとされたあわび，いか，いくら，えび，オレンジ，かに，キウイフルーツ，牛肉，くるみ，さけ，さば，大豆，鶏肉，豚肉，まつたけ，もも，やまいも，りんご，ゼラチンの19品目を合わせて，24種類の食品原料が定められた。アレルギー誘発試験に関しては，これらの食品原料を含有する食品またはそれ以外の食品であってもたんぱく質やたんぱく質分解物を多く含む品目については，法律に定められた表示はもちろん一定の考慮が必要となることがある。

　　　*5) アナフィラキシー：特定の物質により起こる重篤なアレルギー反応。IgE抗体を介した即時型アレルギー反応である。
　　　*6) PCA反応：受身皮膚アナフィラキシー（Passive cutaneous anaphylaxis）反応の略称で即時型アレルギー反応の有無を判定する。抗原特異（IgE）抗体で感作された肥満細胞が抗原と反応して遊離するヒスタミンの血管透過作用を利用して，色素の血管外への漏出量を測定する試験である。
　　　*7) 足蹠反応：遅延型アレルギー反応を測定する試験方法。試験物質をマウスの足蹠（foot pad）に皮内注射し，足蹠の腫脹を継時的に測定する。
　　　*8) リンパ節反応試験：リンパ管の合流部がリンパ節であり，免疫刺激状態となると大きく腫脹するため，遅延型アレルギー反応の指標となる。

6) 繁殖試験

　被験物質を二世代に亘って投与し，発情，交尾，受胎，分娩，哺育等の生殖機能，離乳及び出産後の新生児の生育に及ぼす影響に関する情報を得ることを目的とする。また，本試験から，胎児の死亡及び奇形発生に関する予備的な情報など，関連する試験を実施するにあたっての参考に資することができる。

　げっ歯類1種以上（通常，ラットが用いられる）について実施する。雌雄の動物を原則として同数用い，対照群の他に少なくとも投与量の異なる3段階の投与群を設ける。

　第一世代は同じ用量群の雌雄を1対1で同居させ交配を確認し，第二世代は同腹児数を調整して雄雌各同匹になるようにし，雌雄とも10～13週齢で同腹児の交配を避けて第一世代と同様に行う。

　血液学的検査，血液生化学的検査，糞尿検査，器官・組織の肉眼的観察，臓器の重量測定，病理検査などに加え，交尾動物数，妊娠動物数（及び妊娠させ得た雄数），出産母体数及び離乳児数をもとにして，交尾率（交尾動物数／交配に用いた動物数），妊娠率（妊娠動物数／交尾した雌動物数），出産率（生児出産雌数／妊娠雌数），離乳時の生存率（離乳時の生存児数／生後4日に調整した児数）を算出する。

7) 催奇形性試験

　妊娠中の母動物に被験物質を摂取させた場合の胎児の発生，発育に対する影響，特に催奇形性に関する情報を得ることを目的とする。げっ歯類1種以上（通常，ラットが用いられる）及び非げっ歯類（通常，ウサギが用いられる）の合計2種以上について実施する。

被験物質の投与期間は，胎児の器官形成期を含む期間とし，連日投与を行う。対照群の他に少なくとも3段階の投与群を設ける。

母動物について器官・組織の肉眼的観察，必要に応じ，器官の重量測定，病理組織学的検査を行う。ラット及びウサギでは黄体数も検査する。出産予定日前日の胎児について性別判定，体重測定，外表異常の検査，骨格異常の検査，内臓異常の検査を行う。

8) 発がん性試験

げっ歯類（通常，ラット，マウスまたはハムスターが用いられる）に対し被験物質を経口投与した時に発がん性を示すかどうかを調べることを目的とする。雌雄の動物を原則として同数用いる。通常1年または2年の長期の試験を実施する。

離乳後，馴化期間を経てできるだけ早い時期の同一週齢の動物，通常5〜6週齢の動物を用いる。また，種及び系統の選択に当たっては，感染性疾患に対する抵抗性，寿命，既知発がん性物質に対する感受性等の特性が知られていて，一般的に実験動物として広く使用されているものとする。特に，自然発生腫瘍の発生頻度に関するデータが蓄積されている系統を選択する。対照群の他に少なくとも投与量の異なる3段階の投与群を設ける。投与終了後の剖検前に全生存動物につき採血して血液検査（赤血球数，白血球数等）を行う。と殺時に血液塗抹標本を作製し，貧血，ならびにリンパ節，肝臓，脾臓の腫大等，造血器腫瘍を予想させる例については塗抹標本を検索する。剖検及び病理組織学的検査における腫瘍性病変の記載に関しては，腫瘍発生に至る各種変化（前がん病変）の所見も付け加える必要がある。

9) 一般薬理試験

被験物質の生体の機能に及ぼす影響を，主に薬理学的手法を用いて明らかにする。被験物質の化学構造や得られている毒性等の情報・知見から判断する。

試験項目としては，下記のような項目がある。

①一般症状及び行動に及ぼす影響
②中枢神経に及ぼす影響
　a. 自発運動量に及ぼす影響及び麻酔作用など
　b. 痙攣作用（必要に応じて，誘発処置との協力及び拮抗作用）
　c. 痛覚・体温に及ぼす影響を検討する
③自律神経系及び平滑筋に及ぼす影響
　摘出回腸を用いて検討する。被験物質単独の作用及びアゴニスト*9)（ヒスタミン，アセチルコリン，塩化バリウム，セロトニン等）との相互作用を調べる。
④呼吸（呼吸運動）・循環器系（血圧，血流量，心拍数及び心電図）に及ぼす影響
⑤消化器系胃（腸管内輸送能・胃内容排出能）に及ぼす影響
⑥水及び電解質代謝（尿量，尿中ナトリウム・カリウム・塩素イオン濃度）に及ぼす影響
⑦その他の作用（類似の化学構造または作用を有する既知物質の作用から予想される作用で，必要に応じて試験を行う）

　*9) アゴニストとアンタゴニスト：受容体（レセプター）と結合して細胞のシグナル伝達を引き起こす物質をアゴニスト（作動剤），アゴニストと拮抗的に作用してその作用を弱める物質をアンタゴニスト（拮抗剤）と呼ぶ。

10) 体内動態試験

　被験物質を動物に投与してその吸収，分布，代謝及び排泄等の体内動態に関する情報を得ることを目的とする。被験物質の体内動態に関する適切なデータが既に実施した毒性試験から得られた場合には，これを利用してもよい。げっ歯類1種以上（通常，ラットが用いられる）及び非げっ歯類1種以上（通常，イヌが用いられる）の合計2種以上について実施することが望ましい。なお，反復投与については，他の毒性試験によって得られる体内動態に関する情報を利用してもよい。用量は2段階以上とし，反復投与毒性試験の最高用量及び無毒性量（NOAEL）を目安とする。

　被験物質の吸収量及び吸収速度は，投与後の最高血中濃度（Cmax），そのときの時間（Tmax），血中濃度一時間曲線下面積（AUC）等を解析することにより求める血中濃度と尿，糞，胆汁，呼気等への排泄量を測定し，これらにより継時的に求める総排泄量による2つの方法の解析から求められる。

　関与成分が微生物の場合には，抗生物質耐性遺伝子等のプラスミドトランスファー[*10]の可能性についての情報等も要求されることがある。

　また，試験データについては，ヒトに外挿した場合を考慮する必要があり，実施した *in vivo* 試験における検体に関する情報，更に検査異常値，剖検所見で異常が発生した場合には，従来からの知見で得られる全ての関連情報を収集解析し，異常の発生した理由，発生した異常とヒトでの健康被害との関係，予想される健康被害の解決法を十分考察することが必要である。

> [*10] プラスミド：細胞内に存在している染色体とは別の小さなDNA分子。大腸菌のような細菌のプラスミドの中には薬剤耐性の働きを示す遺伝子（薬剤耐性プラスミド）もあるが，詳細な機能については不明なプラスミドが多い。プラスミドは他の細胞に移行することができるため，遺伝子の運び屋として遺伝子組換え技術に利用される。

2. ヒト試験

1) 長期摂取試験の安全性

　特定保健用食品の安全性評価においては，通常，摂取目安量において3ヵ月の試験を実施している。試験評価項目は必要に応じて，血液学的試験，血液生化学試験項目検査から体調に関するアンケート調査までを実施して，有効性と安全性を確認する。この試験結果に異常が認められる場合には，その理由と問題点に関する解析と対策が必要となる。

　ヒト試験の実施に当たっては，本章の後掲コラム，ヘルシンキ宣言に十分配慮して行うことが必須であり，試験結果は，適切な統計学的手法で解析することが必要である。また，有効性試験と兼ねる場合，統計処理により十分解析が可能な数で実施されたヒト試験の試験結果があればよく，二重盲検試験やクロスオーバー試験が用いられる（姉妹書『食品機能の表示と科学』参照）。

2) 過剰摂取時の安全性

　通常食品として摂取する量の3〜5倍の過剰量での安全性を確認する試験である。特定保健用食品の審査では，過剰投与試験は28日間の試験が必要とされている。試験評価項目は必要に応じて，血液学的検査から血液生化学試験項目検査から体調に関するアンケー

ト調査までを実施して，安全性を確認する。この試験結果に異常が認められる場合には，その理由と問題点に関する解析と対策が必要である。

ヒト試験の実施に当たっては，前項と同様，被験者の人権を確保するために，ヘルシンキ宣言に十分配慮して行うことが必須である。また，試験結果は，適切な統計学的手法で解析することが必要である。

3. 安全性試験の実施の考え方

食品添加物，特定保健用食品などについての安全性試験の標準的な実施方法に関する指針は，「食品添加物の指定及び使用基準改正に関する指針について」[1]「保健機能食品であって，カプセル，錠剤等通常の食品形態でない食品の成分となる物質の指定及び使用基準化規制に関する指針」[2]，「特定保健用食品の安全性評価に関する基本的な考え方」[3] に示されている。これらに記載されている安全性試験について，表2-2-1にまとめた。食品添加物，特定保健用食品でない場合でも，新規の食品を開発して，販売する場合や食経験の少ない場合には，これらの安全性試験をどこまで実施するかを企業の責任で検討し，必要な試験を実施することが望まれる。参考として，新開発食品（健康食品を含む）について実施すべき安全性試験について筆者の考えを表2-2-1に記載した。

表 2-2-1 食品の安全性試験

安全性試験の種類	食品添加物	カプセル，錠剤等保健機能食品の添加物	特定保健用食品	新開発食品
1) in vitro 及び in vivo 試験				
(1) 遺伝毒性試験単回投与毒性試験				
① 復帰変異原試験	◎	◎	◎	◎
② 染色体異常試験	◎	◎	◎	◎
③ 小核試験	△	△	△	△
(2) 急性毒性試験	◎	◎	◎	◎
(3) 亜急性毒性試験 （28または90日間反復投与試験）	◎	◎	◎	◎
(4) 慢性毒性試験 （1年間投与試験）	◎	○	△	△
(5) 抗原性試験	◎	○	△	△
(6) 繁殖試験	◎	○	△	△
(7) 催奇形性試験	◎	○	△	△
(8) 発がん性試験	◎	○	△	△
(9) 一般薬理試験	◎	○	◎	△
(10) 体内動態に関する資料	◎	◎	◎	△
2) ヒトにおける安全性に関する資料				
(1) 長期摂取試験（90日間）			◎	△
(2) 過剰摂取試験（28日間）			◎	△

◎：必須, ○：合理的な理由があれば省略可, △：安全上疑義ある場合または新たな知見がある場合実施

参考資料
(1) 厚生労働省「食品添加物の指定及び使用基準改正に関する指針について」(衛化第29号) 1996 (平成8) 年3月23日
(2) 厚生労働省「保健機能食品であって,カプセル,錠剤等通常の食品形態でない食品の成分となる物質の指定及び使用基準化規制に関する指針」(食発第115号) 2001 (平成13) 年3月27日
(3) 食品安全委員会「特定保健用食品の安全性評価に関する基本的な考え方」食品安全委員会新開発食品専門調査会,2004 (平成16) 年7月21日
https://www.fsc.go.jp/senmon/sinkaihatu/tokuho_kangaekata.pdf

本章全般に関して
・厚生労働省「アレルギー物質を含む食品に関する表示について」厚生労働省医薬局　食企発第2号,食監発第46号,2001 (平成13) 年3月21日,第1次改正,2004 (平成16) 年12月27日付食安基発第1227001号,食安監発第1227004号,第3次改正　2009 (平成21) 年1月22日付食安基発第0122001号,食安監発第0122002号
・ヘルシンキ宣言2000年修正日英対訳版
http://homepage2.nifty.com/i-honyaku/Declaration%20of%20Helsinki.htm

---

Column　ヒト試験の進め方（安全性試験及び有効性試験）

1) ヘルシンキ宣言

「ヒト試験は,ヘルシンキ宣言の精神に則り,常に被験者の人権保護に配慮し,倫理委員会等の承認を得て,医師の管理の下に実施する」と述べられている。

ヘルシンキ宣言は被験者の保護のために,臨床研究に携わる医師が遵守するように求められている勧告であり,1964 (昭和39) 年ヘルシンキで最初に採用され,その後,1975 (昭和50) 年東京,1983 (昭和58) 年ベニス,1989 (平成元) 年香港,1996 (平成8) 年南アフリカ共和国,2000 (平成12) 年英国で改訂されてきている。

2) 倫理委員会

ヒト試験の報告書は倫理委員会の承認を得る必要がある。倫理委員会は被験者の人権を守ることを第一の目的に設置するものであり,委員の独立性と専門性が担保されなければならない。ヘルシンキ宣言の精神に基づく試験を実施するために,倫理委員会において,試験計画が被験者の人権を守ることを踏まえて作成されていること,実施期間において全ての被験者の健康障害を防ぎ,試験終了後も被験者の健康に対する配慮がなされていることの討議,確認が必要である。これらの内容を確認するために医師の参加は不可欠であり,食品・栄養に関する有識者に加え,健康管理,治験の経験を持つ栄養士,薬剤師が参加し,5名前後の委員で構成することが望ましい。

更に,目的,組織,審議方法,判定方法などに関する倫理委員会規定を事前に作成しておくことが必要である。倫理委員会では提案者から説明されるヘルシンキ宣言に定められた有効性・安全性,人権の確保,プロトコール,費用負担の取り決めなどの項目について,審議を行う。

第3章　リスク管理の制度と科学

1 食中毒

1．概要

　食中毒とは食品を摂取することで中毒症状を引き起こすことであり，主な中毒症状として，胃腸炎（下痢，腹痛，嘔吐），発熱，倦怠感などがある。一般に食中毒には，フグや毒キノコ，アフラトキシンなどの自然毒や，食品中に混入したダイオキシンなどの合成化学物質を原因とするものも含まれるが，原因が判明した食中毒の90％以上が，細菌やウイルスを原因とするものであるため，狭義には食中毒菌を原因とするものを食中毒と定義することもある。細菌やウイルスを原因とするものであっても，一般には人から人への感染はしない。

　環境衛生が著しく改善されている日本においても，食中毒の発生件数は減っているが，ノロウイルスの食中毒発生件数は増加しており（図3-1-1），2013（平成25）年までの数年間の食中毒の総患者数は横ばい傾向である（図3-1-2）。食品に関わる全ての関係者にとって，最も関心を持たなければならないテーマである。関連する食品が食中毒の原因と判断されれば，消費者に健康被害を与え，最終製品としての食品だけでなく，製造，流通，調理などに関連する全ての分野において信頼を失うことになり，関係者にとって重大な問題となる。食品に携る者は，常にこの分野に関心を持ち，最新の情報を得て，食中毒の原因となる要因を最小限にすることに努めなければならない。

　食中毒の患者の多い原因細菌はサルモネラ，カンピロバクター，黄色ブドウ球菌であり，ウイルスとしてはノロウイルスが主な原因ウイルスである。サルモネラは肉や卵などを汚染し，カンピロバクターは動物の腸管内に生息し，食肉を通じて食中毒を引き起こす。黄色ブドウ球菌は，健常人の常在菌で，食品原材料が感染源だけではなく，ヒト由来の黄色ブドウ球菌が手指を介して食品を汚染するため，食品取扱者を介した食品汚染の機会は高い。また，2000（平成12）年に戦後最大の食中毒事件として，15,000人近くの発症数となった加工乳による食中毒はぶどう球菌によるものであった（Column「食中毒とCSRそして企業技術者の責務」P80参照）。病原性大腸菌O157による食中毒は，2011（平成23）年，2012（平成24）年に，それぞれ7名，8名の患者が死亡し，食中毒の怖さを改めて認識させられた。ノロウイルスは，第1次感染源は貝類であるが，患者の排泄物によって感染が拡大しており，2012年，2013（平成25）年ともノロウイルス食中毒の患者が10,000人を超えて発症している。また，現状では日本で発生が少ないリステリアによる食中毒が欧米先進国で発生し，問題となっており，日本でも今後の対策を準備する必要がある（図3-1-1，図3-1-2参照）。

　主な細菌ウイルスを原因とする食中毒の感染源，症状，予防法，発症状況を表3-1-1に，キノコ，動物性自然毒，植物性自然毒，寄生虫の食中毒の症状，原因物，予防法を表3-1-2，3-1-3，3-1-4，3-1-5にまとめた。

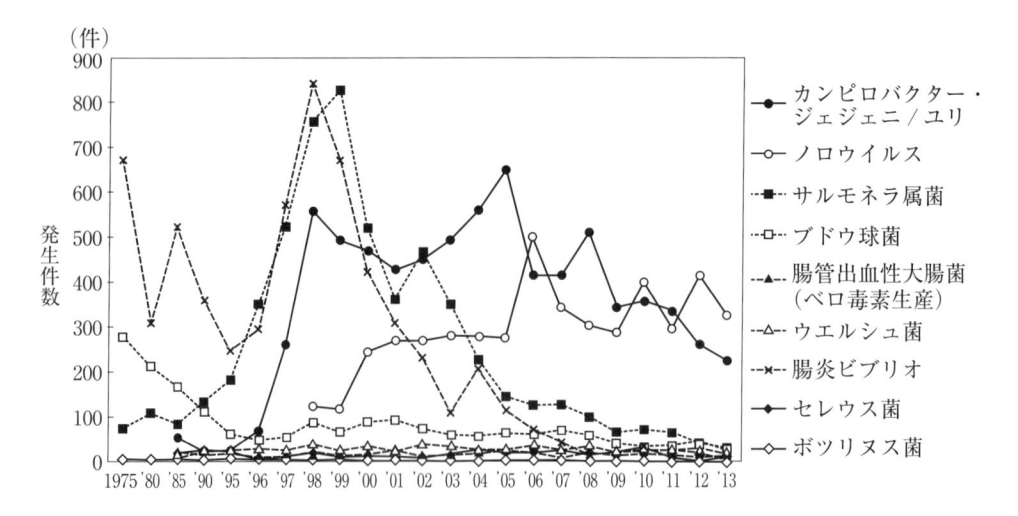

図 3-1-1　食中毒菌別食中毒発生件数（細菌・ウイルス別事件数）（1975 年～2013 年）
https：//www.fsc.go.jp/sonota/poisoningtransition.pdf

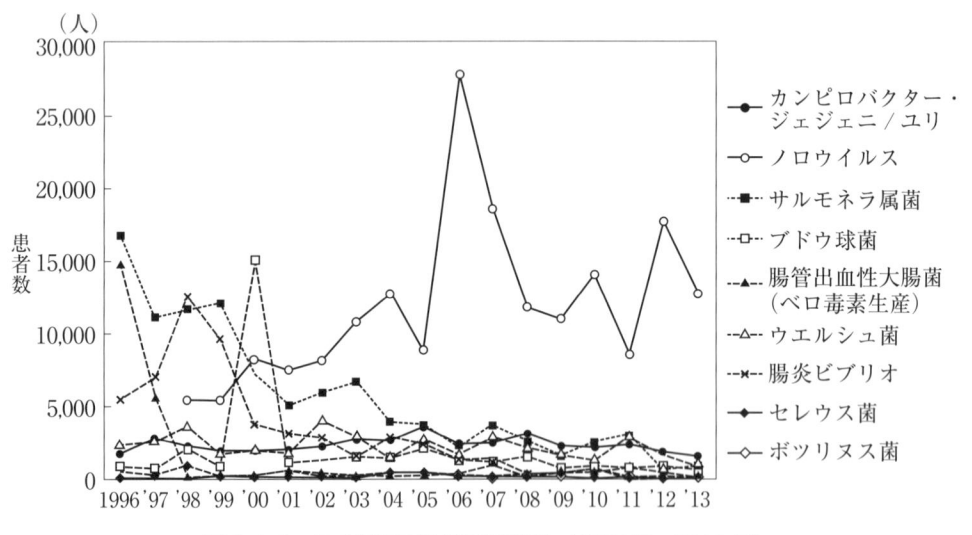

図 3-1-2　食中毒原因物質別患者数（1996 年～2013 年）
https：//www.fsc.go.jp/sonota/poisoningtransition.pdf

表3-1-1　細菌・ウイルス性食中毒

サルモネラ	
概　　　要	周毛性鞭毛を形成する桿菌。動物の腸管，自然界（川，下水，湖など）に広く分布している。乾燥に強いことが特徴。生肉，特に鶏肉と卵を汚染することが多い。
感　染　源	生肉（牛レバー），鶏肉，卵とその加工品，うなぎ，すっぽん，乾燥イカ菓子なども汚染される。
症　　　状	悪心，嘔吐，腹痛，下痢などで，発熱を伴うことが多い。潜伏期間は8～48時間であるが，1週間と比較的長い例もあり，長期にわたり保菌者となることもある。
予　防　法	肉・卵は十分に加熱（75℃以上，1分以上）。卵の生食は新鮮なものに限る。低温保存は有効。しかし過信は禁物。卵の生食は新鮮なものに限る。低温保存は有効であるが，過信は禁物。二次汚染にも注意が必要である。
発生状況	発生件数は2010年以降100件以下で毎年減少しているが，患者数は2010年が2,476人，2011年が3,068人であり，減少傾向にあるとはいえない。

腸炎ビブリオ	
概　　　要	河口部，沿岸部などの海に生息。真水や酸に弱い。室温でも速やかに増殖する。食塩（3％前後）を含む食品中で増殖する。
感　染　源	魚介類（刺身，寿司，魚介加工品）。二次汚染による各種食品（漬物など）
症　　　状	腹痛，水様下痢，発熱，嘔吐など。潜伏期は8～24時間。
予　防　法	魚介類は真水でよく洗う。冷蔵庫に保存し，増殖を抑える。 60℃，10分間の加熱で死滅。二次汚染にも注意が必要。
発生状況	98年に800件患者1万人を超えていたが，徐々に減少し2009年以降，患者数は1,000人以下であり，2012年，2013年には10件未満で，150人未満となっている。

カンピロバクター	
概　　　要	ニワトリ，ウシ等の家畜の腸炎原因菌をはじめとして，ペット，野鳥，野生動物など多くの動物が保菌している。15菌種9亜種に分類されているが，ヒトの下痢症はカンピロバクター・ジェジュニがほとんどを占める。
感　染　源	鶏肉関連調理食品（鶏レバーやささみ，鶏のタタキ，鶏わさなどの半生製品，加熱不足の調理品など），牛生レバーが主な感染源とされている。 殺菌が不十分な井戸水，湧水なども感染源となる。犬や猫などのペットが保菌していることがあり，ペットに触れた手で手洗いを十分にせずに調理をすることにより，感染する可能性がある。海外では牛乳も感染源となるが，日本では，加熱殺菌牛乳が流通しているために発症例はほとんどない。
症　　　状	比較的少ない菌数（数百個程度）でも腸炎を発症し，発熱，倦怠感，頭痛，吐き気，腹痛，下痢，血便等の症状を起こす。潜伏時間は2～5日間とやや長いのが特徴。腸炎での死亡率は低いが，まれに感染後に神経疾患であるギラン・バレー症候群（急激に手足の筋力が低下し，進行する末梢性多発性神経炎が数週間持続する急性弛緩性麻痺疾患）を発症することがある。
予　防　法	冷蔵または冷凍温度下でも長期間生存し続けるが，乾燥に弱く，また，通常の加熱調理で死滅する。加熱することにより（食品の中央部まで65℃以上で数分間程度）死滅する。料理の前には手洗いを行い，調理器具を熱湯消毒，乾燥する。肉と他の食品との接触を防ぐ。食肉・食鳥肉処理場での衛生管理，二次汚染防止を徹底する。
発生状況	78年に米国で約2,000人が感染した事例が発生した。日本では，2008年以降5年の間で毎年200～400件，患者数は1,500～2,400人であり，日本で発生している食中毒の中で，発生件数が多い食中毒である。

腸管出血性大腸菌（O157）	
概　　要	赤痢菌の毒素と類似の毒素（ベロ毒素）を産生する血清型 O157 の大腸菌である。欧米諸国や日本で発生している。 腸管出血性大腸菌は血清型により分類され，O157 以外にも O26，O111，O128，O145 などがある。
発 生 源	動物の腸管内に生息し，糞便等を介して農場付近の水や土壌が汚染される。日本では井戸水，焼肉，牛レバー，かいわれ大根など，欧米ではハンバーガー，ローストビーフ，アップルサイダーなどが感染源となっている。主に加熱不足の肉（生肉含む），生野菜などの食品，水を介して感染する。年令，体質，抵抗力により，少量でも発病することがある。
症　　状	腹痛，出血を伴う水様性の下痢などを発症し，重症では溶血性尿毒性症候群を併発し，意識障害に至ることもある。死亡例も多い。 〈対策〉よく加熱する。潜伏期間は 3～10 日。
予 防 法	加熱や消毒処理には弱い。食肉は中心部まで 75℃，1 分間以上の加熱をすることで，死滅する。レバー等の生食は避け，野菜類はよく洗浄し，低温保存を徹底する。加熱不十分な食肉は高齢者，乳幼児は避ける。
発生状況	1982 年に，米国オレゴン州とミシガン州でハンバーガーによる集団食中毒事件で，患者の糞便から原因菌として発見され，その後世界各地で食中毒原因菌として検出されている。2011 年の富山県等で発生したユッケによる食中毒では 5 名が死亡し，2012 年の札幌市を中心に発生した白菜浅漬による食中毒では 8 名が死亡した。

黄色ブドウ球菌	
概　　要	人や動物に常在する細菌で，ぶどうの房のように集合している形状から，命名された。毒素（エンテロトキシン：Column「エンテロトキシンとは？」P81 参照）を生成する。加熱殺菌後も生成した毒素は 100℃，30 分の加熱でも無毒化されない。
感　　染	健常人の常在菌で，保菌率は約 40％ とされている。原材料由来の黄色ブドウ球菌汚染によるだけでなく，ヒト由来の黄色ブドウ球菌が手指を介して食品を汚染する。特に，手指等の傷口から感染して化膿巣を形成するため，食品取扱者を介した食品汚染の機会は高い。日本での原因食品は，にぎりめし，寿司，肉・卵・乳などの多岐にわたっているが，欧米においては，乳・乳製品やハム等畜産物が中心である。
症　　状	吐き気，嘔吐，腹痛，下痢。潜伏期は 1～3 時間。
予 防 法	手指の洗浄，調理器具の洗浄殺菌。皮膚に常在しており，傷口などで増殖するので，手荒れや化膿巣のある人は食品に直接触れないこと。防虫，防鼠対策は効果的で，低温保存は有効である。
発生状況	1980 年に生乳の約 65％ から黄色ブドウ球菌を検出し，その菌株の約 40％ がエンテロトキシン産生菌株であった。2000 年には，「低脂肪乳」中の黄色ブドウ球菌により戦後最大の食中毒が発生した（Column「食中毒と CSR そして企業技術者の責務」P80 参照）。2010 年以降も，30～50 件，600～900 人の食中毒が発生しており，依然として，日本で発生している食中毒の中で，発生件数が多い食中毒である。

ノロウイルス	
概　　要	以前は「SRSV（小型球形ウイルス）」と呼ばれていたが，2002 年に国際ウイルス学会で「ノロウイルス」と命名された。一本鎖 RNA ウイルスに分類され，粒子は直径 30～38nm の正二十面体である。冬季を中心に年間を通して食中毒を起こす。
原　　因	2 枚貝などの貝類を生食または不十分な加熱調理で食することが第 1 次感染となり，感染した食品取扱者を介した食品の汚染により 2 次感染となる。患者の糞便や嘔吐物からの感染やヒト同士の接触による直接感染も拡大の原因と考えられる。

症　　　状	主な症状は吐き気，嘔吐，下痢であり，余り高熱とはならない。小児では嘔吐数が多い。潜伏期間は平均1～2日。症状も平均1～2日と短期間。体力が低下していなければ，重症化は少ないが，稀に嘔吐物を喉に詰めて窒息することがある。
予　防　法	ワクチンがなく，感染予防は難しい。まずは，石鹸（ハンドソープ）手洗い。二枚貝は85℃，1分以上で加熱，野菜などの生鮮食品は充分に洗浄することで1次感染を防ぐ。感染者の便，嘔吐物に接触しないことが重要で，患者は，症状が治まった後も2～3週間はウイルスを排泄するので，感染を拡大させないよう注意する。消毒は，次亜塩素酸ナトリウム（塩素濃度200ppm）で浸すように拭き，熱湯消毒が可能な包丁，まな板，食器，ふきんなどは煮沸消毒するとよい。
発生状況	2009年以降5年の間，300～400件，患者数15,000人前後となり，件数，患者数とも減少の傾向は認められない。2012，2013年いずれも，我が国の細菌を含めた病因物質としては，発生件数，患者数ともに第1位となっている。
リステリア	
概　　　要	家畜，野生動物，魚類，河川，下水，飼料など自然界に広く分布し，4℃以下の低温でも増殖可能である。
原　　　因	キャベツのサラダが最初の発生事例で，その後，食肉，牛乳，ナチュラルチーズ，スモークサーモンなどの食品も感染源となっている。
症　　　状	嘔吐，腹痛，下痢など。リステリア菌に感染して重症化することはまれだが，妊婦，高齢者は注意が必要である。
予　防　法	65℃，数分または72℃，15秒の加熱で死滅するが，4℃以下の低温や12％程度の高い食塩濃度でも増殖できる。
発生状況	日本では報告事例が少ないが，欧米では多く，米国では，毎年約2,500人が重症者で，約500人が死亡と推定されている。日本でも，乳製品，食肉加工品や魚介類加工品などから，菌数は少ないが，検出されており，食品安全委員会の評価書によると，リステリア菌感染症の推定患者数は年間200人（平成23年）とされている。
備　　　考	発症しても軽症で自然に治るとされているが，重症化すると致死率が高い疾患であることから，世界保健機関（WHO）においても注意喚起を行っている。
ウェルッシュ菌	
概　　　要	グラム陽性の桿菌。人や動物の腸管や土壌，下水に広く生息する。酸素のないところで増殖する菌で芽胞を作る。芽胞は100℃，1～6時間の加熱に耐える。食物と共に腸管に達したウェルッシュ菌は毒素エンテロトキシンを作り，この毒素が食中毒を起こす。1事例当たりの患者数が多く，大規模発生となることがある。
感　　　染	過去の原因食品としては，加熱しても芽胞や毒素が存在することで多種多様の煮込み料理（カレー，煮魚，麺のつけ汁，野菜煮付け）などで発症することがある。
症　　　状	潜伏期は6～18時間（平均10時間）。主症状は下痢と腹痛で，嘔吐や発熱はまれである。
予　防　法	食品の保存は，10℃以下か55℃以上を保つ。再加熱する場合は，十分に加熱して増殖している菌を殺菌し早めに摂食する。加熱しても芽胞は死滅しないこともあるため，加熱を過信しない。清潔な調理を心がけ，調理後，速やかに食べる。
発生状況	2010年以降も，食中毒は20件前後，1,000～3,000人の食中毒が発生しており，依然として，日本で発生している食中毒の中で，発生件数が多い食中毒である。

セレウス菌	
概　　要	連鎖桿菌。土壌などの自然界に広く生息する。毒素を生成する。芽胞は90℃，60分の加熱でも死滅せず，家庭用消毒薬も無効。
原　　因	過去の原因食品としては，2つの症状型で下記の食品がある。 嘔吐型：ピラフ，スパゲッティなど。 下痢型：食肉，野菜，スープ，弁当など。
症　　状	症状により，下記の嘔吐型と下痢型がある。 嘔吐型：潜伏期は30分～6時間。吐き気，嘔吐が主症状。 下痢型：潜伏期は8～16時間。下痢，腹痛が主症状。
予 防 法	米飯やめん類を作り置きしない。穀類の食品は室内に放置せずに調理後は8℃以下または55℃以上で保存する。保存期間はなるべく短くする。
発生状況	1999年のセレウス菌による食中毒は2,697件で，35,214人の患者が発生したが，2010年以降は件数が10件前後，患者数は100人前後と，食中毒全体の中では少なくなってきている。
ボツリヌス菌	
概　　要	グラム陽性の桿菌。土壌中や河川，動物の腸管など自然界に広く生息する。酸素のないところで増殖し，熱に強い芽胞を作り，現在知られている自然界の毒素の中では最強の毒性とされる神経性毒物を作る。毒素の無害化には，80℃で30分間の加熱が必要である。
感　　染	過去の原因食品としては，缶詰，瓶詰，真空パック食品（からしれんこん），レトルト類似食品，いずしなどがある。乳児ボツリヌス症としては，蜂蜜，コーンシロップが原因とされている。
症　　状	吐き気，嘔吐，筋力低下，脱力感，便秘，神経症状（複視などの視力障害や発声困難，呼吸困難など）。潜伏期は8～36時間。致死率は抗毒素療法の導入後，約30％から約4％に低下している。
予 防 法	発生は少ないが，いったん発生すると重篤になる。いずしによる発生が多いので注意が必要。容器が膨張している缶詰や真空パック食品は食べない。乳児ボツリヌス症の対策としては，1歳未満の乳児に蜂蜜を与えない。ボツリヌス食中毒が疑われる場合，抗毒血清による治療を早期に開始する。
発生状況	ボツリヌス食中毒のほとんどは自家製食品によって起きており，それは原材料がボツリヌス菌の芽胞に汚染されているためとされている。2009年以降の5年間で発生件数は，2010年，2012年の1件ずつ計2件，患者数3人である。

表 3-1-2　キノコの食中毒

スギヒラタケ	
概　　　要	晩夏から秋にかけてスギ，マツなどの針葉樹の倒木や古株に群生し，白色でほとんど無柄で，耳形から扇形に成長し，ふちは内側に巻いている。 東北，北陸地方で，古くは食用とされてきた。
症　　　状	腎臓に疾患のある人を中心に急性脳症を起こす。原因不明の中枢神経障害で，発症初期には脚の脱力感やふらつき，さらに数日経つと，筋肉の不随意運動が出現，その後急速に麻痺や全身性の痙攣，意識障害を起こし，脳浮腫が進行し，死亡する。主な症状は意識障害，不随意運動，上肢振戦，下肢脱力と報告されている。
原因物質	毒成分は不明であるが，シアンを含有する。シイタケ，マイタケなど食用のキノコにはない共役型脂肪酸類（エレオステアリン酸など）のほか，アミノ酸誘導体やレクチンを含有する。
予　防　法	キノコ中毒は，食用キノコとよく似た形の毒キノコを間違って食べてしまうことが原因である場合がほとんどである。食用キノコと毒キノコの判別は難しく，専門家によらない判断は危険である。
ツキヨタケ	
概　　　要	東北地方を中心に，秋にブナ，イタヤカエデなどの幹に重なり合って発生する。傘ははじめ黄褐色で，成熟すると紫褐色に変化する。ヒラタケ，ムキタケ，シイタケなどと間違えて食用とされる。
症　　　状	食後30分～1時間ほどで嘔吐，下痢，腹痛などの消化器系の中毒症状が現れる。幻覚痙攣を伴う場合もあるが，翌日から10日程度で回復する。
原因物質	イルジンS，イルジンM，ネオイルジン
予　防　法	同上
クサウラベニタケ	
概　　　要	日本各地で夏から秋にブナ科の林に群生または単生する。ウラベニホテイシメジやナラタケと間違いやすい。
症　　　状	摂食後20分から1時間程度で嘔吐，下痢，腹痛などの消化器系の中毒を起こす。発汗など神経系のムスカリン中毒の症状も現れる。ひどい場合は死亡する。
原因物質	アルカロイドの一種のムスカリンが原因物質である。
予　防　法	同上

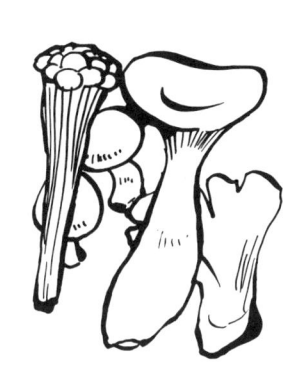

表 3-1-3　動物性自然毒

フグ毒	
概　　要	フグ科魚類のフグ毒の毒性の強さはフグの種類と部位によって大きく異なる。フグの内臓，特に肝臓や卵巣には高濃度の毒素が蓄積されている。年間に30件前後のフグ毒中毒が発生し，患者数は約50名である。2009年以降5年間で死者は2名である。フグ毒中毒は釣り人や素人による家庭料理が原因になることが多い。
症　　状	フグ毒による中毒症状は，食後20分から3時間程度の短時間で現れる。重症の場合には呼吸困難で死亡することがある。中毒症状は4段階に分けられる。 第1段階：口唇部及び，舌端に軽い痺れが現れ，指先に痺れが起こり，歩行はおぼつかなくなる。頭痛や腹痛を伴うことがある。 第2段階：不完全運動麻痺が起こり，嘔吐後まもなく運動不能になり，知覚麻痺，言語障害も顕著になる。呼吸困難を感じるようになり，血圧降下が起こる。 第3段階：全身の完全麻痺が現れ，骨格筋は弛緩し，発声はできるが言葉にならない。血圧が著しく低下し，呼吸困難となる。 第4段階：意識消失がみられ呼吸が停止する。呼吸停止後心臓はしばらく拍動を続けるが，やがて停止し死亡する。
原因物質	テトロドトキシン及び同族体。有機溶媒や水に不溶だが，含水アルコールや酸性溶液には可溶である。一般的な調理加熱では分解しない。ヒトの致死量はテトロドトキシンとして1～2mgと推定される。
予　防　法	フグの有毒部位の除去は，都道府県知事等が認めた者及び施設に限って取り扱うこととされている。フグは魚種によって食用可能な部位が異なり，地方によっては名称も異なることから，釣り人等の素人判断による調理は行わないこと。フグ毒中毒に対する有効な治療法や解毒剤は今のところないが，人工呼吸により呼吸を確保し適切な処置が施されれば延命できる。

表 3-1-4　植物性自然毒

アジサイ	
概　　要	本州中部太平洋岸に野生するガクアジサイは日本原産の園芸植物で，100種以上の品種があるといわれている。欧米で品種改良され，逆輸入されたセイヨウアジサイも含めて，アジサイと総称される。落葉低木。高さ1～2メートル。
症　　状	嘔吐，めまい，顔面紅潮。料理に添えられていたアジサイの葉を食べた人が，食後30分位から吐き気・めまいなどの症状を訴えることが報告されている。
原因物質	古くから，アジサイには青酸配糖体が含まれているとされるが，2008年に発生した食中毒を機に，毒性成分が再検討されているが，未だ定かではない。なお，ユキノシタ科ジョウザンアジサイのアルカロイド類縁化合物の可能性も指摘されてはいるが，明らかではない。
予　防　法	刺身のツマのように料理に添えられるアジサイの食用は避けるべきである。

表 3-1-5 寄生虫

アニサキス（Anisakidae）	
概　　　要	アニサキス亜科幼虫の総称で，成虫はイルカ，クジラ，アザラシ，トドなどの海洋哺乳類の胃に寄生する線虫である。ヒトへは，主に幼虫の待機宿主である海産魚やイカなどを生で食することにより感染する。夏から秋にかけて多く発生する。
症　　　状	急性胃アニサキス症：汚染刺身等を食して数時間から十数時間後に心窩部に激しい痛み，悪心，嘔吐。 急性腸アニサキス症：汚染刺身等を食して十数時間後から激しい下腹部痛，腹膜炎症状など。 慢性症状：自覚症状を欠く場合が多く，画像診断で粘膜下腫瘍などとして偶然発見される。
原因物質	アニサキスの幼虫に感染したサバ，アジ，イワシ，サンマ，メジマグロなどの海産魚やイカなどを生で食べることによりアニサキスに感染する。
予　防　法	熱処理：アニサキスの幼虫は60℃では1分以上，70℃以上では瞬時に死滅。 凍結処理：低温には強いが，冷凍処理（20℃以下で24時間以上）で幼虫は感染性を失う。 その他：酸，塩，わさび等でも幼虫は死滅しない。
トキソプラズマ（Toxoplasma gondii）	
概要	食物や水を介し，経口で感染する原虫病である。原虫は，主要臓器や筋肉，脳などに存在し，それを食べた他の宿主に感染するため，加熱の不十分な食肉に含まれる寄生虫（シスト）の摂取，あるいはネコ糞便に含まれる寄生虫（オオシスト）の経口的な摂取により主に生じる。妊娠中に感染した場合，胎児への胎盤感染が起こる。
症状	ヒトでは，感染をしても無症状から頭痛や軽い発熱などの軽度の症状を示す場合が多いが，重篤な場合は，リンパ節炎，肺炎などを起こし，時に死亡することもある。
原因物質	リスクの高い食品は，加熱不十分な肉（豚，羊，山羊）と山羊乳である。
予防法	加熱処理：55℃，5分以上。食肉中は，中心が67℃になるまでの加熱が有効。 凍結処理：中心が-12℃になるまでの凍結が有効。
クリプトスポリジウム（*Cryptosporidium spp*）	
概　　　要	感染症として感染症法の5類感染症（全数把握疾患）に位置付けられており，全ての医師に患者の届出が義務付けられている。過去にクリプトスポリジウム原虫で水道水が汚染され，大規模感染が起こったが，現在は水道水による感染は起こっていない。70℃ 15秒でほとんど不活化される。日本では，2007年に，飲食店における生肉の喫食が原因と疑われるクリプトスポリジウムによる集団感染事例が報告されている。
症　　　状	持続的に片節が排出されることによる精神的な不快感や軽微な下痢。
原因物質	国内では，井戸水や沢の水，牛などの生肉。海外では，殺菌不十分な牛乳，未殺菌アップルサイダー，野菜または果物などによる集団発生が報告されている。
予　防　法	井戸水や沢の水は沸騰させてから飲む。牛などの動物を触り，クリプトスポリジウム症に罹った事例もあるので，動物に触ったら，よく手を洗う。

参考資料

厚生労働省食中毒統計資料

http：//www.mhlw.go.jp/stf/seisakunitsuite/bunya/kenkou_iryou/shokuhin/syokuchu/04.html#j4-2

厚生労働省「自然毒のリスクプロフィール」http：//www.mhlw.go.jp/topics/syokuchu/poison/
食品安全委員会「食中毒」http：//www.fsc.go.jp/sonota/shokutyudoku.html
厚生労働省「食中毒」http：//www.mhlw.go.jp/topics/syokuchu/03.html#link02
東京都福祉保健局「食中毒を起こす微生物」http：//www.fukushihoken.metro.tokyo.jp/shokuhin/micro/index.html
国立感染症研究所「食中毒と腸管感染症」http：//www.nih.go.jp/niid/ja/route/intestinal.html

Column　食中毒とCSRそして企業技術者の責務

　雪印乳業（株）大阪工場製造の「低脂肪乳」等を原因とする食中毒事件は，2000（平成12）年6月27日に届出がなされて以降，有症者数は14,780名に達し，戦後最大の食中毒事件となった。既に，6月25日には本製品を飲んだ子供が嘔吐や下痢などの症状を呈しており，30日には，保健所から大阪工場に製品の回収を指導した。6月29日に事件の新聞記者発表と約30万個の製品の回収が行われたが，被害者が急増し，大阪府・兵庫県・和歌山県などに亘って被害者が発生した。

　7月2日に，大阪府立公衆衛生研究所が「低脂肪乳」から黄色ブドウ球菌のエンテロトキシンA型を検出し，大阪市はこれを病因物質とする食中毒と断定し，大阪工場を営業禁止とした。また，大阪府警が業務上過失傷害の疑いで捜査を開始し，8月18日に「低脂肪乳」等の原料に使用された同社北海道大樹工場製造の脱脂粉乳（4月10日製造）からエンテロトキシンAを検出した。北海道は，8月19日から同工場の調査を行い，当該脱脂粉乳の製造に関連した停電の発生，生菌数に係る基準に違反する脱脂粉乳の使用，保存サンプルからエンテロトキシンA型の検出等の調査結果を公表し，食品衛生法第4条違反として乳製品製造の営業禁止を命じた。

　原因は，大樹工場においての停電により，冷却装置が停止し，タンク中の脱脂乳が20℃以上となり約4時間滞留したこと，本来なら廃棄すべきものを，工場担当者が殺菌装置で黄色ブドウ球菌を死滅させれば安全と判断し，脱脂粉乳を製造したことにある。殺菌で黄色ブドウ球菌が死滅しても，毒素エンテロトキシンは分解しないため，食中毒の原因となる。同社は，1955年にも北海道八雲町の工場で学校給食に供された国産脱脂粉乳中のブドウ球菌による食中毒事件を起こしていた。この際の危機管理の対応は，当時の水準を上回る措置であったとされたが，45年経った2000（平成12）年には，安全教育が風化し，利益追求に走る企業体質と重なり，リスク管理は極端に低下する状況であったと考えられる。このため，雪印グループ各社の全生産工場は全面停止となり，小売店から雪印グループの商品が全品撤去された。

　更に，2001（平成13）年にBSE問題が表面化したことを受けて実施された農林水産庁の国産牛肉買い取り事業において，外国産牛肉の購入価格の方が買い取り価格より安いことを利用して，雪印食品は国外産の牛肉を国内産と偽って，農林水産省に買い取り費用を不正に請求した。低脂肪牛乳の食中毒事件にこの事件が加わり，企業イメージのダウンは決定的になり，雪印グループは解体・再編を余儀なくされた。

この事件は，CSR（Corporation Social Responsibility：企業の社会的使命）と企業技術者の責務の2つを考えさせられる。CSRとは，利益だけを追求した企業は衰退し，社会的使命を果たした企業のみが長期的には繁栄するとの考えに基づいている。企業が社会的使命を果たすには，まず第1に，法律を遵守することである。雪印乳業においては，1955（昭和30）年には，「信用を獲得するには長い年月を要し，これを失墜するのは一瞬であり，そして信用は金銭で買うことはできない」との考えを全社に行き渡らせ，安全な製品を消費者に提供することが雪印の社会的責任であることの重要性を教育する体制を構築した。その結果，雪印グループは，社会的信用を高め，日本の乳業メーカー最大の売り上げの企業となった。しかしグループの事業規模拡大とともに安全教育が形骸化し，2000年以降の一連の事件で，グループ解体に至った。業界トップの企業であっても，まさに「信用の失墜は一瞬」であり，その企業に属していた従業員は全てその職場を失うことになった。

　更に，企業技術者の責任も考えさせられる。黄色ブドウ球菌が毒素エンテロトキシンを産生し，その物質が耐熱性を有していることを理解していれば，殺菌加熱だけで済ませて，製品として出荷することはなかったと考えられる。特に食品企業の技術者は，食品安全に関わる法律とその趣旨を理解するだけでなく，その基礎となる安全の科学に関する情報知識を深め，安全性に懸念のある製品を消費者に提供することがないように，常日頃から務める必要がある。

厚生省　雪印乳業食中毒事件の原因究明調査結果について（2000年）
http：//www.mhlw.go.jp/topics/0012/tp1220-2.html

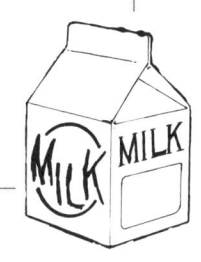

Column　エンテロトキシンとは？

　細菌が産生する毒性たんぱく質であって，嘔吐，下痢などの症状を発症する毒素の総称である。サルモネラ菌，ウェルッシュ菌，セレウス菌などが産生する加熱分解する物質も知られているが，黄色ブドウ球菌が産生するエンテロトキシンは耐熱性が強く，殺菌加熱しても分解しないため，大規模な食中毒を引き起こす原因となる。

　黄色ブドウ球菌のエンテロトキシンは分子量27,000前後のたんぱく質で，トリプシンなどのたんぱく分解酵素に分解されず，酸性での抵抗性があるので，胃酸でも分解されずに小腸まで到達する。更に，100℃30分の加熱でも分解されない。抗原性の区分から18種類が報告されており，複数の抗原型を産出するものもある。食中毒件数の多いエンテロトキシン型はA型で80%以上の食中毒が関連しているとされる。エンテロトキシンは免疫T細胞を特異的に活性化し，短時間に多種類のサイトカインを大量産生させる。200ng以下の微量のエンテロトキシンAでの食中毒発症が報告されている。

> **Column　アフラトキシンとは？**
>
> 　食中毒の多くは，細菌やウイルスが感染して中毒を引き起こすが，カビの産出する物質が中毒症状の原因となることがあり，この有害物質をマイコトキシンと呼ぶ。摂取量が多ければ急性毒性を持つが，少量の長期摂取による発がん性や免疫機能障害が，最近，問題となっている。最も問題となっているマイコトキシンがアフラトキシンである。
>
> 　アフラトキシンはブラジル産の落花生により，1960（昭和 35）年にイギリスで 10 万羽の七面鳥に肝臓障害の被害が出たのが最初の発見例である。落花生以外では，熱帯，亜熱帯産のナッツ類，穀類，トウモロコシ，香辛料が汚染食品となる。主な毒性は肝臓障害であり，発がん性もあり，天然物で最強の発がん物質とされている。規制対象となっているアフラトキシンには B_1，B_2，G_1，G_2 がある。
>
> アフラトキシン B_1 の構造

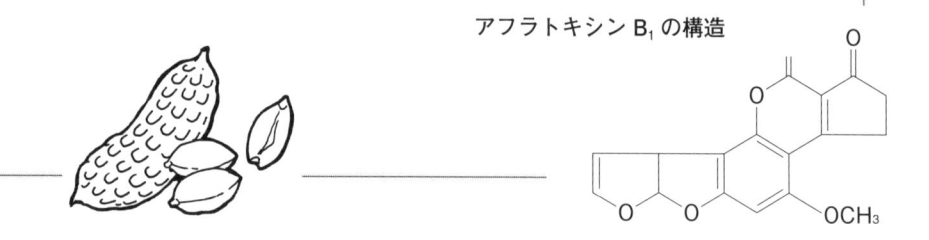

2．リスク評価

　コーデックス委員会において，1993（平成 5）年から食品の安全性のリスクアセスメントの検討を進めてきており，微生物汚染に関するリスク評価については 2000（平成 12）年から 2003（平成 15）年までワークショップを開き，ガイドラインを作成している。リスク評価には，危害因子の同定，危害因子の特性評価，暴露評価，リスクの特性評価の 4 つのステップがある[1, 2]。

1）危害因子の同定

　微生物の食中毒における危害因子とは病原菌であり，病原菌の毒性，作用メカニズムに関する入手できる文献データ，統計データを整理し，現状の健康被害，原因食品の生産，流通，調理法について記述する。

2）危害因子の特性評価

　病原体に汚染された食品を摂取することにより，どの程度の健康被害が起こるかを解析する。一人が一回の食事により摂取する病原体数と発症率との関係を関数化する。化学物質の場合，摂取した蓄積量を考慮するが，病原菌の場合は 1 食毎に独立して健康被害を引き起こす可能性があるとして取り扱う。健康被害の起こりやすさは，病原体の特性（種，病原性，環境耐性など），ヒトの特性（年齢，性別，人種，免疫状態など），原因食品の特性（病原菌の増殖状態，含有成分，消化など）により異なる。

　危害因子の特性評価には，病原体のヒトや動物への投与試験と食中毒の疫学データが用いられる。ヒト試験はヒトへの被害が直接わかり，信頼性が高いが，投与可能な対象

者，病原菌が限定され，ほとんど困難である。動物試験は試験条件の限定は少なくなるが，病原菌の被害は種差が大きく，ヒトに外挿できないことが多い。疫学データは食品の摂取量，病原菌の濃度，摂取者数，発症率などを正確に把握することは困難であるが，現実に発生した事象を反映しているため実際の情報としては最も重要である。

3）曝露評価
食品の病原菌による汚染頻度と病原菌数から，1食あたりの病原菌摂取個数を推計する。生産現場から食卓までの間の病原菌数の増減を考慮して，最終的に摂取する食品の病原菌摂取数を評価する必要がある。

4）リスクの特性評価
リスク評価の最終段階であり，上記3項目の結論を総合的に判断して，対象となる集団の特性を考慮して，起こりうる健康被害の特性と単位人口当たりの感染者，または発症者を推計する。更には，リスク管理に必要な提言を行う。

3. リスク管理

食品のリスク管理の役割を担う厚生労働省が定めた食品衛生法は，1947（昭和22）年の制定当初は，衛生水準が低いために頻発していた食中毒から国民の生命を守ることが主な目的であった。近年の衛生水準の向上や食品についての消費者の意識の多様化に伴い，食品衛生法に求められる役割として，食中毒の発生防止にとどまらず，食品添加物，残留農薬を含めた広範囲の食品の安全性の確保が期待されるようになってきている。しかしながら，依然として食中毒の件数は多く，食品衛生法における食中毒対策の役割は大きい。

従来，食品の衛生管理は最終製品の検査に重点を置いていたが，1995（平成7）年に食品衛生法の一部が改正され，原料，製造，加工，包装などを総合的に管理する総合衛生管理製造過程が規定された。製造者による施設及び食品群ごとの申請に対し，個別にこの基準に適合するかを審査し，承認される制度である。これは任意の制度であるが，衛生管理の水準の確保の証としての価値が認識されている。

総合衛生管理製造過程には，米国航空宇宙局（NASA）が宇宙食の安全を確保するために開発したHACCP（Hazard Analysis and Critical Control Point）システムが組み込まれている。HACCPは全ての原料生産・製造・加工・消費の工程で発生する恐れのある微生物の危害を調査解析する危害分析と，危害発生を防止できる工程を重要管理点と定めて，常時集中的に監視することを特徴とする管理システム（図3-1-3参照）である[3]。

食中毒の未然防止には，リスク評価を行う食品安全委員会とリスク管理を担う厚生労働省，農林水産省，消費者庁と食品の製造業者，流通業者，販売業者に加えて，消費者が食中毒のリスクを理解して，食中毒菌の汚染や増殖を防ぐことが求められる。有効な食中毒対策を行うためには，食中毒を起こす菌について，食品の製造・加工・調理過程のどこで食品を汚染し，増殖するのかを明らかにして，適切な対策を実施することが重要である。

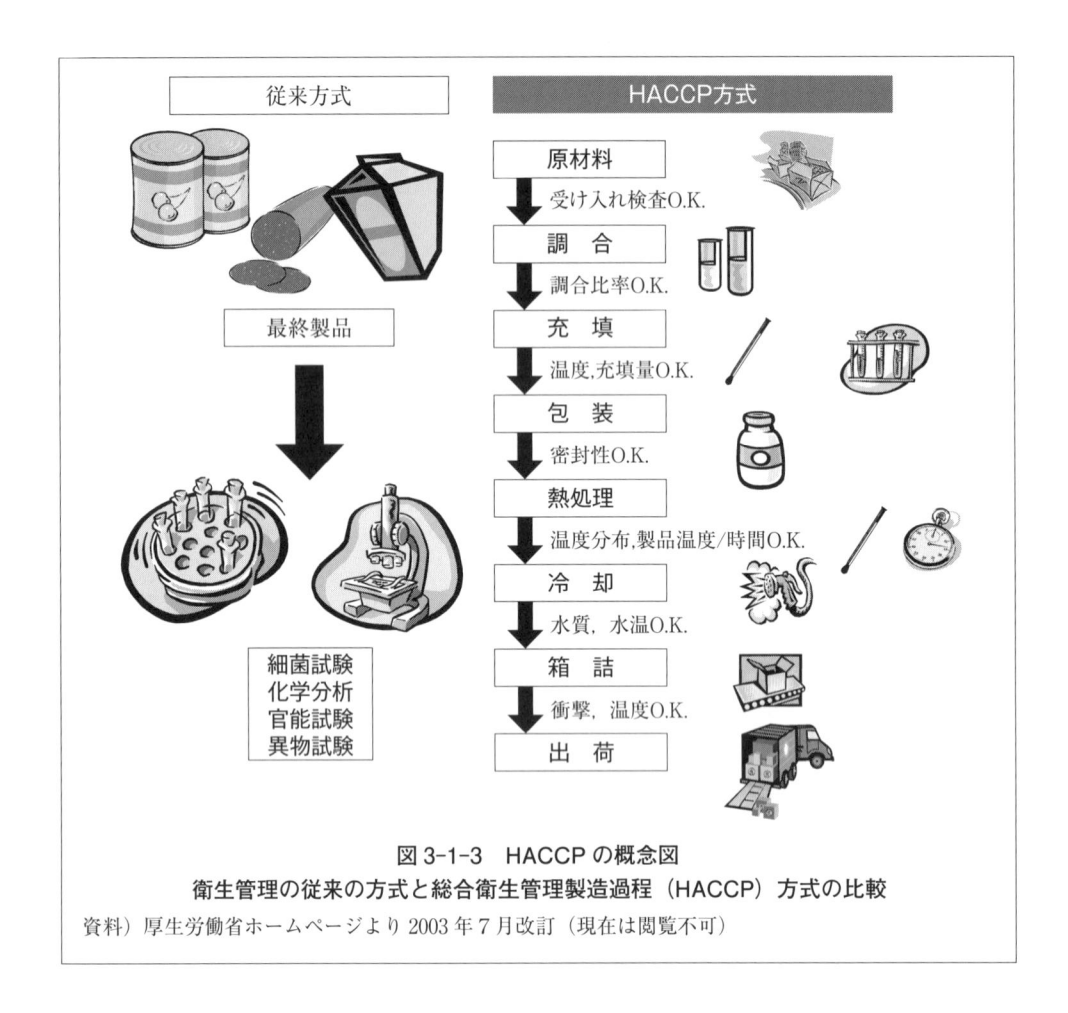

図 3-1-3 HACCP の概念図
衛生管理の従来の方式と総合衛生管理製造過程（HACCP）方式の比較

資料）厚生労働省ホームページより 2003 年 7 月改訂（現在は閲覧不可）

　厚生労働省は，食品衛生規制の見直しに関する検討を行い，2003（平成 15）年に食品衛生法等の改正を実施した。食中毒に関連する主な部分は下記の通りであり，食中毒を例に報告，記録，指導などのリスク管理の流れを図 3-1-4 に示す。

①従来期限が定められていなかった総合衛生管理製造過程の承認に更新制を導入する。
②食中毒等への対処に際し，国が都道府県等に対して必要な調査を行うよう指示ができるようにし，指示を踏まえた調査は直ちに国に報告しなければならない。
③販売業者等は仕入元等の記録の保管に努めることを規定する。
④罰則の強化（表示義務違反等を含む）

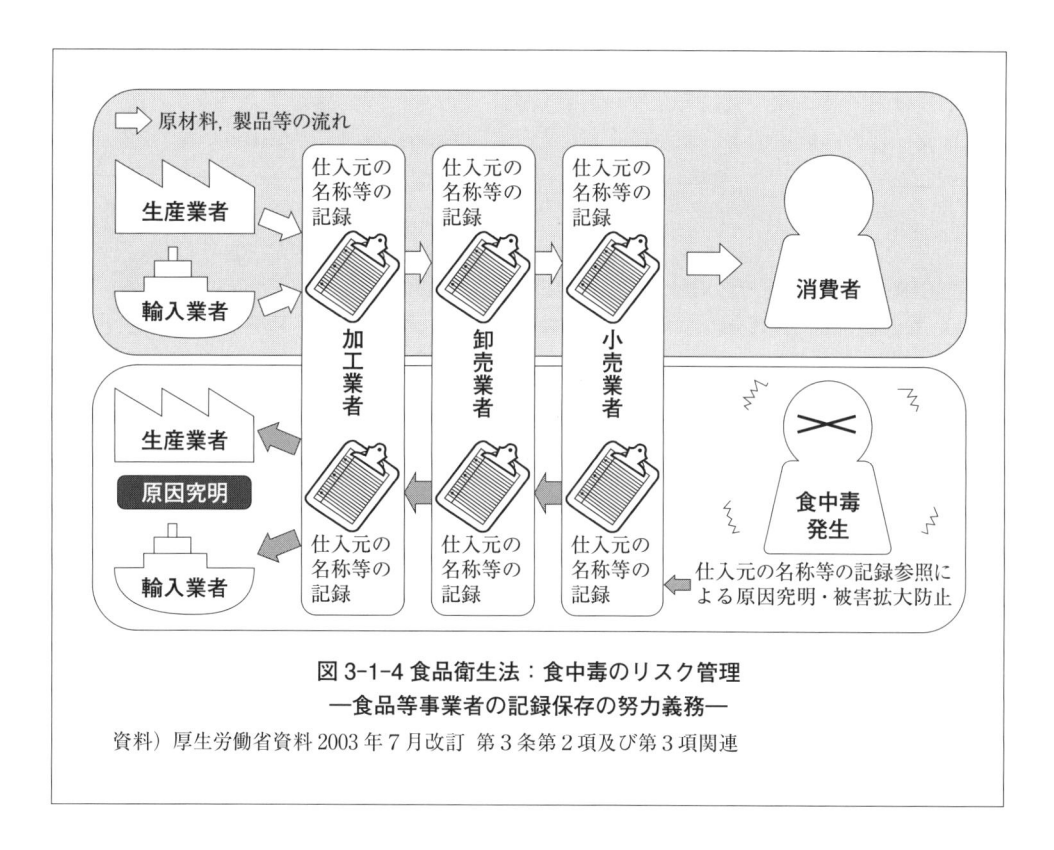

図 3-1-4 食品衛生法：食中毒のリスク管理
―食品等事業者の記録保存の努力義務―

資料）厚生労働省資料 2003 年 7 月改訂 第 3 条第 2 項及び第 3 項関連

4．海外の状況
1）米国

米国では，食品の総合的な安全確保のための HACCP システムが 1997（平成 9）年に FDA により採択され，1999（平成 11）年には特に海産物とジュースについての HACCP が作成された。

また，食中毒に関しては FDA のホームページに Foodborne illness（食品による疾病）の項目を設けており，2014（平成 26）年 5 月の FDA の消費者向け News には，米国では，毎年，4,800 万人の国民が，食品による疾病に罹っており，128,000 人が入院し，3,000 人が死亡しているとしている。更に，サルモネラ菌，大腸菌 O-157，リステリアなど十数種の食中毒菌について症状，対策などを説明し，国民への注意を呼びかけている[4]。

食品安全強化法（Food Safety Modernization Act：FSMA）が 2014 年に施行されている。この法律は，食品安全の問題を効率的に予防し，今日のグローバルな食品システムに合致できるように食品の安全システムを近代的に構築することを目指している。本法律は，FDA に対して，食品に安全上の問題が発生した場合は，企業に食品のリコールを命令することを目的とする取締り権限と，輸入食品に国内食品と同等の基準を義務付ける新たな手段を付与している[5]。

2）EU

EU では 2000（平成 12）年の食品安全白書において，「農場から食卓まで（"from farm

to fork")」の安全確保の基本理念が宣言された。この考え方に基づき，2002（平成14）年に EU は EFSA（欧州食品安全庁）を設立するとともに，食品安全の手続き方法を定める EU 食品法の一般原則と許認可法を定めた法律（Framework Regulation EC/178/2002）を採択した[6]。

更に，2004（平成16）年に食品の生産，加工，流通，販売の全ての段階を網羅する法律として食品衛生法（EU food hygiene legislation：Regulation 852/2004）が採択され，2006（平成18）年に施行されている。これは，食品安全白書の基本的考え方と2002（平成14）年の規則に基づいており，農場から食卓までの全てのフードチェインにおける総合的な食品の安全確保の管理基準を取り入れることが義務付けられることになった[7, 8]。

5．今後の展望

食中毒というと，レストランや旅館などの飲食店での食事が原因と思われがちであるが，毎日食べている家庭の食事でも発生する危険性が多く潜んでいる。ただ，家庭での発生では，発症する規模が小さく，また症状が軽い場合は，風邪や寝冷えなどと思われがちで，食中毒とは気付かずにいることも多い。しかし，時には重症となり，死亡する例もある。食品安全委員会は「家庭で行う HACCP」（表3-1-6 参照）として，家庭でできる食中毒予防のために6つのポイントを挙げており，これらの項目を実践することで，自分と家族の身体を自ら守る賢い消費者となることができる。現実に，食中毒を減少させるには，消費者が食中毒病原菌の特徴を理解して，家庭での保存，貯蔵，調理において，病原菌を増殖させず，滅菌，殺菌を行うことが大切である。

表3-1-6 家庭で行う HACCP[9]

ポイント1	食品の購入	新鮮な物，消費期限を確認して購入する等
ポイント2	家庭での保存	持ち帰ったらすぐに冷蔵庫や冷凍庫で保存する等
ポイント3	下準備	手を洗う，きれいな調理器具を使う等
ポイント4	調理	手を洗う，十分に加熱する（75℃，1分以上）等
ポイント5	食事	手を洗う，室温に長く放置しない等
ポイント6	残った食品	きれいな器具容器で保存する，再加熱する等

参考資料
(1) http://www.maff.go.jp/sogo_shokuryo/codex/gensoku.pdf
(2) 熊谷進，山本茂貴共編『食の安全とリスクアセスメント』中央法規，66-77,2004
(3) http://www.mhlw.go.jp/stf/seisakunitsuite/bunya/kenkou_iryou/shokuhin/haccp/
(4) http://www.fda.gov/Food/FoodborneIllnessContaminants/FoodborneIllnessesNeedToKnow/default.htm
(5) FDA, Background on the FDA Food Safety Modernization Act (FSMA) http://www.fda.gov/Food/GuidanceRegulation/FSMA/ucm239907.htm
(6) http://eur-lex.europa.eu/legal-content/EN/TXT/?uri=celex：32002R0178
(7) EC Food Hygien-Basic legislation, http://ec.europa.eu/food/food/biosafety/hygienelegislation/comm_rules_en.htm

(8) 樋口修，EU の食品安全法制，レファレンス　平成 20 年 10 月号 http：//www.ndl.go.jp/jp/diet/publication/refer/200810_693/069303.pdf
(9) http：//www.fsc.go.jp/sonota/shokutyudoku.html

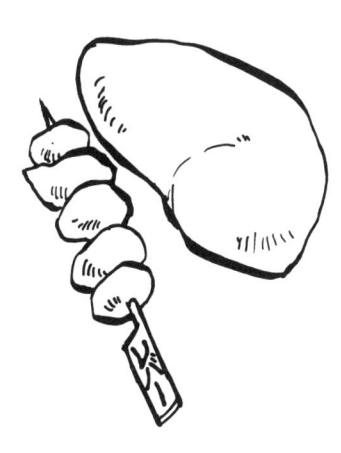

❷食品アレルギー

1．食品アレルギーとは

　生体は自己を守るために，異物を見つけて排除する免疫作用を持っており，免疫とは，自己と異物（非自己）の区別を認識し，異物を排除する作用である。食品のように，元来，生体にとって異物であっても，摂取経験により安全であることが認識されると免疫が抑制される作用が働く。食品アレルギーとは，食品を安全であると認識できずに，異物として排除しようとする免疫の過敏状態と理解される。免疫学では，異物を抗原と呼び，それを排除する役割を抗体が担う。一度ある抗原に対して抗体が作られると，その抗原は記憶され，次にその抗原が体内に入ってきた時に，排除のために抗体が働く。ある食品を抗原として記憶してしまうと，次に食べたときにはアレルギー症状が引き起こされることになる（図 3-2-1 参照）。

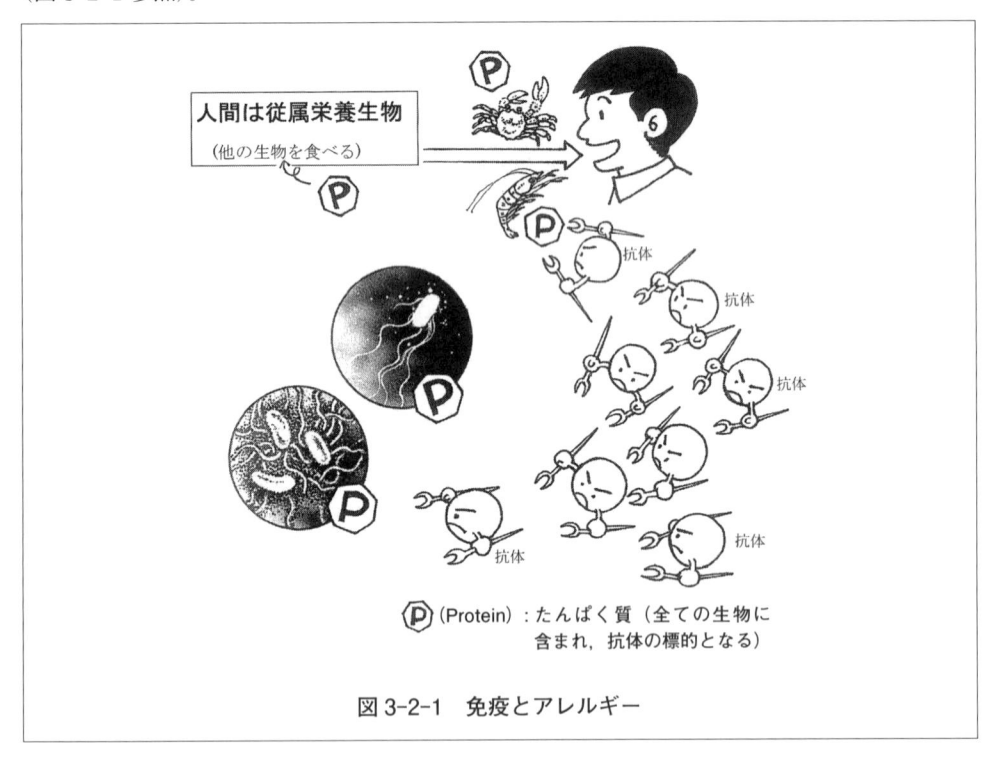

図 3-2-1　免疫とアレルギー

　免疫は元来，生体に対して危害を及ぼす細菌やウイルスなどを認識して，攻撃することで自己を防御する仕組みであり，それらの危害を及ぼす微生物により活性化される。食品アレルギーは免疫の仕組みに異常が生じた状態である。食品アレルギーは最近増加しているが，その原因として，現代人の生活環境の衛生状態が向上し，従来，人間の周りに存在していた有害微生物が排除されたために，攻撃する対象が減少したことにより，免疫系のバランスが崩れたためであるとの説（衛生仮説）が出されている。今まで危険な微生物を攻撃することに使われていた免疫力が攻撃の相手を失って，安全な食品にまで攻撃するようになったというのがこの説の考え方である。

アレルギーを生じる食品は個人により異なり，無数にあると考えられるが，多くに人にアレルギーを起こしやすい食品が知られている。卵，牛乳に対するアレルギーが最も多く，その他には小麦，そば，エビ，カニ，落花生，豚肉などがある（図3-2-2参照）。これら食品のアレルギーの原因となる物質（アレルゲン）は主にたんぱく質であることが確認されている。これらの抗原を認識して，攻撃するために作られる抗体は免疫グロブリン（Ig）と呼ばれ，食品アレルギーの中で典型的な抗体は免疫グロブリンE（IgE）である。IgEが過剰に生成することで，結果として血管拡張，粘膜腺の分泌亢進，平滑筋収縮などを起こす。これにより，アレルギーの主な症状である嘔吐・腹痛・下痢，血圧低下，呼吸困難，意識障害等の症状を引き起こす。一般にアレルギー症状は，アレルゲン（抗原）となる食品を食べた後，数分から数十分で発症する。

2. リスク評価

食品のアレルゲンは，ほとんどが分子量1万～7万の比較的低分子のたんぱく質または糖たんぱく質である。このアレルゲンにより生成した抗体であるIgEが肥満細胞や好塩基細胞の表面に結合し，アレルギー症状を示す。一度アレルギーを起こした後は，その原因となった食品を摂取する度に症状を示すようになる。アレルギー患者がアレルギー症状を起こす最低アレルゲン量は患者によって異なるが，μgからmgの間であるとされている。

アレルギー患者の抗原特異的IgE濃度を測定することで，卵，牛乳，落花生，魚などのアレルギー症状発症のリスクを予知できるとの報告がある。但し，食品の形態，患者の個人差，体内での消化分解物などにより異なるため，食品のアレルギーの評価方法は今後，更に検討を進めることが必要である。

3. リスク管理

厚生労働省は，食物アレルギーの実態及びアレルギー誘発物質の解明に関する研究を免疫・アレルギー研究事業の中で実施してきた。これまでの研究成果をもとに，食品衛生調査会表示特別部会は，2000（平成12）年に「遺伝子組換え食品及びアレルギー物質を含む食品に関する表示について」の報告書[1]を公表した。報告書では，表示の方法を過去の健康危害などの程度，頻度を考慮して重篤なアレルギー症状を惹起する実績のあった食品について，その原材料を表示させる「特定原材料等の名称による表示」方式とし，実状調査をもとに24品目の特定原材料等を示した。この報告書に基づき，食品衛生法により特定原材料等は小麦，そば，卵，乳，落花生，あわび，いか，いくら，えび，オレンジ，かに，キウイフルーツ，牛肉，くるみ，さけ，さば，大豆，鶏肉，豚肉，まつたけ，もも，やまいも，りんご，ゼラチンが指定された。

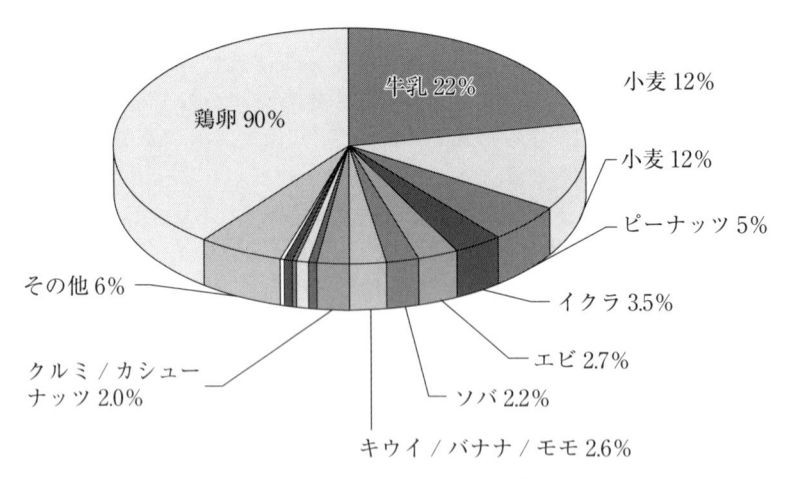

図 3-2-2　アレルギーの原因となる食品

資料）平成 24 年度食品表示に関する試験検査等の実施（消費者政策調査費），「即時型アレルギーによる健康被害の全国実態調査」より作成
http：//www.cao.go.jp/consumer/history/02/kabusoshiki/syokuhinhyouji/doc/130530_shiryou4.pdf

　食品中に特定原材料を含む旨の情報提供を「アレルギー物質を含む食品の原材料表示」（以下「アレルギー表示」という）によって行うに当たっては，実際のアレルギー発症数，重篤度等に差異があるため，省令で法令上表示を義務付けるものと，通知で表示を奨励するものとに分けることとなった。
　省令で義務表示として定められる品目には，小麦，そば，卵，乳，落花生の 5 品目（以下「特定原材料」という）が指定され，通知で表示を奨励する品目に，それ以外の 19 品目（以下「特定原材料に準ずるもの」という）が挙げられている。その分類の考え方は表 3-2-1 の通りである。

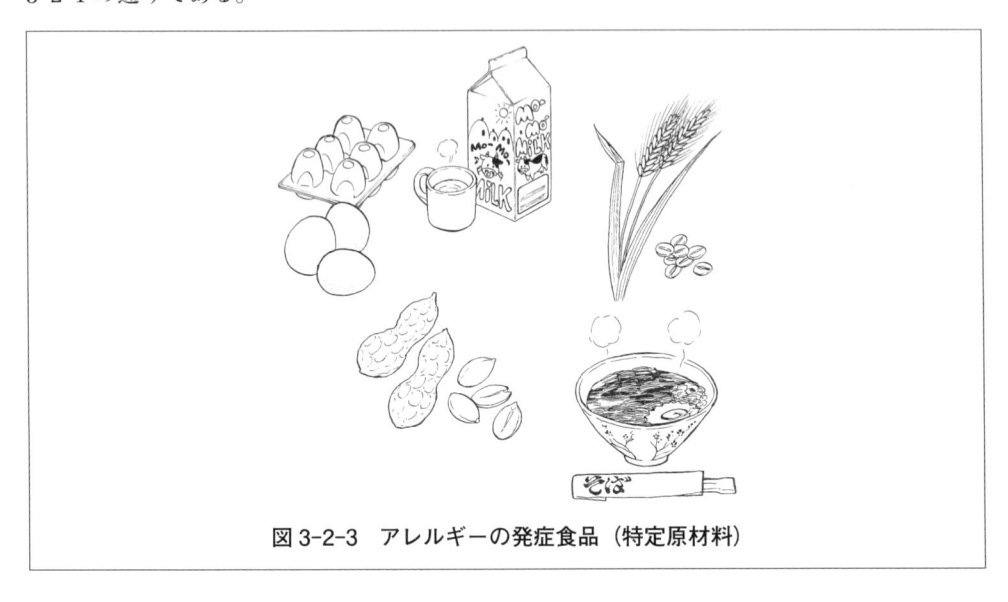

図 3-2-3　アレルギーの発症食品（特定原材料）

更に，2004（平成16）年度には，特定原材料に準ずるものに「バナナ」が追加，2008（平成20）年度には，特定原材料に「えび」，「かに」が追加，2013（平成25）年度には，特定原材料に準ずるものに「カシューナッツ，ごま」が追加された。この結果，表示が義務付けられる「特定原材料」に7品目が定められ，表示を奨励する「特定原材料に準ずるもの」が20品目定められている（表3-2-1参照）[2, 3]。

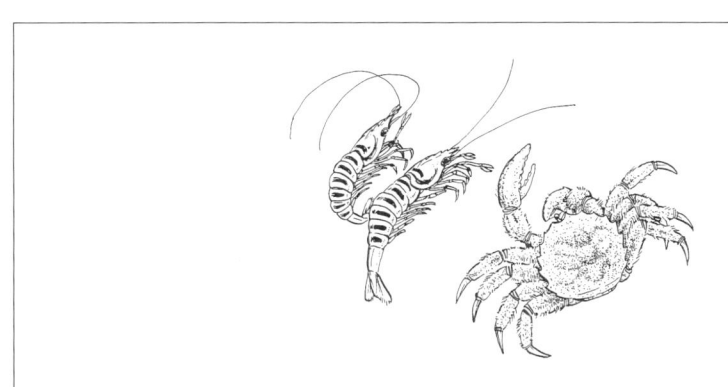

図3-2-4　アレルギーの発症食品（2008年追加特定原材料）

表3-2-1　アレルギー表示とその考え方

規定	特定原材料等の名称	分類の考え方
特定原材料（定義務表示）省令で規定	卵，乳，小麦，えび，かに	症例数が多いもの。なお，牛乳及びチーズは，「乳」を原料とする食品（乳及び乳製品等）を一括りとした分類に含まれるものとする。
	そば，落花生	症状が重篤であり生命に関わるため，特に留意が必要なもの。
特定原材料に準じるもの（任意表示）通知で規定	いくら，キウイフルーツ，くるみ，大豆，バナナ，やまいも，カシューナッツ，もも，ごま，さば，さけ，いか，鶏肉，りんご，まつたけ，あわび，オレンジ，牛肉，豚肉	症例数が少なく，省令で定めるには今後の調査を必要とするもの。
	ゼラチン	牛肉・豚肉由来であることが多く，これらは特定原材料に準ずるものであるため，既に牛肉，豚肉としての表示が必要であるが，パブリックコメントにおいて「ゼラチン」としての単独の表示を行うことへの要望が多く，専門家からの指摘も多いため，独立の項目を立てることとする。

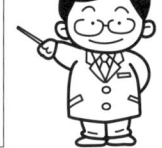

※原材料の名称は，平成23～24年全国実態調査における発症数の多い順に記載。
資料）(2) より一部改変，消費者庁「アレルギー表示について」
http://www.caa.go.jp/foods/pdf/syokuhin425_2.pdf

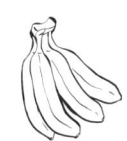

指定されている 27 品目の「特定原材料等」は，アレルギーの発症状況により改定される可能性があり，実態調査・科学的研究を行い，新たな知見や報告により適宜，見直しを行っていくことになっている。

なお，キャリーオーバー*1 及び加工助剤*2 など，一般には添加物を含む旨の表示が免除されているものであっても，特定原材料等に由来する添加物に関係する表示では，次のとおり表示することとされている[2]。

(1) 表示を義務付けられる 7 品目は，キャリーオーバー及び加工助剤についても最終製品まで表示する。
(2) 通知により表示が奨励される他の 20 品目は，可能な限り表示する。

2013（平成 25）年に公布された食品表示法の施行に当たって，2014（平成 26）年 7 月に食品表示基準（案）が公表された[3]。その中で，アレルギーに関する変更点としては，安全性に関する事項に係るルールを，より分かりやすいように見直す目的で，一般的にアレルゲンを含むことが知られているため，それを表記しなくても理解できるものとして表示が義務付けられていなかった，例えば，原材料に使用されるマヨネーズやパンについて，マヨネーズではその中に含まれる卵，パンではその中に含まれる小麦も，特定原材料として表示することが義務付けられることになる。

*1 加工助剤：食品の製造に際して添加されるもので，当該食品の完成前に除去されるもの，当該食品の原材料中に含まれ，その食品中に通常含まれる成分と同じ成分に変化し，かつ，その成分の量を明らかに増加させるものではないものまたは当該食品中に含まれる量が少なく，かつ，その成分による影響を及ぼさないもの。

*2 キャリーオーバー：食品の原材料の製造または加工の過程において使用され，かつ，当該食品の製造または加工の過程において使用されないものであって，当該食品中には当該物が効果を発揮することができる量より少ない量しか含まれていないもの。

4．海外の状況

1999（平成 11）年には，コーデックス委員会において，アレルギー物質として知られる表 3-2-2 の 8 種の原材料を含む食品は，それを含むことを表示することが合意された[4]。

表 3-2-2 コーデックス委員会指定のアレルギー物質[4]

(1)	グルテンを含む穀類及びその製品
(2)	甲殻類及びその製品
(3)	卵及び卵製品
(4)	魚及び魚製品
(5)	ピーナッツ，大豆及びその製品
(6)	乳・乳製品（ラクトースを含むもの）
(7)	木の実及びその製品
(8)	亜硫酸塩を 10 mg/kg 以上含む食品

コーデックスの表示対象品目は，分類の概念というべきものであり，厚生労働省の定めた「特定原材料等」もコーデックスの表示対象品目のうち，(1)～(7)に該当した原材料となっている。(6)の乳・乳製品については，「ラクトースを含むもの」との記載があるが，ここではラクトース（乳糖）そのものをいっているわけではなく，乳製品に通常含まれる乳糖を含む製品のことと考えられる。(8)の亜硫酸塩は保存料として使用されているものであり，アレルギーとの因果関係を厚生労働省が調査を行っていくこととしている。

　EUでは2003（平成15）年に下記の12のアレルギー原材料に含有表示をすることがEC指令（Directive 89/2003）により定められた[5]。

　①セロリ，②グルテンを含む穀物（小麦，大麦，ライ麦，オーツ麦），③甲殻類（例えばロブスター，カニ），④卵，⑤魚，⑥牛乳，⑦マスタード，⑧ナッツ（例えばアーモンド，ヘーゼルナッツ，クルミ，ブラジルナッツ，カシュナッツ，ペカン，ピスタチオ，マカデミアンナッツ），⑨ピーナッツ，⑩ゴマ，⑪大豆，⑫亜硫酸塩保存剤として10 mg/kg（またはℓ）以上含む食品。

　米国では，食品アレルゲン表示・消費者保護法（the Food Allergen Labeling and Consumer Protection Act：FALCPA）が2006（平成18）年1月に施行され，牛乳，卵，魚（例えばスズキ，カレイ，タラ），甲殻類（例えば，カニ，ロブスター，エビ），木の実（例えばアーモンド，クルミ，ペカン），ピーナッツ，小麦，大豆の8種の食品原材料の表示が義務付けられている。FDAの通知によれば，現在，160以上の食品についてアレルギーが知られているが，その90％の食品アレルギーが上記の8種で占められており，重篤なアレルギーのほとんども，これら8種であることが選ばれた理由であるとされている[6]。

5. 今後の展望

　食品アレルギーを持つ者にとっては，自分のアレルギーの対象であるアレルギー原因物質が何であるかを検査して，知っておく必要があるとともに，自分の食するものの中に，自分が反応するアレルギー物質を含むのかどうかを判断し，選別できるように情報提供が行われていることが重要である。そのために，食品に含まれる特定原材料の表示制度が各国で制定され，国際的調和も図られてきている。しかしながら，食生活を中心とするライフスタイルの変化，食品製造の変化などにより，アレルギー物質の種類，重篤度等が変化することが考えられる。行政，関係研究機関，食品企業は常時，国内外におけるアレルギー物質に関する新たな情報を調査・研究することが必要である。

参考資料
(1) 厚生労働省「遺伝子組換え食品及びアレルギー物質を含む食品に関する表示について」
　　http：//www.mhlw.go.jp/topics/0103/tp0301-3.html
(2) 厚生労働省「アレルギー物質を含む食品に関する表示Q&A」
　　http：//www.caa.go.jp/foods/pdf/syokuhin12.pdf
(3) 消費者庁「食品表示基準（案）」http：//www.caa.go.jp/foods/pdf/140707_kijun.pdf
(4) 厚生労働省「遺伝子組換え食品及びアレルギー物質を含む食品に関する表示の義務化について」http：//www.mhlw.go.jp/topics/0103/tp0301-3.html

(5) NHS choices, Healthy eating
    http：//www.eatwell.gov.uk/foodlabels/labellingterms/allergenic/
(6) http：//en.wikipedia.org/wiki/Food_Allergen_Labeling_and_Consumer_Protection_Act_
    （FALCPA）

全体の参考文献
　上野川修一『免疫と腸内細菌』平凡社　（2003）

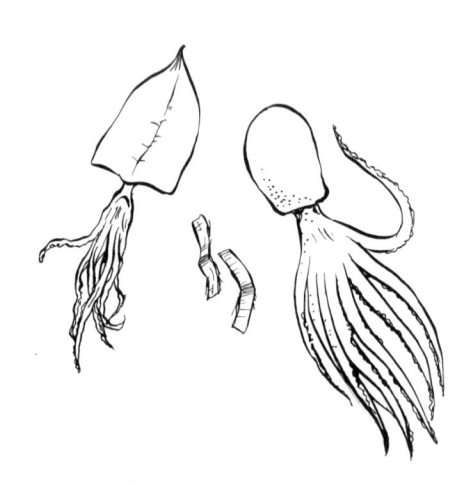

3 放射能

1. 概要

　放射能とは物質を透過する「放射線」を出す能力である。この能力をもった物質を「放射性物質」という。食品との関係では，放射線照射は，農作物の発芽抑制，食品の殺菌，または穀物や豆類の品種改良などの目的で利用されてきた。

　2011（平成 23）年 3 月に発生した東京電力福島第一原子力発電所の事故発生により，放射性物質が放出し，食品の生産に関わる農作物や水産物から河川や井戸の水まで放射能に汚染された。このため，食品の安全性を確保する観点から，食品中の放射性物質に関するリスクを評価し，食品中の放射性物質の基準値が新たに検討され設定されている。

　自然界には，もともと放射性物質は存在しており，食品に含まれているカリウム 40 やポロニウム 210 等の放射性物質を食べることで，年間約 0.3 m シーベルト（Sv）（Column「ベクレルとシーベルト」参照）の被ばくを受けている。ウラン燃料の核分裂により生成する主な放射性物質には，コバルト 60，セシウム 134，137，ストロンチウム 90，プルトニウム 239 がある。これらのうち，照射食品に使用される放射性物質は主にコバルト 60 やセシウム 137 である（表 3-3-1 参照）。

Column ベクレルとシーベルト

　放射能の単位には「ベクレル」と「シーベルト」がある。放射性物質が放射線を出す能力を表す単位が「ベクレル（Bq）」，放射線による人体影響を表す単位が「シーベルト（Sv）」である。地震でいえば，地震の大きさを表すマグネチュードに当たるのがベクレルで，人体に感じる揺れを表す震度がシーベルトである。

　全ての物質は原子からできており，その中心には陽子と中性子からなる原子核があり，その回りを電子が回っている。放射線は，陽子と中性子のバランスが悪く不安定な原子核が安定な原子核に崩壊する際に放出される。1Bq は，1 秒間に 1 個の原子核が崩壊して放射線を出す放射能の量である。

　元素の種類は，原子核の中にある陽子の数で決まり，陽子の数が同数の同じ元素でも，原子核内の中性子の数が異なるものがある。これらを同位体と呼んで，放射線を放出する不安定な放射性同位体と，放射線を出さない安定同位体がある。ただし，放射性物質の種類によって放出される放射線の種類や強さが異なり，Bq で示した放射能が同じ数値であっても，放射性物質の種類が違えば，人体に与える影響の大きさは異なることになる。そのため，人間が放射線を受けた場合の影響度を Sv で表すことにしている。

　Sv の数値が同じであれば，被ばくの状態や放射線の種類などの条件が異なっていても，人体に与える影響の程度は同じということになる。

　また，食品中の放射性物質の量 Bq と内部被ばくによる人体影響 Sv は，放射性物質の種類ごとに示された係数を使って下記の数式で換算できる。

シーベルト（Sv）＝放射能濃度（Bq/kg）×実効線量係数（Sv/Bq）×摂取量（kg/ 年）

表 3-3-1　放射性元素

元素	放射性同位体	半減期	概要
ヨウ素（I）	I131	8日	核分裂生成物のうち主要な放射能汚染の1つで，原発事故による健康被害に大きな影響を及ぼしている。甲状腺の細胞を破壊し，甲状腺がんの原因となる。β線を出した後，γ線を放出する。
セシウム（Cs）	Cs134	2.1年	ウラン燃料が核分裂した時に生成する人工の放射性物質。セシウム化合物は水溶性であり，体内に入ると特定の臓器に蓄積する性質はなく，体中に分配される。Cs137は，チェルノブイリ原発，福島原発の事故で大量に放出され，健康への被害が大きい放射性物質の1つである。β線を放出する。
	Cs137	30年	
コバルト（Co）	Co60	5.2年	原子炉で，コバルト59が中性子を捕獲することで，人工的に生成する。体内では速やかに排出されるものと数年間残留するものとがある。体内では，骨と脳に集まりやすい。γ線を放出する線源として用いられる。
ストロンチウム（Sr）	Sr90	29年	ウラン燃料が核分裂した時に生成される人工の放射性物質。口から摂取されたストロンチウムの約20%が消化管から吸収され，体内のストロンチウムの99%は骨に蓄積するため，体内に長時間蓄積される。β線を放出する。
プルトニウム（Pr）	Pr239	2.4万年	原子炉の中でウランの一部が変化して生成される。口から摂取されたプルトニウムは消化管ではほとんど吸収されないが（0.05%），一部吸収され血中に入ったプルトニウムは，主に肝臓と骨に蓄積し，長期間残留する。プルトニウム239以外にも数種類の放射性同位体があり，物理学的半減期は種類によって異なる。α線を放出し，肺に蓄積すると強い発がん性を示す。
カリウム（K）	K40	13億年	天然カリウム中に0.01%存在する。カリウムは動植物にとって必須成分であるため，食品中にもカリウムは多く含まれ，内部被ばくの原因となると共に，体重60 kgの人は4,000ベクレルの放射能を持つことになる。
トリチウム	3H／T	約12年	水素の放射性同位体。空気中の水蒸気や水として自然界にも存在し，呼吸などによって体に取り込まれるが，速やかに排出され，蓄積しない。生体に与える影響はセシウムの約1,000分の1である。

資料）消費者庁「食品と放射能 Q&A」

放射線には，アルファ（α）線，ベータ（β）線，ガンマ（γ）線，中性子線などがあり，これらの放射線は種類によって物質を透過する力が異なる，それぞれ透過を遮断する物質が異なる。α線は，紙一枚で遮蔽できるが，β線，α線，中性子線は突き抜ける力を持つ。β線は，アルミニウムの薄い板で止まるが，γ線，中性子線は突き抜ける力を持ち，厚い鉄の板でないと遮断することはできない（図3-3-1）。

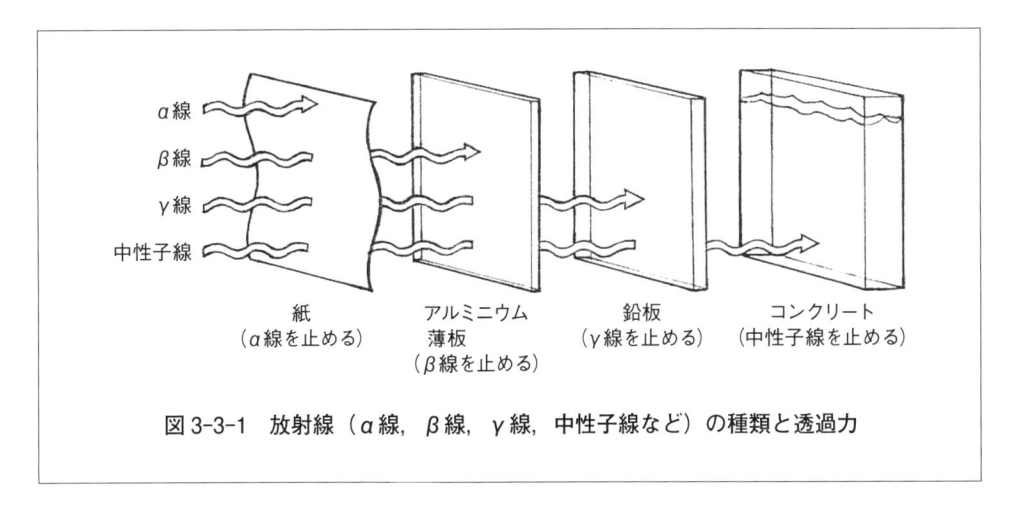

図3-3-1　放射線（α線，β線，γ線，中性子線など）の種類と透過力

日本は発芽防止や殺菌を目的とした照射食品の実用化を世界で最初に実施した国である。原子力委員会[*1]が食品照射専門部会を1965（昭和40）年に設置し，照射食品の研究開発の方針を決定した。1967（昭和42）年，米，小麦，タマネギ，ジャガイモ，ミカン，ウインナーソーセージ，水産練り製品（カマボコなど）の7品目を対象として研究開発を開始した。その研究の結果を「放射線照射による馬鈴薯の発芽防止に関する研究成果報告書」として科学技術庁原子力局に提出し，1972（昭和47）年に厚生省（現厚生労働省）の食品衛生調査会が放射線照射ジャガイモは安全であるとの答申を出し，照射ジャガイモに関する告示（厚生省告示第285号）として法的に許可された[1]。

ジャガイモの場合，発芽部位に含有する毒性物質のソラニンを生成させないために，発芽抑制を目的に照射を行う。農林水産省は「農産物放射線照射利用実験事業」として北海道士幌町に「士幌アイソトープ照射センター」を設置し，翌1973（昭和48）年，ジャガイモに対して照射を商業的に開始し，実用化された。現在，食品衛生法で食品への放射線照射が許可されているのはジャガイモのみである。

*1「原子力委員会」・・・原子力の研究，開発及び利用に関する国の施策を計画的に遂行し，原子力行政の民主的運営を図ることが目的として，1956年総理府に設置した委員会。

> **Column　ソラニンとは？**
>
> 　ジャガイモの発芽部位，緑色部位に含有する配糖体アルカロイドで，ジャガイモの貯蔵中に光が当たることにより生成する。3～4℃の低温で遮光して保存すれば生成を抑制することができ，発芽部位と皮の除去により含有量を減少させることができるが，発芽したジャガイモの可食部にも30％ほど存在する。ソラニンは熱に安定であるため，加熱調理しても分解しない。中毒症状は食後数時間で現れ，頭痛，腹痛，嘔吐，更には，めまい，手足の痙攣が起きる。
>
> ソラニンの構造
>
> ソラニン：R=D-グルコース-D-ガラクトース-L-ラムノース

2. リスク評価

　人に対する放射能の健康被害は，放射線の透過力とエネルギーにより身体の細胞中のDNA（遺伝子）が切除したり，欠如したりして損傷を受けることにより生じる。DNAの損傷に対して，生物は修復する仕組みを持っていて，ほとんどの細胞は修復され元に戻り，修復されない細胞のほとんどが細胞死する。しかし，一度に大量の放射線を受けると，細胞死が多くなり，細胞分裂が盛んな組織である造血器官，生殖腺，腸管，皮膚などの組織に急性の障害が起きる。細胞死がある量を超えると健康被害の症状が出てくる。また，損傷を受けたDNAの修復ができない誤りが起こり，修復が不完全な細胞が増殖すると，健康影響が生じるがんなどの原因となる。日常生活において，放射線だけではなく，ストレスやタバコ，活性酸素等からもDNAは損傷を受けており，放射線による100 mSv以下の被ばくでは，これらの要因による発がんの影響によって隠れてしまうほど小さく，放射線による発がんのリスクの明らかな増加を証明することは難しいとされている。1年間に放射線量が100 mSvに達すると，発がん率が0.5％上がるとする国際放射線防護委員会（International Commission Radiological Protection: ICRP）の考え方が報告されている。

　照射食品としてのリスク評価は，食品添加物の指定に必要な毒性学的安全性に加えて，微生物学的安全性と栄養学的安全性の各評価が必要である。毒性学的評価では急性毒性・反復投与毒性試験，発がん性試験，変異原性試験，催奇形性試験などの *in vitro*（インビトロ）試験及び動物試験が基礎となる。微生物学的評価では微生物菌叢の変化（例えば，腐敗菌が死滅して，病原菌が優勢となる）や微生物の突然変異（例えば，照射により微生物に変異が起こり，病原性や感染性が増強する）を評価する。栄養学的評価は，食品中の物質が照射により化学的変化を受けて毒性物質の生成（例えば，水や脂質は照射を受けて

ラジカルを発生する）や栄養成分の組成変化（例えば，ビタミンA, C, E, Kは一部分解されて損失する）に関する評価である[2, 3]。

ジャガイモなどの照射食品の総合的安全性評価は，原子力委員会が設置した専門部会において，原子力特定総合研究で実施した結果，培養細菌での遺伝子突然変異試験，染色体異常試験，マウスでの染色体異常試験，小核試験，優勢致死試験などの遺伝毒性試験を実施したところ，全ての試験系で陰性の結果が出ている[4]。

3. リスク管理

食品安全委員会は，現在の科学的知見に基づいた食品健康影響評価の結果として，放射線による健康被害の可能性が見いだされるのは，自然放射線（日本では2.1 mSv/年）や医療被ばくなどの通常の一般生活において受ける放射線量を除いた分の，生涯における追加の累積の実効線量がおおよそ100 mSv以上と判断した。食品から追加的に受ける放射線の総量が年間1 mSv（ミリシーベルト）を超えないことを考慮して基準値を設定した。年間1 mSvは，国際的な食品の規格を定めているコーデックス委員会（世界保健機関（WHO）と国連食糧農業機関（FAO）の合同機関）が，国際放射線防護委員会（ICRP）の勧告を踏まえて定めている値である。

このように，食品中の放射性物質の基準値は，食品から追加的に受ける放射線の総量が年間1 mSv（ミリシーベルト）を超えないようにとの考えの下に，4つの食品区分で設定されている。

飲料水は，全ての人が毎日摂取し，代替物がなく，摂取量も大きく，WHOが飲料水中の放射性物質のガイダンスレベルを示していることから，これと同じ値である10 Bq/kgとした。この飲料水の基準値に，標準的なWHOの飲料水摂取率（2リットル/日）を勘案すると，飲料水から追加的に受ける放射線量は年間約0.1 mSvと計算される。

飲料水以外のものについては，「一般食品」，「乳児用食品」，「牛乳」に分け，これらの食品から追加的に受ける年間放射線量が年間1 mSvの基準から，飲料水による線量（約0.1 mSv/年）を差し引いた約0.9 mSvを超えないように設定した。

年齢や性別の違いによる食品の摂取量と放射性物質の健康に与える影響を考慮して食品中の放射性物質の限度値を割り出し，その中で最も厳しい限度値から，一般食品の基準値「100 Bq/kg」を決定した。

地方自治体においてモニタリング検査が実施されていて，基準値を超えた食品については，回収・廃棄されるほか，基準値の超過に地域的な広がりが認められる場合には，出荷制限を行い，基準値を超過する食品が市場に流通しないよう取り組んでいる[5]。

なお，照射食品に関しては，放射線照射が許可されているのは，照射ジャガイモに関する告示（厚生省告示第285号）として法的に許可されたジャガイモのみであるが，その他の食品への照射が許可されている国から，香辛料や乾燥野菜などが輸入される可能性がある。

1986（昭和61）年4月26日，ソ連（当時）のチェルノブイリ原子力発電所の事故による放射能汚染食品に対する対応が行われ，厚生省（現厚生労働省）は同年「食品中の放射能に関する検討会」の制限値に基づき，セシウム137と134の合計濃度が一定値以上の食品は輸入を認めないことを定め，成田や横浜などの検疫所で食品の放射能チェックを始め，

ヨーロッパからの放射能汚染食品の輸入を防止するための措置がとられている。

4. 海外の状況

　海外で食品に放射線照射が利用されているのは、香辛料や乾燥野菜の殺菌やニンニクなどの発芽抑制である。香辛料は、加熱による殺菌が商品価値を著しく低下させるために、米国、EU、オーストラリア、ニュージーランド、中国、韓国など世界約50ヵ国で香辛料への放射線照射が許可されている。主な国は下記の通りである。

1）アジア
　（1）中国：アジアでは特に中国が、食品照射の実用化を急速に進めており、ニンニクに発芽防止の目的で放射線を照射している他、香辛料や乾燥野菜、たまねぎ、りんご、焼酎やハムなどに照射している。
　（2）韓国：17品目の食品について放射線照射が許可されていて、主に香辛料に対する照射が行われている。
　（3）その他：照射処理した香辛料や発酵ソーセージがタイのバンコク市内で流通し、インドネシアやインドでも香辛料に放射線が照射されている。

2）ヨーロッパ
　（1）フランス：香辛料、乾燥野菜、家禽肉、冷凍カエル脚、穀物フレークなどに放射線が照射されている。
　（2）イギリス：無菌化のために病人食に対する放射線照射が実施されており、1991（平成3）年に多くの食品に対して照射が許可されたものの、実際には輸出用の香辛料に少量照射されているに過ぎない。
　（3）ノルウェー、ハンガリー、フィンランド、デンマーク：主に香辛料に対して放射線照射が実施されている。
　（4）オーストリア、スウェーデン：食品照射に対しては否定的であり、全面禁止している。

3）アメリカ
　香辛料や乾燥野菜の照射に加え、鶏肉、牛豚の赤身肉などに許可されている。

参考資料
(1)『放射線照射と輸入食品　増補版』北斗出版, 2001（『食卓にあがった死の灰』原子力資料情報室より）
(2) Joint FAO/IAEA/WHO Expert Committee, Wholesomeness of irradiated foods, WHO Technical Report Series No659, 1981
(3) 古田雅一「照射食品の健全性」FFIジャーナル, 12 (209), 1069-1078, 2004.
(4) 田中憲穂「照射食品の生物額的安全性評価」FFIジャーナル, 12 (209), 1079-1087, 2004.
(5) 中西友子『土壌汚染（フクシマの放射性物質のゆくえ）』NHKブックス, 2013

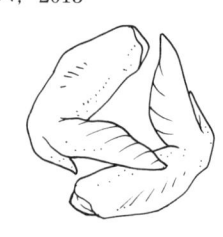

4 BSE（牛海綿状脳症）

1．概要
1）BSE とは

BSE（Bovine Spongiform Encephalopathy）は，俗に狂牛病（mad cow disease）とも呼ばれ，牛が精神異常，異常姿勢，運動失調，麻痺，起立不能などの症状を呈して死に至る病気である。感染性の異常型プリオンが細胞内の正常型プリオンの構造を変化させて，異常型プリオンを増加させ，神経細胞内に異常型プリオンを蓄積して，結果として脳にスポンジ状の変化を引き起こすものである。

Column　たんぱく質がなぜ感染するのか？

通常，病原体は細菌やウイルスであり，遺伝子を持って増殖し，感染力を発揮する。しかし，BSE の病原体は遺伝子を持っていないにもかかわらず，自己増殖して感染力を持つという今までの生物学の常識に反するものである。プリオンの語源はたんぱく質（Protein）と感染（infection）とを合わせた合成語で，ヒツジの神経系感染症スクレーピーの脳標本からプリオンが 265 個のアミノ酸から成るたんぱく質であることを発見して，ノーベル賞を受賞したプルシナー（S.B.Prusiner）が命名した。

なぜ，たんぱく質が病原性を持っているのか？

実はプリオンと同じアミノ配列をもったたんぱく質は健康なヒトの体内にも存在するのである。従来，アミノ酸配列が決まれば，そのたんぱく質は 1 つの決まった立体構造を持つと考えられていたが，プリオンは正常型と異常型の 2 つの型を持っている。正常型は健康なヒトでどのような役割をしているかはまだよくわかっていないが，たんぱく質のうち 1％を超える正常型プリオンを含んでいる臓器もある。

異常型の特徴

異常型は安定な立体構造をもっていて通常のたんぱく質に比べて，熱や酵素よる分解を受けにくい。異常型プリオンが身体の中に侵入すると，正常型プリオンを自分と同じ異常型に変えてしまうのである。異常型プリオンが蓄積されると，シート状の凝集体（アミロイド）を形成する。この構造は極めて安定なため，生体内で異常に増加すると，組織を損傷し，破壊して，細胞を死に至らしめると考えられている。つまり異常型プリオンは自己で増殖しているのではなく，元から身体にある正常型プリオンを異常型と同じ構造に変形させることで，自己を増やしていることになる。

異常型プリオンによる病気はプリオン病と呼ばれ，牛で発症する BSE の他に，ヒトでは100 万人に 1 人の割合で発症するとされるクロイツフェルト・ヤコブ病（以下 CJD），ニューギニア島のある部族（食人の習慣があった）で発症していたクールー病がある。その他，羊やヤギに発症するスクレイピー病，伝達性ミンク脳症，ネコ海綿状脳症，シカやエルク（ヘラジカ）の慢性消耗病など多くの動物の例が報告されている。これらのプリオン病は，神経

が変性する病気であり，認知症，運動失調，不随意運動などの症状が現れる。変異型クロイツフェルト・ヤコブ病（以下 vCJD）は英国など欧米諸国及び日本で発見されたが，BSE感染牛の感染部位を食べたことによりヒトに感染したと疑われている。

異常型プリオンはたんぱく質であり，感染性細菌やウイルスに対する薬剤も効果はなく，まだ有効な治療薬は見出されていない。また，異常型プリオンたんぱく質は安定性が高く，通常の加熱調理等では不活化されない。

2) 発生状況

BSE は英国で 1986（昭和 61）年に初めて英国で発見され，1988（昭和 63）年に英国政府から国際獣疫事務局（OIE: Office International des Epizooties）に新疾病として報告された。その後，90 年代に英国で BSE 感染牛が多数発生するとともに，ヒトへの感染が疑われたため，1996（平成 8）年の「狂牛病パニック」が起きた。飼料として使用されていた肉骨粉が感染源であることと BSE の感染性が 3 歳齢以上の牛で見出されていることが明らかとなり，英国では，肉骨粉を飼料としての利用することの禁止と 30 ヵ月齢以上の牛を全てと殺処分とする対策を実施した。もともと草食動物である牛の飼料として，コストを低く抑え，成長を早める目的で，と殺牛の骨や頭部などの廃棄物を肉骨粉として用いたことにより，ごく稀にしか発症しなかった BSE の原因物質であるプリオンを健康な牛が摂取したことで，広い範囲で牛に感染したことが原因である。英国では 18 万頭以上が発症し，次いでアイルランド，フランス，ポルトガルと続いて世界 23 ヵ国で発症している。2012（平成 24）年までに BSE の発症した牛のうち 97% が英国に集中している（表 3-4-1 参照）。

表 3-4-1　BSE の多発生国の発生件数

	1992	…	2001	2002	2003	2004	2005	2006	2007	2008	2009	2010	2011	2012	累計
全体	37,316	…	2,215	2,179	1,389	878	561	329	179	125	70	45	29	21	190,643
英国	37,280	…	1,202	1,144	611	343	225	114	67	37	12	11	7	3	184,621
フランス	0	…	274	239	137	54	31	8	9	8	10	5	3	1	1,021
オランダ	0	…	20	24	19	6	3	2	2	1	0	2	1	0	88
欧州その他の国	2	…	716	769	616	469	293	189	95	74	46	26	17	15	4,852
米国	0	…	0	0	0	0	1	1	0	0	0	0	0	1	3
カナダ	0	…	0	0	2(※1)	1	1	5	3	4	1	1	1	0	20(※2)
日本	0	…	3	2	4	5	7	10	3	1	1	0	0	0	36
イスラエル	0	…	0	1	0	0	0	0	0	0	0	0	0	0	1
ブラジル	0	…	0	0	0	0	0	0	0	0	0	0	0	1	1

資料）2013 年 4 月 30 日現在の OIE ウェブサイト情報に基づく
※ 1：うち 1 頭は米国で確認されたもの。
※ 2：カナダの累計数は，輸入牛による発生を 1 頭，米国での最初の確認事例（2003 年 12 月）1 頭を含む。

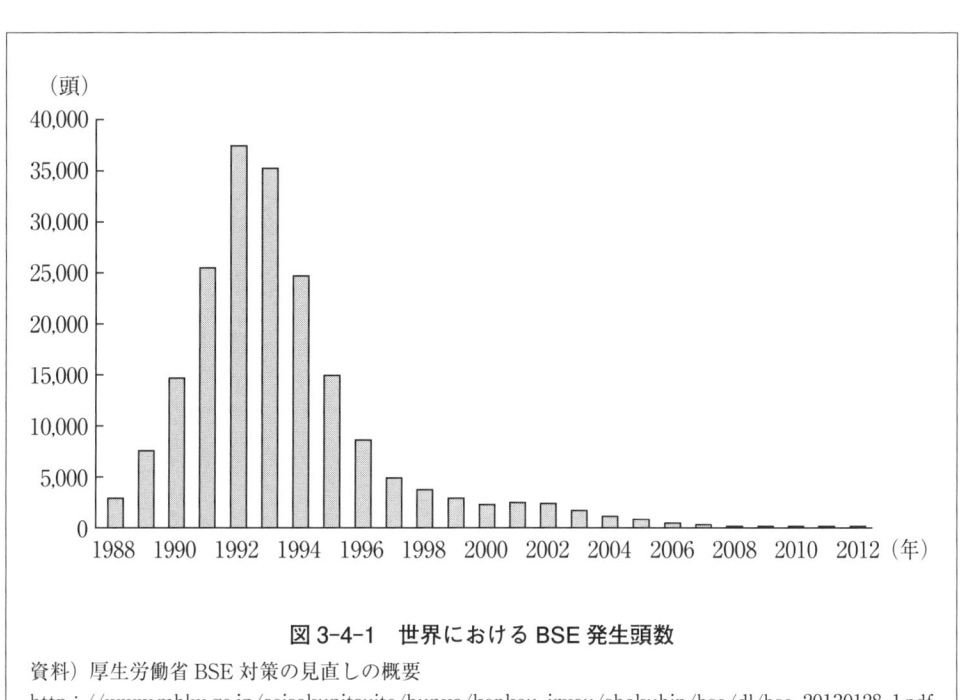

図 3-4-1　世界における BSE 発生頭数

資料）厚生労働省 BSE 対策の見直しの概要
http://www.mhlw.go.jp/seisakunitsuite/bunya/kenkou_iryou/shokuhin/bse/dl/bse_20130128_1.pdf

日本では2001（平成13）年9月10日にBSEの疑われる牛が確認された。発見から1ヵ月あまり経過した10月に対策として，と殺される牛についての全頭検査及び特定危険部位（SRM：Specified Risk Material）（図3-4-2）除去を実施することが発表された。2004（平成16）年4月から完全実施された24ヵ月齢以上の死亡牛全頭を対象として検査されている。2014（平成26）年までに日本で発生したBSE感染牛は36頭である（表3-4-1）。日本では，2003（平成15）年以降に出生した牛からは，BSEは確認されていない。

　米国については2003年12月，カナダについては2003年5月に，BSE感染牛が確認されたため，日本政府は，食品衛生法及び家畜伝染病予防法に基づき，牛肉及び牛肉製品等の輸入を暫定的に認めない措置をとった。政府は，2005（平成17）年12月，食品安全委員会のリスク評価を基に，BSEの発生で輸入が停止していた米国産とカナダ産牛肉について，①BSEに感染しにくい生後20ヵ月以下，②BSE病原体が集まりやすい脊髄（せきずい）などの特定危険部位（SRM）（図3-4-2参照）の除去を条件に輸入再開を決めた。

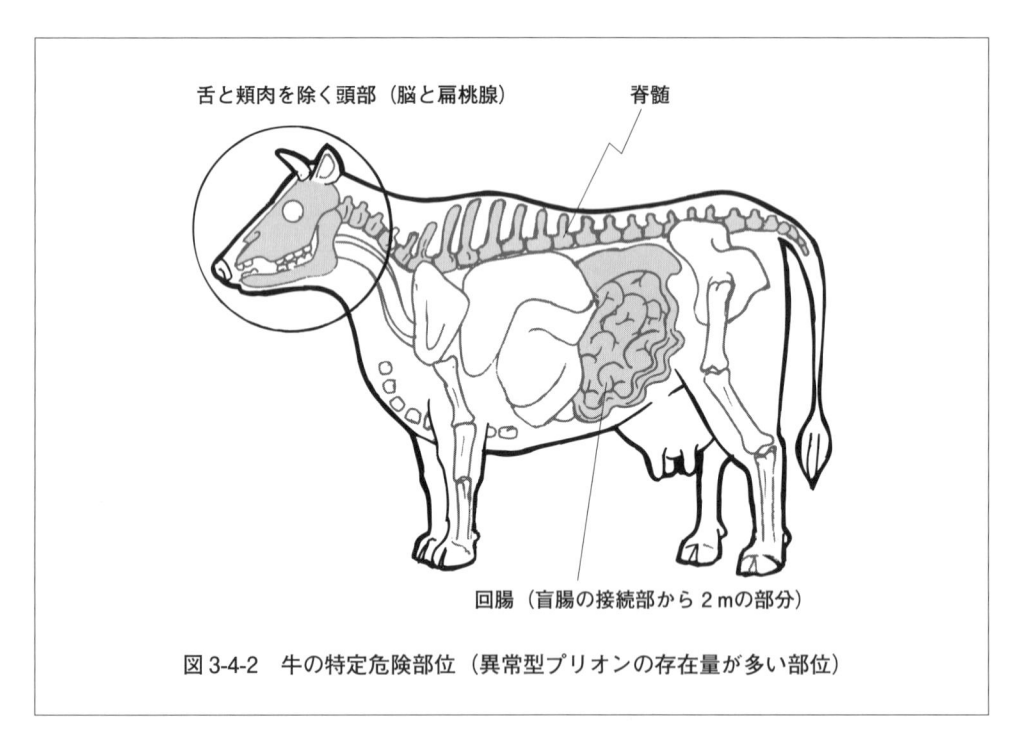

図3-4-2　牛の特定危険部位（異常型プリオンの存在量が多い部位）

　厚生労働省は，最新の科学的知識見情報に基づき，国内検査体制，輸入条件等の対策全般の再評価を行い，BSEの安全管理体制の見直しを食品安全委員会に諮問した。その結果，検査対象の牛について，2012（平成24）年10月に従来の20ヵ月を30ヵ月超にしても，人への健康影響は無視できる。更に48ヵ月齢超にしても人への健康影響は無視できるとの答申を受けた。また，輸入についての月齢制限についても，米国，カナダの「20ヵ月齢」を「30ヵ月齢」に引き上げたとしても，リスクの差は，あったとしても非常に小さく，人への健康影響は無視できるとの答申を受けた。

　食品安全委員会のこれらの答申を受けて，2013（平成25）年に従来のBSE検査の対象

とする牛の月齢20ヵ月から48ヵ月にすること，米国，カナダからの牛の輸入禁止を20月齢超から30月齢にすることが決定された。また，これらの措置に合わせて，2013年に特定危険部位の除去の対象を「全齢の頭部，せき髄，せき柱，回腸遠位部」から「30ヵ齢超の頭部（扁桃除く），せき髄，せき柱」と「全齢の回腸遠位部，扁桃」に変更された。

3）発症と感染

　BSEは潜伏期間が長いことが特徴である。英国において観察されたBSE自然発症牛の発症までの期間は，平均で5年（60ヵ月）であり，ほとんどの場合が4〜6年（48〜72ヵ月）の範囲であった。一方，牛の個体差やBSEプリオンの摂取量によって潜伏期間が異なることも考えられている。若い牛の発症例として英国では20ヵ月齢，日本では21ヵ月，23ヵ月齢の牛が報告されている。

　BSEプリオンが中枢神経系に蓄積することで，脳組織を微細な穴を持つスポンジ（海綿）状に変化させる。BSEを発症させるまでには時間を要することが実証されているが，他の臓器での感染性，異常型プリオンの伝播様式，分布，増幅様式などについての基礎的研究が始まったばかりであり，解明されていない部分が多い。

　ヒト異常型プリオンによる疾患としては変異型クロイツフェルト・ヤコブ病（vCJD）があり，2013（平成25）年7月までの集計で，患者の総数は228人と報告されている。そのうち，英国で176人が確認されており，BSE発生頭数とともに世界的に英国に集中している（表3-4-2参照）。英国以外の国でも，フランス27人，スペイン5人，アイルランド4人，米国3人，オランダ3人，ポルトガル2人，イタリア2人，カナダ2人，日本・サウジアラビア・台湾の各1人が報告されている。これらのうち，フランスの1人，アイルランドの2人，米国の2人，カナダの1人は，1980〜1996年に6ヵ月以上英国に滞在したことがある患者の数で，英国で感染した可能性が高いとされており，日本の1人は同じ期間に24日間英国に滞在したことから英国で感染した可能性が高く，米国の残り1人は子供時代に住んでいたサウジアラビアで感染した可能性が高いと日米の当局は推定している。

> **Column　　クロイツフェルト・ヤコブ病とは？**
>
> 　クロイツフェルト・ヤコブ病は世界的に100万人に1人の割合で発症する遺伝病である。患者は一般に認知症を発症するが，一部には初期の運動失調を示すことがある。この病気の発症の原因は十分解明されていないが，遺伝子の突然変異などにより，異常型プリオンが生成し，生成した異常型プリオンが体内にある正常型プリオンを変形して，一定の期間を経て蓄積されることで発症すると考えられている。クロイツフェルト・ヤコブ病患者は臓器移植を受けたり，脳下垂体から抽出した成長ホルモン剤を摂取するなどにより感染する例が報告されている。また，死者の脳を食べる習慣のあるパプアニューギニアのフォア族で発症した病気もプリオン病であり，遺伝性の病気であるとともに，感染性もあることになる。
> 　変異型クロイツフェルト・ヤコブ病患者のプリオンは，古典的クロイツフェルト・ヤコブ病と比較して，生化学的な性質が異なっており，マウスへの感染性が強いため，一部のアミノ酸が異なる新種のプリオンであり，ヒトの病気である古典的クロイツフェルト・ヤコブ病が遺伝や感染により発症したものではなく，BSE感染牛を食べたことが原因であると考えられている。

表3-4-2　世界のvCJD患者数

		1994	1995	1996	1997	1998	1999	2000	2001	2002	2003
vCJD患者*	英国	0	3	10	10	18	15	28	20	17	18
	フランス		0	1	0	0	0	1	1	3	0
自然発生性vCJD死者	英国	54	35	40	59	64	62	50	58	73	79
	フランス	45	59	68	80	81	92	88	109	107	108

		2004	2005	2006	2007	2008	2009	2010	2011	2012	2013	計
vCJD患者*	英国	9	5	5	5	1	3	3	5	0	5	176
	フランス	2	6	6	3	0	2	0	0	0	1	26
自然発生性vCJD死者	英国	50	67	68	64	86	80	85	90	83	28	1,190
	フランス	97	83	124	138	105	114	151	96	91	20	1,856

*vCJDと確定されたか，vCJDがほぼ確実な死者
資料）農業情報研究所
http://www.juno.dti.ne.jp/tkitaba/bse/document/vcjd_table.htm

　ヒトにBSEプリオンが感染して中枢神経系に広がっていくメカニズムとその時間的経過，牛から人に感染する際の障壁「種間バリア」の程度，感染量と発症の相関関係，人への発症最少量，反復投与による蓄積効果などについても明らかとなっていない[1]。しかしながら，新たな科学的データが利用可能となるまで，最悪のケースとして種間バリアはな

いとして評価することが望ましいとしている欧州委員会科学運営委員会のBSEに関する作業部会の考え方が合理的である。

2．リスク評価
1）基本的な考え方
　BSEによるヒトへの感染のリスク評価は食品安全委員会により検討され，中間報告書が公表されている。ここではその報告書の概要を記載する。まず，リスク評価の基本的考え方の主なものは下記の通りである。
　①英国での試算を基に，日本におけるヒトのBSE感染リスクを評価する。
　②日本でのBSE対策を講じた前後，及び今後対策を変更した場合に分けて検討する。
　③日本で実施した全頭検査，SRM除去などのリスク管理措置の実施状況を検証し，評価する。

2）英国におけるリスク評価の事例（感染者の推計とvCJD患者の発生予測）
　英国では世界で最も多くのBSE感染牛が発生し，ヒトにおけるvCJDは2005（平成17）年2月8日時点で147例が報告されていた。その後，感染者数がどれだけ増加するかが世界規模でのBSEによるvCJD発症を予測する上で重要であるとされた。英国で虫垂切除術を受けた患者の虫垂12,647検体について異常型プリオンの有無を調査した結果，3検体に陽性が見つかり，英国の人口に当てはめた潜伏期間中の感染者総数は最大で約3,800人存在すると推定されている[3]。
　P.Smith（海綿状脳症諮問委員会委員長，ロンドン大学教授）らが，過去のBSE感染牛発生頭数と現時点までに発生したvCJD感染者数の関係から，将来のvCJD患者の発生予測を行った[4]。この予測の主な前提は，①vCJD感染者数は，対策が不十分であった時期におけるBSE発生頭数に相関する，②潜伏期間には相当大きな個体差が存在するが，ある特定の統計学的分布に従う，③潜伏期間と感染時の年齢の間には相関はない，④vCJDは罹りやすい遺伝子型のヒトにのみ発生する等である。この予測によれば，①英国において肉骨粉を飼料に利用することを禁止する以前に食物連鎖に入ったと考えられるBSE感染牛は約100万頭，②英国におけるvCJD患者の推計数は最も悲観的な予測数で5,000人と推定されていたが，2013（平成25）年7月までの発症数は177人であり，ほぼ終息に向かっていると考えられる。

3）日本でのvCJDリスク評価
（1）日本におけるBSE感染牛[5]
　2005（平成17）年5月，食品安全委員会は「我が国における牛海綿状脳症（BSE）対策に係る食品健康影響評価」においてBSE感染牛の予測を行った。
　死亡牛の全頭検査が実施されるのは2004（平成16）年4月からであり，現時点で分析に用いることができる1995（平成7）年，1996（平成8）年に生まれた群のBSE検査陽性牛の年齢分布に当てはめて，日本におけるBSE汚染状況を推測した。日本において1995，1996年に生まれ，と畜検査で確認された6歳のBSE検査陽性牛の4頭を推計の基礎として，EUのBSE検査陽性牛の年齢分布や，実際の汚染例も考慮しつつ各年齢ごとに累積していくと，BSE検査陽性牛は合計17頭と予測される。
　一方，BSEを疑う神経症状を呈する牛，死亡牛などの農場における高リスク牛を対

象とした検査によって確認されたBSE検査陽性牛は，EUの結果によると健康牛の4倍のリスクであったことから，これをそのまま当てはめると，日本のと畜場での検査陽性牛17頭の4倍，68頭となる。よって，と畜場で検査陽性対照となる17頭と高リスク牛68頭を合わせ，1995，1996年生まれの群で推定されるBSE検査陽性牛は，2年間の合計で最大85頭との予測が成り立ち，1年間では最大43頭であると推定されるのである。

英国をはじめとするEU各国における飼料規制の効果は，BSE発症牛（3年間の平均）でみると，規則前の平均発症数を1とすると0.3〜0.6に減少している。日本における1996年の肉骨粉使用禁止の通達から，完全禁止までの汚染規模の推移実態を仮に想定すると，BSE感染が考えられる牛の頭数は年間6〜24頭であると推定される。そして完全禁止の2001（平成13）年以降は，英国とスイスの完全禁止による発症数が0.1〜0.55に減少している例から，2001年以降わが国の発症規模は年間3〜14頭以下であると推定される。

(2) 日本におけるvCJDリスクの推定

前述の報告書データでは，日本において2001（平成13）年から2005（平成17）年までに13頭のBSE陽性牛が食用から排除されている。2004（平成16）年からの全頭検査により，排除される数は更に増加すると考えられている。よって，日本で食用とされたBSE感染牛を最も悲劇的なデータに基づいて200頭と仮定し，これを英国でのvCJD発症数と比較すると，両国の人口比（英国：5,000人，日本：1.2億人）や，遺伝子型の補正を考慮しても，日本でのcVJD患者数は英国の1/1,000と予想される。

(3) 結論

これらの試算の結果，BSE感染牛が食物連鎖に入り込んだとして，日本においてvCJDが発生するリスクは，現在のBSEの全頭検査及びSRM除去が適切に実施されていれば，そのほとんどが排除されているものと推測される。

3. リスク管理

日本のBSE対策は2001（平成13）年10月以降，SRM除去及びBSEに関する全頭検査が行われ，BSE発生国からの牛材料の輸入が禁止され，また飼料生産の管理，飼料使用の規制，トレーサビリティ制度の導入，サーベイランスとして神経症状を呈した牛，死亡牛及び疑似患畜の検査など下記のリスク管理が実施されてきた。これらの対策により，人のBSE感染リスクを低減させていると考えられる。

1) 飼料の管理及び規制

2001（平成13）年9月，「飼料の安全性の確保及び品質の改善に関する法律」に基づく管理措置として，反すう動物由来の肉骨粉の反すう動物への給与が禁止され，2001年10月より，肉骨粉の飼料利用が全面的に禁止された。これにより，理論上は牛から牛へのBSEプリオンの伝播が遮断されたものと推定される。しかしながら，配合飼料工場内での飼料製造過程や原料輸送過程での交差汚染の可能性が指摘されており，2001年10月以降に生まれた牛でも2頭BSEが発症しており，今後とも飼料規制の実効性の確保が必要である。

2）トレーサビリティ制度の導入

「牛の個別識別のための情報の管理及び伝達に関する特別措置法」に基づき，2003（平成 15）年 12 月より，生産・と畜段階において牛の出生情報等の個体識別のための情報を記録するトレーサビリティ制度が義務付けられ，正確な月齢の判定が可能になった。これにより，種々の規制前後での牛の BSE プリオンに対する感染リスクの程度を分けて検討することが可能となる。また，流通段階においても 2004（平成 16）年 12 月よりトレーサビリティ制度が義務付けられ，消費者が食用牛肉の情報を直接得られることが可能となった。今後，トレーサビリティ制度を適切に実施することの徹底とその検証が必要である。

3）リスク牛（感染の疑われる牛）の検査

リスク牛の検査は，2004（平成 16）年 4 月からは，24 ヵ月齢以上の全ての死亡牛について BSE 検査が実施された。これまでに 69,218 頭が検査され，そのうち 1 頭が BSE 感染牛と診断された。その後，反すう動物由来の肉骨粉の反すう動物への給与が禁止されたことから，2003（平成 15）年以降に出生した牛からは，BSE は確認されていない。

厚生労働省は，2011（平成 23）年に食品安全委員会に諮問を行い，2012（平成 24）年 10 月，2013（平成 25）年 5 月の食品安全委員会から下記の答申を受けた。

日本や海外で，牛の脳や脊髄などの組織を家畜のえさに混ぜないといった規制（飼料規制）が行われた結果，世界中で BSE の発生は激減し，大きな効果がみられた。評価対象の 5 ヵ国（日・米・加・仏・蘭）では，2004 年 9 月以降に生まれた牛に BSE 感染牛は確認されていない。

英国で，1989（平成元）年に脳，脊髄等の食品への使用を禁止した後，1990（平成 2）年以降の出生者に vCJD 患者は確認されていない。

その結果，答申として「と畜場における検査対象月齢を 30 ヵ月齢超に引き上げたとしても，人への健康影響は無視できることから，BSE 検査の対象月齢を 30 ヵ月齢超へ引き上げる」こととなった。厚生労働省は，この答申に基づいて，BSE 対策の見直しを行った。その結果，2013 年 4 月 1 日から SE 検査対象の月齢を，30 ヵ月齢超へ引き上げることとなった。更に，2013 年 7 月 1 日から，BSE 検査の対象月齢を 48 ヵ月齢超へ引き上げることに見直しが行われた[8]。

4）BSE 検査によるリスク低減と検査の限界・検査の意義

と畜場において実施している BSE 検査は，① BSE 感染牛を食物連鎖から排除すること，② BSE 汚染の程度を把握するとともに BSE 対策の有効性について検証することを目的としている。

迅速検査による BSE プリオンの検査法の精度は，欧州委員会科学運営委員会の評価とほぼ同等であるが，現在の検査法では，技術的な限界から潜伏期間にある BSE 感染牛を全て摘発，排除することができる段階ではない。検査法については，検出限界の改善や，牛の生体から採取した組織，血液等を用いた生前検査法の開発等も含め，研究が進められるべきであり，その中でプリオン検査による BSE 発症リスクの定量的な評価について，今後さらに検討を進める必要がある。

5）SRM 除去によるリスク低減

BSE 発症牛の体内において，異常プリオンたんぱく質の 99% 以上が集中していると報告されている牛の頭部（舌及び頬肉を除く），脊髄，回腸遠位部，背根神経節を含むせき

柱がSRMであり，食品として利用することは法的に禁止されている。これらの組織を食物連鎖から確実に排除することができれば，人のvCJD感染リスクはほとんど排除されるものと考えられる。しかし，問題点として①脊髄除去工程における脊髄の残存，②枝肉汚染の可能性，③と殺時のピッシング[*1]による中枢神経組織による汚染の可能性，④と畜場において常にSRM除去が確実に行われない可能性，⑤SRM以外の部位の異常型プリオンの影響の可能性が懸念される。個々の問題ごとに改善を進め，リスク管理の強化が今後もされる必要がある。

　食品安全委員会の答申を基に，厚生労働省は2013（平成25）年4月1日から，30ヵ月齢以下であれば，扁桃・回腸遠位部以外は，食用として使用できることに規制の見直しを行った。これにより，新たに扁桃以外の頭部，脊柱，脊髄が利用可能になる。これらの部位を食用として使用する場合には，と畜場等において，30ヵ月齢以下と，30ヵ月齢超の牛の分別管理や汚染防止を実施することになっている。

6）輸入牛の規制

　2003（平成15）年に，アメリカでBSEの発生が確認されたことにより，米国産牛肉の輸入を日本，韓国，台湾などが禁止した。その後2005（平成17）年には日米で定めた新たな輸入条件のもとで20ヵ月以下の牛に由来する骨なし牛肉のみ輸入が再開された。更に，2013（平成25）年2月1日から，従来から輸入が可能だった米国及びカナダに加え，フランス及びオランダからの輸入が再開された。同時に，輸入できる対象（月齢制限）を，現行の20ヵ月齢以下から，30ヵ月齢以下に引き上げることとした。なお，30ヵ月齢以下でも，扁桃・回腸遠位部，またはこれらの部位を含むものは輸入できない[(8)]。

　*1 ピッシング：と殺の際に，牛の脚が動くのを防ぐために，失神させた牛の頭部から器具を挿入して脊髄神経を破壊すること。厚生労働省では「引き続き中止の方針で検討を進める」としているが，具体的な実施計画が必要である。

4．今後のあり方

　日本において，2001（平成13）年9月にBSE感染牛が発見されたことで，厚生労働省と農林水産省は，SRM除去及びBSE全頭検査を行い，BSE発生国からの牛材料の輸入が禁止され，また飼料使用の規制，トレーサビリティ制度の導入などのリスク管理が実施された。これらの対策により，人へのBSE感染リスクは低減させたと考えられる。しかしながら，と畜現場でのSRM除去，測定法の検出限界，種間感染を含めた発症メカニズム解明，SRM以外の異常型プリオンなどまだリスクを増大する要因は残っており，今後の管理現場での基準遵守の徹底，測定法の検出感度・精度の向上，メカニズムを中心とする基礎的研究の推進が必要である。

　更に，日本でBSE感染牛が発見される前の行政の対策について改めて考え直し，今後同様の問題の再発を防止することに役立てることが求められる。この問題に関しては参考資料(7)の報告書で詳細に記載されており，今後の食品安全を確保する行政の課題として重要であるので，その内容を以下にまとめた。

　1991（平成3）年にはWHOの「動物とヒトの海綿状脳症に関する公衆衛生問題」に関する専門家会議が開かれ，推定されるヒトへの危険予防策について勧告されている。英国では1988（昭和63）年に肉骨粉の反すう動物への使用禁止ののち，1989（平成元）年11

月に脳，脊髄などの特定臓器の食用禁止措置を行った。ついで1990（平成2）年9月に特定臓器を動物の飼料に使用することも禁止した。EUとしての肉骨粉使用禁止措置は1994（平成6）年に実施された。米国では1996（平成8）年3月に畜産業界などが自主的に肉骨粉の使用を禁止し，翌1997年には法的禁止を実施した。オーストラリアでは1996年5月に畜産業界が自主的に肉骨粉の使用を禁止し，翌1997（平成9）年10月には法的禁止を実施した。

農林水産省は①BSE発生国からの生きた牛の輸入停止，②BSE発生国から輸入する肉骨粉に対する加熱処理条件の義務付け，③BSE発生国から輸入する牛肉からの危険部位の除去などの通達を出す措置を行ったが，加熱処理条件の実態調査，第三国からの輸入に対しての調査は実施しておらず，実際に有効な措置にはなりえないものであった。また，英国においてvCJD患者が確認されたことを受けて開催された1996（平成8）年のWHO専門家会議で肉骨粉使用禁止勧告が出されたが，これに対して実効ある措置をとらなかった。米国やオーストラリアが法的禁止措置をとった後も，この問題は取り上げられず，結局，法的規制について農業資材審議会飼料分科会に諮問されたのは2001（平成13）年3月になってからであり，日本の行政の対応は欧米と比較して遅れた。このときの農林水産省の指導は「実質的禁止」と説明されているが，現場での指導措置が徹底していなかったことも問題である。

厚生省（当時）はBSE問題がヒトの健康問題となったにも拘らず，BSE拡散防止の観点から，明確な意見を述べ，農林水産省との協力体制を構築する努力を怠った。

更に問題なのは，EU科学運営委員会のBSE発生リスク評価の報告書に対する農林水産省のとった対応である。1998（平成10）年から始まった日本の評価に関する報告書案が2000（平成12）年11月に送付され，「輸入肉骨粉による侵入の可能性のあること，特に1990（平成2）年の英国からの輸入肉骨粉についてはその侵入に高度の可能性のあること，また，日本におけるBSE防止システムがきわめて不安定であることから，国内でのBSE病原体増幅の可能性がある」ことが指摘され，「国産牛がBSEに感染している可能性が高いが，確認されていない」と結論されていた。農林水産省は追加資料を提出して反論したが，第3次報告書案でも同じ評価であったため，評価の中断を要請し，結果としてこの報告書の公表を抑えることとなった[7]。

このことは，国産牛にBSE感染のおそれがあることが公表されると，風評被害を引き起こし畜産業者が損害を蒙ることを配慮したとしか考えられず，憲法にある「公務員は国民全体の奉仕をすべきであり，一部の奉仕者であってはならない」の考えに違反していると考えられる。また，国民の健康被害の可能性があることを海外の情報から推定できたにも拘らず，迅速に有効な措置を取らなかったことは不作為の罪に問われる可能性もある。BSE問題は過去の問題ではなく，公務員のこのような考え方を根底から払拭しない限り，国民の安全を冒す事件が再発すると考えられる。

BSEの問題を契機に，食品安全基本法が施行され，独立の機関として食品安全委員会が設置され，当委員会においては委員会の公開，食品安全に関する情報公開，パブリックコメントの募集などリスク評価とリスクコミュニケーションに関する効果のある施策が取られている。しかしながら，厚生労働省と農林水産省における審議会，委員会の公開，情報公開などリスク管理機関が担うべきリスクコミュニケーションが十分でない部分があ

る。本項で参考にした「BSE 問題に関する調査検討委員会報告」[7] は両省の BSE に対する対応を詳細に報告しており，行政から独立した委員が執筆したとされている。今後は，BSE のような事件が再発しないように，国民の健康と安全に直接関係するものである食品の安全評価と管理についての調査・報告は，情報を公開することによって生じる弊害を恐れるより，公表しないまたは隠ぺいすることの害を十分認識し，情報発信に努めるべきであると考える。

参考資料

(1) 厚生労働省
    http：//www.mhlw.go.jp/seisakunitsuite/bunya/kenkou_iryou/shokuhin/bse/dl/bse_20130128_1.pdf
(2) 厚生労働省「牛海綿状脳症（BSE）のスクリーニング検査結果について（週報）」
    http：//www.mhlw.go.jp/houdou/0110/h1018-6.html
(3) 厚生労働省「国内における変異型クロイツフェルト・ヤコブ病（vCJD）の発生について」健康局疾病対策課, 2005
(4) Hilton DA et al. J. Pathol.：203（3）：733-739, 2004
(5) Aignaux JN, Stat. Meth. Med. Res.; 12：203-220, 2003.
(6) 食品安全委員会「我が国における牛海綿状脳症（BSE）対策に係る食品健康影響評価」2005（平成 17）年 5 月
    http：//www.fsc.go.jp/bse_hyouka_kekka_170609.pdf
(7) BSE 問題に関する調査検討委員会「BSE 問題に関する調査検討委員会報告」2002（平成 14）年 4 月 2 日
    http：//www.maff.go.jp/soshiki/seisan/eisei/bse/bse_tyosaiinkai.pdf
(8) 厚生労働省「牛海綿状脳症（BSE）について」http：//www.mhlw.go.jp/stf/seisakunitsuite/bunya/kenkou_iryou/shokuhin/bse/index.html

本項全般に関して
・小野寺節, 佐伯圭一『脳とプリオン―狂牛病の分子生物学―』朝倉書店, 2001
・食品安全委員会「日本における牛海綿状脳症（BSE）対策について，中間とりまとめ（2004 年 9 月）」
    http：//www.fsc.go.jp/sonota/chukan_torimatome_bse160913.pdf
・厚生労働省「牛海綿状脳症（BSE）等に関する Q&A」
    http：//www.mhlw.go.jp/topics/0103/tp0308-1.html

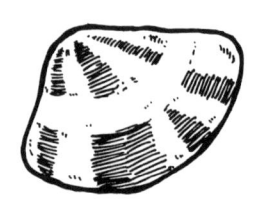

5 発がん性

1. 概要

がんとは悪性腫瘍のことをいう。腫瘍とは病的な細胞が局所的に増殖してできた組織で，良性腫瘍と悪性腫瘍とがある。良性腫瘍は細胞の増殖が急速ではなく，正常な組織の構造を保っており，核が正常に分裂して，他の臓器への転移も見られない。悪性腫瘍では細胞の増殖が急速で無秩序であり，異常な核分裂や染色体の異常が認められ，他の臓器に転移する。

発がんには少なくともイニシエーションとプロモーションの2段階がある。イニシエーションは正常細胞の遺伝子に異常が起きて潜在がん細胞となる段階であり，プロモーションは潜在がん細胞ががん細胞になり増殖していく段階である。

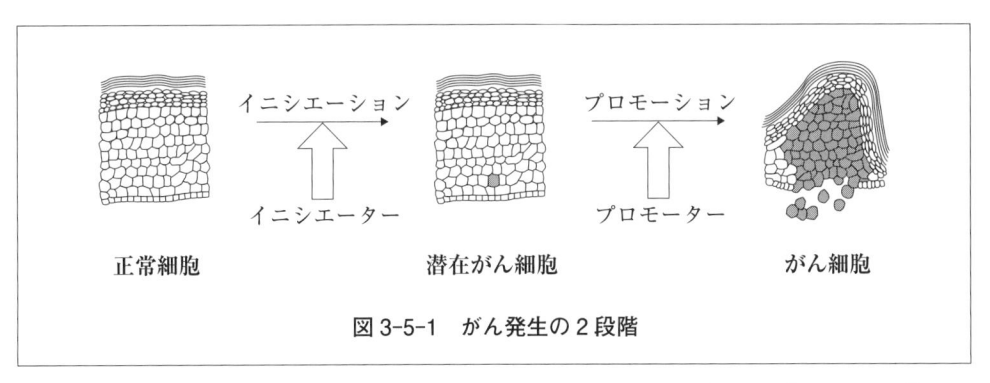

図3-5-1　がん発生の2段階

マウスの皮膚に7, 12-ジメチルベンツアントラセン（DMBA）を塗布し，その後にクロトン油を繰り返し塗布すると腫瘍が形成される。この場合，DMBAがイニシエーターであり，クロトン油がプロモーターである。イニシエーターとプロモーターのいずれか一方だけでも，あるいは塗布する順序を逆にしても腫瘍は生成されない。また，イニシエーターの作用は1回で有効であり，その効果は長期間維持されるが，プロモーターは通常何回も作用させる必要があり，その効果は可逆的である。

プロモーターの作用のひとつとして，プロテインキナーゼCの活性化作用がある。プロテインキナーゼCが活性化されると膜のホスホリパーゼA2も活性化されて，アラキドン酸を遊離させ，プロスタグランジン（炎症に関係する生理活性物質）が合成されたり，活性酸素が生成されたりする。

ヒトにおけるがん発生の大部分は環境因子によると考えられており，その中でも最も大きく関与しているのが食品とタバコの煙である。食塩も食品中の発がん物質のひとつであるが，それ以外に食品中に含有している発がん性物質は，①ワラビ，フキノトウなど植物に含まれているもの（Column「ワラビの発がん性」参照），②アミノ酸変性物質，ベンツピレンなど食品の加熱により生成するもの，③ニトロソアミンなど食品加工の過程で生成するもの，④アフラトキシン（Column「アフラトキシンとは？」P82参照）など食品に付着したカビが生成するもの，⑤環境中に存在して食品中に混入してくるダイオキシン（Column「ダイオキシンとは？」P114参照）や有機水銀などの化学物質，⑥水道中に存在するトリハロメタン，⑦ o-フェニルフェノール（OPP：第3章 6 残留農薬，従来の残留農薬基準の項 P120参照）などの残留農薬などがある。

Column　ワラビの発がん性

　ワラビはシダ植物の1種で，コバノイシカグマ科に分類される。日照の良い草原や原野などに群生し，若芽（葉）が春の山菜として食されている。また，根茎からとれるデンプンを「ワラビ粉」の原料に用いる。

　牛の慢性血尿症の原因として，ワラビの毒性が研究され，1960年代に白血球や血小板の減少や出血の症状が出て，慢性血尿症が発生することが分かり，更に牛の膀胱がんが発見された。ワラビの発癌物質はプタキロサイド（ptaquiloside）であり，熱や弱アルカリ性により，生体内でDNAの中のグアニンと結合した結果，突然変異を誘発してがんが発症するメカニズムが報告された。伝統的な調理法である灰汁抜きにより，無毒化する。灰汁抜きとは，木灰，重曹を含む熱湯に浸すことであり，ワラビの発がん性物質は分解されると報告されている。また，一般にワラビの若い新芽に有毒物質が多く含まれていて，回腸や盲腸，膀胱に発がん性を示すことが報告されているが，人が旬の季節に灰汁抜きをしたワラビを食べる量では，有害性はほとんどないと考えられている。

Column　ダイオキシンとは？

　ダイオキシンはポリ塩化-ジベンゾ-ジオキシン類で代表される化合物である。毒性が強く，体内や環境での蓄積性が高い。発生源は，現在では自動車の排ガス，ゴミ焼却炉からの排ガスが中心であるが，以前はベトナム戦争で米軍が散布した枯葉剤などの農薬や絶縁油や熱媒体として使用されたPCB（ポリ塩化ビフェニール）に含まれる不純物として存在していた。環境で分解しにくいために環境中に蓄積したダイオキシンが混入した食品から摂取することが多い。

　脂肪に蓄積するため，内海に生育する脂肪分の多い大型の魚介類に多く検出される。毒性は発がん性，免疫毒性，生殖毒性などが動物試験で確認されている。1998（平成10）年に出された厚生省（現厚生労働省）と環境庁（現環境省）との合同評価（「ダイオキシンの耐用1日摂取量（TDI）について」(1999)）では，TDI（1日太陽摂取量）が4 pg/kg/日に設定された（1pgは1/1000ナノグラム（ng）＝ 1/1000,000マイクログラム（μg））。

ダイオキシン（2,3,7,8-テトラ塩化-ジベンゾ-ジオキシン）の構造

2,3,7,8-Tetrachlorodibenzo-p-dioxin

2. リスク評価

　発がんのリスク評価は遺伝毒性試験で代表される。本試験は，被験物質がDNAに影響を与え，その結果，遺伝子突然変異あるいは染色体の構造異常及び数的異常を起こす性質があるかどうかを明らかにすることを目的とする。遺伝毒性試験としては，まず①微生物を用いる復帰突然変異試験と②哺乳類培養細胞を用いる染色体異常試験を実施する。変異原性試験と染色体異常試験は感度が高く，動物試験で発がん作用が現れない物質で陽性の結果となることがある。これらの試験が陽性であれば，次の段階として③げっ歯類を用いる小核試験を実施する（第2章❷評価試験，遺伝毒性試験の項P63参照）。

　遺伝毒性試験のいずれかで陽性となれば，ラットやマウスで1.5年～2年間の反復投与試験を実施する。がんの発症率が対照群より高ければ発がん性があると判断される（第2章❷評価試験，発がん性試験の項P67参照）。

　国際がん研究機関（IARC: International Agency for Research on Cancer）は，物質，混合物，環境によるヒトへの発ガンリスクをメカニズム解明と発がん性物質の評価を実施し，発がんリスクの度合いを5段階にランク付けに分類した。食品，その原料または日常身近な物質を中心に，IARC発がん性リスク一覧に記載されているものを表3-5-1に例示した。

表3-5-1　IARCの発がん性リスク分類[1]

分類	区分レベル	物質（主な含有食品）
1	ヒトに対する発がん性が認められる (carcinogenic to human)	アフラトキシン（ナッツのカビ毒），カドミウム，ダイオキシン，アスベスト，たばこ
2A	ヒトに対する発がん性がおそらくある (probably carcinogenic to humans)	アクリルアミド（ポテトチップス，Column「アクリルアミドとは？」P116参照），ベンゾピレン（焦げ），グリシドール（グリシドール脂肪酸エステル：食用油），PCB，ホルムアルデヒド，
2B	ヒトに対する発がん性が疑われる (possibly carcinogenic to humans)	ワラビ，クロロホルム，鉛，コーヒー酸，ヒドラジン（マッシュルーム），Trp-P-1（焼魚，焼肉）
3	ヒトに対する発がん性がおそらくない (probably not carcinogenic to humans)	塩素消毒飲料水，カフェイン，ビタミンK，水銀，
4	おそらく発がん性はない (Probably Not Carcinogenic)	カプロラクタム

＊IARC：1965年にフランスリヨンに設立されたWHOの外部組織である。同機関では物質，混合物，環境による人への発がんリスクを，がん発症のメカニズムの解明と発がん性の評価を実施し，発がんリスクの度合いを5段階に分類して，ランク付けしている。
IARC Home page, http：//www.iarc.fr/

> **Column　アクリルアミドとは？**
>
> 　アクリルアミドは，工業用に，紙の増強剤や水処理剤，土壌凝固剤，漏水防止剤，化粧品などに用いられるポリアクリルアミドの原料として製造されている化学物質である。
> 　IARC（国際がん研究機関）が，動物実験の結果からヒトにおそらく発がん性がある物質に分類している。工業的に生産される加熱を受けるばれいしょ加工品や穀類加工品などのうちフライドポテト，ポテトスナック，ビスケット類に 0.5〜3.0mg/kg 含まれており，家庭調理での野菜の炒めものや焼き菓子などにも含まれていることが確認されている[2]。
> 　アクリルアミドは原材料に含まれているアミノ酸（アスパラギン）と糖化合物（果糖，ブドウ糖など）が 120℃以上の加熱により生成すると考えられている。水分含有量の少ない場合に，アクリルアミドが生成しやすいと報告されている。アミノ酸や糖類の反応はアミノカルボニル反応と呼ばれ，食品の色や風味の形成のように重要な役割を果たしているため，これらの反応を抑制することは食品の製造においての対策は一般には困難である。

3. リスク管理

　発がん性が認められた物質は，原則として食品として使用することも食品中に残留することも認められないが，食塩などのように遺伝毒性がない発がん物質（発がんプロモーター）は，1日摂取許容量（ADI）を設定して使用することは可能である。また，食品のコゲ，ワラビなどの野菜など多くの食品に発がん性物質が見出されており，発がん性物質を全く摂取しないことは一般の食生活では困難である。従って，発がん物質を多く含む食品はなるべく避けて，多種類の食品を適切な量摂取することが，がんの発症リスクを減らすことに繋がると考えられる。

参考資料
(1) http：//ja.wikipedia.org/wiki/IARC%E7%99%BA%E3%81%8C%E3%82%93%E6%80%A7%E3%83%AA%E3%82%B9%E3%82%AF%E4%B8%80%E8%A6%A7
(2) http：//www.maff.go.jp/j/syouan/seisaku/acryl_amide/a_kiso/about.html

全体としての参考資料
1. 松原聰　『がんの生物学』1996，裳華房
2. 熊谷進，山本茂貴共編『食の安全とリスクアセスメント』2004，中央法規

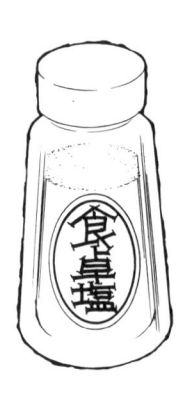

6 残留農薬

1. 概要

　食品は，一般に農作物を原料として使用されている。農場で農作物を生産する際に，安定的な生産を保持し，生産効率と品質を高めるために，穀物・野菜・果物などの植物性原料を生産する際には，殺虫，殺菌，除草などの目的で農薬が使用され，また，牛乳・食肉などの動物性原料を生産するためには，飼料添加物，動物用医薬品（農薬等と呼ぶ）が使用されている。このため，これらの農作物やそれらを原料とする加工食品には，微量の農薬等が残留する可能性がある。食品の安全を確保するために，それらの化学物質の毒性を評価し，残留基準が定められている。

　主な農薬は，殺虫剤，除草剤，殺菌剤であり，それら以外には殺ダニ剤，殺鼠剤，植物成長促進剤，忌避剤，誘引剤などがある。殺虫剤，殺菌剤などの農薬の出荷量は減少しているが，農業人口の高齢化や減少により，除草剤の出荷量は若干増加する傾向が認められる（図3-6-1）。それらの代表的な化合物とその特徴と毒性を表3-6-1に記載する。

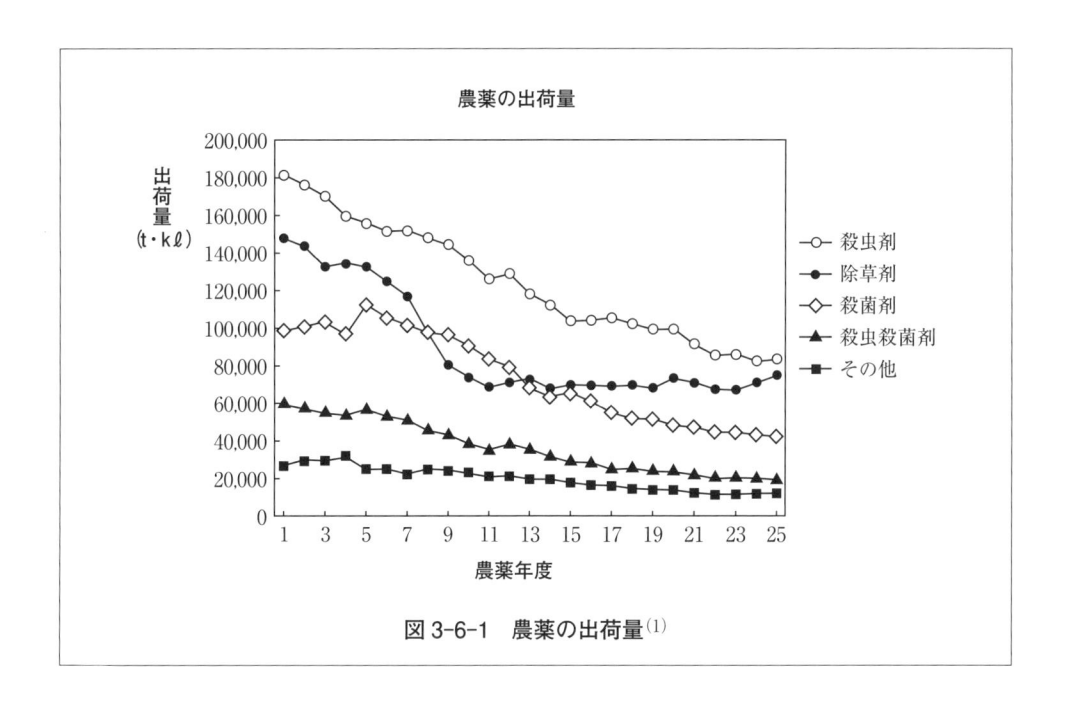

図 3-6-1　農薬の出荷量[1]

表 3-6-1　主な農薬の特徴と毒性

分類	化合物群	特徴	毒性
殺虫剤	有機リン剤（パラチオン，マラチオン，フェニトロチオンなど）	強い殺虫力と広範囲の昆虫に対して有効である。環境での分解性は高いため，残留性は少ない。	体内蓄積性は低いが，副交感神経の異常，縮瞳に加え，頭痛，嘔吐，痙攣，呼吸停止などの症状を示す。日本では，1971（昭和46）年にパラチオンの使用が禁止されている。
	有機塩素剤（DDT，BHC，アルドリン，エンドリンなど）	持続性が強く，広範囲の昆虫に対して有効である。脂溶性で分解しにくいため，環境での蓄積性が高い。	生体での蓄積性が高く，染色体異常，肝臓の発がん性，神経毒性もあることから，日本では使用禁止となっている。
	ピレスロイド剤（ペルメトリン，フェンバレレートなど）	除虫菊の花に含まれるピレトリンの類縁物質の総称である。蚊取り線香などの家庭用殺虫剤としても使用されている。	昆虫に選択的な毒性を有しており，動物に対する毒性は一般的に低い。
	カルバメート剤（カルバリルなど）	主として殺虫剤として使用されるが，殺菌剤，除草剤として使用されるものもある。	有機リン剤と同様の毒性を示すが，一般に弱い。
除草剤	チオカーバメート剤（ベンチオカーブ，モリネートなど）	稲作用に用いられる。水田に施用されるため，残留農薬として魚介類に多く検出される。	植物細胞分裂阻害作用のため，哺乳類への毒性は低いが，魚介類への蓄積毒性がある。
	アミノ酸系（グリフォサート）	非選択性の畑地用の除草剤である。遺伝子導入により耐性トウモロコシ，大豆が開発されている。	動物にはないアミノ酸合成酵素の阻害により，殺草作用を示すため，哺乳類への毒性は低いと考えられる。
	ジピリジニウム系（パラコート）	全ての植物に殺草性を有する非選択性を示し，水溶性で土壌に吸着して活性を失う。	呼吸器系の毒性を示すため，毒物に指定されている。
殺菌剤	フタルイミド系（キャプタンなど）	野菜・果実に用いられる。	催奇形性が指摘されている。
	有機塩素系（TPNなど）	野菜・果実のベト病，ウドンコ病，ハウス栽培のくん蒸剤に用いられる。	催奇形性が指摘されている。

　主な動物用医薬品，飼料添加物には，抗生物質，合成抗菌剤，ホルモン剤，寄生虫用剤，ビタミン・ミネラル剤などがある。動物用医薬品は畜産動物や養殖魚における病気の治療，予防の目的で使用される医薬品であり，飼料添加物は飼料効率の改善，成長促進の目的で飼料に添加する薬剤である（表3-6-2参照）。食品衛生法では食品，食品添加物の規格基準で，「食品は抗生物質を含有してはならない。食肉，食鳥卵及び魚介類は合成抗菌剤を含有してはならない」と規定しているが，動物用医薬品の残留基準に適合するものは除外されている。それらの代表的な化合物の特徴を表3-6-2に記載する。

表 3-6-2　動物用医薬品・飼料添加物の特徴と毒性

分類	化合物群	特徴	毒性他
抗生物質	テトラサイクリン，ペニシリン，ゲンタマイシン，ネオマイシンなど	微生物が生産する増殖阻害作用物質であり，細菌による家畜の感染症の予防，治療を目的に用いられる。	食品に残留する抗生物質をヒトが長期間に亘り摂取することになり，薬剤耐性菌の出現に繋がり，ペニシリンなどはアナフィラキシーを起こす例もある。
合成抗菌剤	サルファ剤，キノロン剤など	同上の目的で使用される合成化合物。	長期使用により，薬剤耐性菌の出現に繋がる。
ホルモン剤	エストラジオール	主に肉牛の成長促進や肉質向上，飼料効率改善の目的で使用される。	肉類の残留農薬として長期間の摂取により，ヒトでホルモン撹乱作用を起こす例がある。

2. リスク評価
1) 安全性評価試験

　農薬の安全性は適用農作物への安全性，農作物に残留して経口的に摂取するヒトへの安全性と，環境中に意図的に放出されることによるヒトを含む環境中の生物への安全性の3面から評価する必要がある。残留農薬の安全性評価は食品添加物と同様，当該化合物の物理的性状，化学的性質，純度・不純物など品質規格を含む物質の基本的性質を評価し，次に，急性毒性・反復投与毒性試験，発がん性試験，変異原性試験，催奇形性試験などの *in vitro* 試験及び動物試験を行う。また，農薬は経口的に摂取されるだけでなく，散布により大気中に放出されることがあるため，経皮吸収を考慮して，経皮毒性試験，皮膚感作試験，眼刺激性試験を実施する。更に農薬は環境に放出されることから，土壌への残留性に関する試験，水産動植物への影響及び水産動植物以外の有用生物への影響の評価試験を実施する。

2) 1日摂取許容量

　上記の安全性評価試験の結果を基に，動物が長期間摂取しても有害性を示さない無毒性量（NOAEL）を求め，これを根拠にヒトが一生涯摂取しても安全な量としての1日摂取許容量（ADI = Acceptable Daily Intake）を農薬成分毎に設定する。NOAELからADIを求める場合には，通常，安全係数として1/100を掛けて算出されるが，安全性試験が不十分な場合は，安全をみて1/200または1/1000の値が用いられることもある（P126参照）。

3) 曝露評価

　農薬は複数の農作物に使用されることから，その農薬を含む食品の種類と摂取量から積算したトータルの摂取量がADIより少ないことが求められる。日本人が食事から摂取する食品の種類と摂取量は，厚生労働省が実施している国民栄養調査から求められる。農作物及びそれを含む加工食品中の農作物の合計の摂取量に残留量を掛けて，農薬の1日摂取量を求める。残留する可能性のある農作物中の農薬量を合計した値を理論的最大摂取量（TMDI = Theoretical Maximum Daily Intake）として評価する。このTMDIがADIより小さい値であれば，安全上問題はないとされる。

3. リスク管理
1）制度の概要

　前述したように，農薬は安全性を農作物，ヒト，環境の3面から評価する必要性があることから，管理についても多くの制度が関与する。基本となる法律は農薬取締法であり，農薬を製造，輸入，販売する者は農作物の安全性と動物の安全性評価を含む資料を農林水産省に提出して，農薬として登録する必要がある。動物用医薬品は薬事法により規定されており，飼料添加物は飼料安全法により，規制されている。食品衛生法においては動物用医薬品と飼料添加物も含めて農薬等として農薬残留基準が定められている，それ以外の関連法規としては環境基本法，水質汚濁防止法，劇物及び毒物取締法がある。農薬取締法に基づく登録制度は国内で製造，販売，使用される農薬について規制されるが，食品衛生法に基づく残留農薬基準については輸入食品も規制の対象として含めるため，国内の農薬だけでなく海外で使用された農薬も規制の対象としている。本書では，食品安全の観点から残留農薬基準を中心に記述する。

2）従来の残留農薬基準（ネガティブリスト制度からポジティブリスト制度へ）

　2006（平成18）年以前は食品衛生法第11条に基づき，約250の農薬と33の動物用医薬品について残留基準が定められていた。残留基準のある農薬のみに食品中の残留量の規制があり，基準が定められていない農薬が検出されても，取り締まる規則はなかった（ネガティブリスト制度）。更に，国内で登録されていない農薬の使用は農薬取締法で規制できるが，国外で使用された農薬は，日本で登録されていない農薬であっても，日本の法律で規制することはできなかった。

　また，収穫後に保存性を高めるために使用される農薬（ポストハーベスト農薬）は，防カビ剤の扱いを受け，食品添加物として規制されていた。この背景には，1975（昭和50）年米国産輸入柑橘類からポストハーベスト農薬である o-フェニルフェノール（OPP）が検出され，その取扱いを巡った議論がある。このときは，収穫後の使用であるから食品添加物であるとみなされ，指定されていない食品添加物は使用できないとの結論に達して，輸入品が廃棄された経緯がある。

　従来の法律では，残留基準の未設定の農薬，輸入農作物の未登録農薬などの食品中の残留を規制することができない矛盾を持っていた。基準が設定されていなかった農薬，飼料添加物，動物用医薬品（以下農薬等）も含めて食品中の残量基準が作成されることになった。定められた基準を超えて農薬等が残留している食品，及び基準の設定されていない農薬を一定量以上含む食品の流通を禁止する制度が2006（平成18）年5月29日より施行された。これをポジティブリスト制度と呼ぶ。この制度は2003（平成15）年5月30日の食品衛生法改正の公布から3年以内に施行されることになっていたものである。この間，毎年20品目を目途に残留基準を設定し，他は海外基準を参考に暫定基準として，農薬等の残留基準を定めたポジティブリストを作成してきた。

　2005（平成17）年11月に厚生労働省から残留農薬に関する通知[2]が発表（図3-6-2参照）され，次の3点が定められた。この通知は2006（平成18）年5月29日から施行された。

【移行前の規制】

農薬，飼料添加物及び動物用医薬品

- 食品の成分に係る規格（残留基準）が定められているもの
  - 250農薬，33動物用医薬品等に残留基準を設定
  - ↓
  - 残留基準を超えて農薬等が残留する食品の流通を禁止

- 食品の成分に係る規格（残留基準）が定められていないもの
  - ↓
  - 農薬等が残留していても基本的に流通の規制はない

【ポジティブリスト制度への移行後】……2006（平成18）年5月29日施行

農薬，飼料添加物及び動物用医薬品

- 食品の成分に係る規格（残留基準）が定められているもの　799農薬等
  - ポジティブリスト制度の施行までに，変更前の食品衛生法第11条第1項に基づき，農薬取締法に基づく基準，国際基準，欧米の基準等を踏まえた暫定的な基準を設定
  - ＋
  - 登録等と同時の残留基準設定などによる残留基準の設定
  - ↓
  - 残留基準を超えて農薬等が残留する食品の流通を禁止

- 食品の成分に係る規格（残留基準）が定められていないもの
  - ヒトの健康を損なうおそれのない量として厚生労働大臣が一定量を告示（0.01ppm）
  - ↓
  - 一定量を超えて農薬等が残留する食品の流通を禁止

- 厚生労働大臣が指定する物質
  - ヒトの健康を損なうおそれのないことが明らかであるものを告示（特定農薬等）65物質
  - ↓
  - ポジティブリスト制度の対象外

※2005（平成17）年11月29日付けで関係告示を公布　　　　　（改正食品衛生法第11条関係）

図3-6-2　残留する農薬等の新旧制度比較

(1)「残留基準等告示」：既に食品衛生法に基づき設定されている農薬等の残留基準に加えて，コーデックス基準や農薬取締法に基づく農薬の登録基準，薬事法に基づく動物用医薬品の基準，米国，EU等諸外国の基準などを参考に暫定的な基準が設定された。また，遺伝毒性のある発がん物質及び国際機関でADIが設定できないと評価されている農薬等については，「不検出」という暫定基準を定めた。今回の残留農薬基準のポジティブリストに掲載された基準の設定は799品目となった。

(2)「一律基準」：残留基準が定められていない農薬等に対し適用されるもので，人の健康を損なうおそれのない量を0.01ppmと定めた。一律基準については，FAO/WHO合同食品添加物専門家会議（JECFA）による香料の評価や，米国食品医薬品局（FDA）において容器からの溶出物等の間接添加物の評価に際し用いられている「許容される暴露量」，国内またはFAO/WHO合同残留農薬専門家会議（JMPR）もしくはJECFAでこれまでに評価された農薬及び動物用医薬品の「許容1日摂取量（ADI）」等を考慮し，一律基準が適用されるような場合の，個々の農薬等の摂取許容量の目安として1.5 μg/日を用いることが妥当であると考えられた。日本の国民の食品摂取量を踏まえ，一律基準によって規制される農薬等の摂取量が目安量を超えることがないよう，一律基準として0.01 ppmを定めることになった。

(3)「対象外物質」：対象外物質は一般に使用されている農薬等及びその成分である物質が化学的に変化して生成した物質のうち，その残留の状態や程度などからみて，農畜水産物にある程度残留したとしても，人の健康を損なうおそれがないことが明らかであるものである。国内でのこれまでの評価，JECFAやJMPRによる評価，我が国の農薬取締法等における取扱い，JECFA等で科学的な評価に必要とされている毒性試験結果などのデータに基づいて残留基準を設定していると考えられる国や地域における取扱いなどを参考に定められている。対象外物質としては，ビタミン，ミネラル他の根拠を明確にされた65物質が定められた（表3-6-3参照）。

表3-6-3 農薬残留基準規定より除外されている（対象外）物質一覧表

分類	物質名
ビタミン・ビタミン様物質	アスコルビン酸，アスパラギン，イノシトール，β-カロテン，カルシフェロール，コバラミン，コリン，チアミン，トコフェロール，ナイアシン，アスタキサンチン，パントテン酸，ビオチン，ピリドキシン，レチノール，葉酸，リボフラビン
ミネラル	亜鉛，カリウム，カルシウム，セレン，鉄，銅，ケイ素，バリウム，マグネシウム，硫黄，ヨウ素
アミノ酸	アラニン，アルギニン，グリシン，グルタミン，セリン，チロシン，バリン，ヒスチジン，メチオニン，ロイシン
有機酸	オレイン酸，クエン酸，酒石酸，乳酸
脂質，油脂	ニームオイル，レシチン，マシン油，ミネラルオイル，ワックス，パラフィン
天然成分，抽出物	クロレラ，ケイ皮アルデヒド抽出物，シイタケ菌糸体抽出物，アリシン，トウガラシ色素，マリーゴールド色素
その他	アザジラクチン，β-アポ-8-カロチン酸エチルエステル，アンモニウム，塩素，ケイソウ土，重曹，ソルビン酸，尿素，ヒドロキシプロピルデンプン，プロピレングリコール，メナジオン

また，新設された基準については，内閣府食品安全委員会による食品健康影響評価がなされていないため，施行後評価を実施する。優先して評価する物質は①国際機関でADI設定できないとされたもの，②日本の食生活で1日当たりの摂取量が多いと推定されるもの，③発がん性等新規の毒性知見が得られたものとし，2006（平成18）年度から5年間を目途に年間約150物質ずつ評価される予定であったが，2014（平成26）年12月現在，終了しておらず，評価を進めている段階である。

　前述したように，従来は農薬として登録されているものであっても，収穫後使用される農薬は食品添加物のひとつである防カビ剤に指定されていた。しかし，今回のポジティブリスト制度に伴う基準では，輸入柑橘類に使用されているOPPも農薬として基準が設定されている。日本では農薬のポストハーベスト使用は，保管のためのくん蒸剤以外認められていない。

4. 海外の状況

　残留農薬の国際基準はコーデックス委員会が定めることになっており，残留農薬のMRL（Maximum Residue Limit（最大残留限界））が作成されている。このCodex MRLは，ADIに基づき推定1日摂取量（EDI）方式により評価が行われて，日本の残留農薬基準の考え方と基本的には整合性がとられている。ただし，科学的に正当な理由があれば，国際基準より厳しいその国独自の基準を決めることができるとされており，残留農薬についても国によって摂取量が異なるため，国ごとの摂取量に応じた規制をすることが可能である。日本で摂取量の多いコメの場合，殺虫剤のマラチオンの国際残留基準は8ppmであるが，日本では0.1 ppmを設定している。

　米国の環境保護局（EPA）が決めるCFR40という基準集のparts150 to 189農薬基準では，柑橘類に対してOPP，チアベンダゾール（TBZ）はポストハーベストとしての使用が認められている。

参考資料
(1) 農林水産省 http：//www.maff.go.jp/j/nouyaku/n_info/pdf/25seisan_suii.pdf
(2) http：//www.wam.go.jp/wamappl/bb11GS20.nsf/0/c86546c8daebfcf649257473000abb49/$FILE/20080625_6houkoku1.pdf
本項全般に関して
・食品衛生研究会監修『食品中の残留農薬Q&A』2001，中央法規

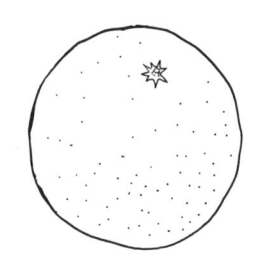

7 食品添加物

1．概要

食品添加物とは食品衛生法に、「食品の製造過程で、または食品の加工や保存の目的で食品に添加、混和などの方法によって使用するもの」と定義されており、食品添加物の用途としては下記の事項が挙げられている。[1][2]

1）食品の栄養価を保持するもの

通常の食生活で不足しがちな食品の栄養成分を添加することでその食品の栄養価値を高めるために使用される添加物であり、例えば、表3-7-1の食品添加物がある。

表 3-7-1　食品の栄養価の維持に用いられる食品添加物

添加物の種類	概要と添加物の例
ビタミン類	ビタミンA，ビタミンB_1（チアミン類），ビタミンB_2（リボフラビン類），ビタミンC（アスコルビン酸類），ビタミンD（カルシフェロール類）など
ミネラル類	カルシウム化合物，鉄化合物，亜鉛化合物，銅化合物など
アミノ酸	アスパラギン酸，グルタミン酸，バリン，メチオニンなど

2）食品の製造，加工に用いられるもの

食品を製造する工程において欠かすことのできない副原料や追加成分であり、例えば表3-7-2のものがある。

表 3-7-2　食品の製造，加工に用いられる食品添加物

添加物の種類	概要と添加物の例
イーストフード	パンや菓子の製造工程で，イーストの栄養源等の目的で炭酸カルシウム，硫酸マグネシウム，グルコン酸カリウムなどが使用される。
かんすい	小麦粉を原料として製造されるラーメンに弾力のある食感や風味と透明感を出すために，かんすいとして炭酸塩やリン酸塩が使用される。
豆腐用凝固剤	豆腐を製造するには，にがりとしての塩化マグネシウムやすまし粉としての硫酸カルシウムなどの他に塩化カルシウムやグルコノデルタラクトンなどの食品添加物が使用される。
乳化剤	水と油を均一に乳化させるために使用するもので，例えばチーズにはクエン酸カルシウムやグルコン酸塩，マヨネーズには卵黄レシチンなどが添加して製造される。
膨張剤	ビスケットやホットケーキなどを製造工程でガスを発生させて膨張させるとともに，食感を向上させる目的で重曹（炭酸水素ナトリウム）やベーキングパウダー（ふくらし粉）を使用する。

3）腐敗，変質，その他の化学変化などを防ぐもの

食品は製造場所から消費場所までの運搬，販売場所における保管，消費者が購入してから実際に消費するまでの期間は，食品が腐敗したり味や香りが変質したりせずに保存できることが求められる。その目的で用いられる食品添加物の例として表3-7-3が挙げられる。

表 3-7-3　腐敗，変質，その他の化学変化などを防ぐために用いられる食品添加物

添加物の種類	概要と添加物の例
保存料	食品の保存性を高めるために，安息香酸，ソルビン酸，プロピオン酸，パラオキシ安息香酸類などの食品中の微生物に対する静菌作用を有する添加物を用いる。
防かび剤	殺かび作用から増殖抑制作用を持つものを含む。柑橘類などの輸入の輸送に伴う腐敗を防ぐオルトフェニルフェノール，ジフェニルなどの防かび剤の使用が柑橘類に認められている。
殺菌料	殺菌料は，食品に付着している微生物を殺すもので，サラシ粉，高度サラシ粉，次亜塩素酸，次亜塩素酸ナトリウムがある。
酸化防止剤	油脂は空気中の酸素によって酸化され，色や味や臭いが変化し，毒性を有する過酸化物を生成する。食品成分の酸化の防止効果を持つアスコルビン酸，dl-α-トコフェロール，エチレンジアミン四酢酸二Na，クエン酸イソプロピルジブチルヒドロキシトルエンなどが用いられる。

4）食品を美化し，魅力を増すもの

　食品の味，香り，色などが感覚に訴えて，食欲を増進することにより，消化や吸収よく食品を摂取することができる。食欲を増進するために，色，味，香りを調える目的で使用する添加物の例として表3-7-4が挙げられる。

表 3-7-4　食品を美化し，魅力を増すために用いられる食品添加物

添加物の種類	概要と添加物の例
着色料	食品に着色することで，食欲を増す色調にするために使用されている。食用青色2号，赤色105号，食用黄色4号，食用青色1号，食用緑色3号，銅クロロフィリンナトリウム，二酸化チタン，カラメル，紅こうじ色素，くちなし黄色色素など使用されている。
発色剤	食肉や水産製品に鮮やかな赤色を出すために，硝酸塩，亜硝酸塩が使用されている。
漂白剤	食品の色を白く保つために，亜硫酸ナトリウム，次亜硫酸ナトリウム，二酸化硫黄，ピロ亜硫酸カリウム，ピロ亜硫酸ナトリウムが使用されている。
酸味料	食品に酸味を加えることで，清涼感を増すために，酢酸，クエン酸，酒石酸などがある。
甘味料	甘さを付加するための添加物で，砂糖などの糖質系と甘味度が高い代替甘味料，例えばサッカリン，サッカリンナトリウム，グリチルリチン酸二ナトリウム，グリチルリチン酸三ナトリウム，アスパルテールなどが使用される。既存甘味料として，ステビオサイド，甘草抽出物，ソーマチン，モネリンなども使用されている。
調味料	食品の味を調えて食欲を増すために使用される。アミノ酸系のグルタミン酸化合物，アラニン，グリシンなどのほか，核酸系のイノシン酸化合物，グアニル酸化合物，有機酸系のコハク酸化合物，リンゴ酸化合物，無機塩系の塩化カリウムなどがある。
香料	食品に香りを付けて食欲を増進するために用いられ，レモン，オレンジ，ローズ，ジャスミンなどの天然香料，天然香料の成分を合成したものや新規の合成香料がある。

2. リスク評価

　食品添加物の安全性は，物質の分析結果，動物を用いた毒性試験の結果など科学的な試験データとその添加物の摂取状況の調査と分析に基づいて，担当の行政機関が審議し，評価される。

1）リスク評価の手順

　食品添加物の安全性評価はまず，添加物の物理的性状，化学的性質，純度・不純物など品質規格を含む，物質の基本的評価を行う。

　次に，前項で記載した急性毒性・反復投与毒性試験，発がん性試験，変異原性試験，催奇形性試験などの in vitro 試験及び動物試験による安全性評価試験を行う。この際，動物試験の結果に基づき，定められる有害作用を示さない試験物質の最大量である無毒性量（NOAEL ＝ No-Observed Adverse Effect Level）を求める。

　更に，無毒性量及び毒性に関連する結果を用いて，ヒトが生涯に亘って毎日摂取しても健康に悪影響を及ぼさない1日摂取許容量を体重1kg当たりの値として求める。動物試験の結果とヒトの安全性の差異及び個人ごとの差異を考慮して，通常，動物とヒトとの種差を10倍の安全係数，個人差として10倍の安全係数を用いて，動物試験で得られたNOAELに100倍をして，ヒトの1日摂取許容量（ADI ＝ Acceptable Dairy Intake）を求める（図3-7-1参照）。

```
化学的性質の同定
    │    規格の設定
    │        純度・性状・不純物等による物質の同定
    ↓
実験動物等を用いた毒性試験結果
    │    無毒性量（No-Observed Adverse Effect Level〈NOAEL〉）の決定
    │        動物での毒性試験の結果に基づき定められる有害な作用を示さない物質の最大量
    │
    │    毒性試験：急性毒性試験・反復投与毒性試験・発がん性試験・変異原性試験
    │             催奇形性試験・体内動態試験等
    ↓
1日摂取許容量（ADI）の設定      単位：mg/kg体重/日
    │    ADI（Acceptable Daily Intake）とは，認められるような健康上のリスクを伴
    │    わずに，ヒトが生涯に亘り毎日摂取することができる体重1kg当たりの量
    │
    │        1日摂取許容量（ADI）無毒性量/安全係数
    │
    │    安全係数：種差・個人差を考慮するための数値で，無毒性量を除す
    │             ることによりADIが求められる。通常は100を用いる。
    ↓
ADIを超えないように使用基準を設定
    │    対象食品・最大使用量の限定
    ↓
安全性の確保
```

図 3-7-1　リスク評価の手順[3]

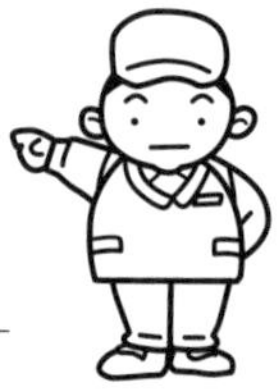

2）食品添加物の摂取状況

　食品添加物を平均的日本人が実際にどの程度摂取しているかを把握することも，食品添加物の安全性を確保する上で重要である。厚生労働省はスーパー等で売られている食品を購入し，その中に含まれている食品添加物量を分析して測り，その結果に国民栄養調査に基づく食品の喫食量を乗じて摂取量を求めるマーケットバスケット方式を用いて，食品添加物1日摂取量調査を実施している。

　2013（平成25）年の調査結果の一例を下記に示すが，今回の食品群の分析に基づき見積もられた摂取量の，JECFAの1日摂取許容量（ADI）または最大耐容1日摂取量（MTDI）に対する割合（以下「対ADI比」）を，表3-7-5にまとめて示した。対ADI比が最も大きかったのは，酸化防止剤では総トコフェロールの4.57%，防かび剤はイマザリルの0.0005%であった。また，製造用剤のプロピレングリコールは0.96%，結着剤のリン酸化合物は6.47%であった。ADIまたはMTDIが設定されている食品添加物の摂取量は，いずれもADIまたはMTDIから計算される1人当たりの1日摂取許容量を下回り，これらの添加物の摂取量は安全性上問題ないことが確認されている。また，この調査により安全上問題となるような結果が明らかとなった場合には，食品添加物の基準を改正するなどの必要な措置を講じることとしている。

表 3-7-5　1 日摂取許容量との比較（20 歳以上）[4]

	食品添加物名	1日摂取量 (mg/人/日)	ADI (mg/kg体重/日)	対ADI比 [*1] (%)
酸化防止剤	エチレンジアミン四酢酸塩	— [*2]	0〜2.5 [*3]	0.00
	エリソルビン酸	0.2	特定しない [*4]	— [*5]
	アスコルビン酸	76.7	特定しない [*4]	— [*5]
	ジブチルヒドロキシトルエン	0.008	0〜0.3	0.04
	ブチルヒドロキシアニソール	— [*2]	0〜0.5	0.00
	没食子酸プロピル	— [*2]	0〜1.4	0.00
	総トコフェロール	5.35 [*6]	0.15〜2 [*7]	4.57
防かび剤	イマザリル	0.00001	0.03 [*8]	0.0005
	オルトフェニルフェノール	— [*2]	0〜0.4	0.00
	ジフェニル	— [*2]	0〜0.05	0.00
	チアベンダゾール	0.000003	0〜0.1	0.00005
	フルジオキソニル	— [*2]	0.33 [*9]	0.00
製造用剤	プロピレングリコール	14.1	0〜25	0.96
結着剤	リン酸化合物 [*10]	265.6 [*11] (mgP/人/日)	70 [*12] (MTDI [*13])	6.47

[*1]：対 ADI 比（%）＝1日摂取量（mg/人/日）/20歳以上の平均体重（58.6kg）/1日摂取許容量（mg/kg 体重/日）×100
[*2]：混合群試料中の含有量が定量下限未満であったため摂取量が 0mg となるもの

127

*3：エチレンジアミン四酢酸カルシウム二ナトリウムとして
*4：JECFA において ADI を特定しないと評価
*5：JECFA において ADI を特定しないと評価されているため，値を求められないもの
*6：α体以外のトコフェロールをそれぞれの力価に従いα体に換算した総トコフェロールの1日摂取量
*7：dl-α-トコフェロール及び d-α-トコフェロール濃縮物の Group ADI
*8：JECFA には収載されていないため，農薬としての JMPR による評価
*9：食品安全委員会による評価
*10：縮合リン酸及びオルトリン酸
*11：リンとしての1日摂取量（mgP/人/日）の和
*12：天然食品由来を含め全ての摂取源からのリンとして
*13：MTDI（最大耐容1日摂取量）

3. リスク管理
1）経緯
（1）食品衛生法の施行
　1948（昭和23）年に食品衛生法が施行され，食品添加物とは，「食品の製造の過程においてまたは食品の加工若しくは保存の目的で，食品に添加，混和，浸潤その他の方法によって使用する物」と定義されて，保存料，甘味料，着色料等60種類が食品添加物として食品に使用できる化学合成品として定められた。日本は使用できる添加物を決め，原則として指定されない食品添加物を禁じるポジティブリスト制度を世界でも最も早く採用した国のひとつであった。

（2）食品添加物の安全問題
　合成甘味料のチクロ（サイクラミン）が大量投与での動物試験により発がん性が認められたとの理由で，食品添加物としての使用が禁止されたことなどを受け，国会において1972（昭和47）年に「食品添加物の使用は極力制限する方向で措置する」という付帯決議がなされた。そのため，食品添加物は1983（昭和58）年までの約10年間に11品目の指定が行われただけであった。この間，合成でない天然添加物は規制の対象とならなかったため，多くの天然添加物が開発され，使用されることになった。

（3）包括的な指定添加物制度
　本章の初めでも述べたように，天然物が安全である保証は全くなく，天然物であっても評価試験を実施して，安全性を確認する必要がある。国際的にもこの考え方が一般的であったために，我が国でも1995（平成7）年に食品衛生法を改正して，合成か天然かで食品添加物の規制を区別するのではなく，天然添加物であっても合成物と同様の安全性評価を実施して，使用できる食品添加物として指定する制度が導入された。しかしながら，従来から使用されてきた天然添加物は暫定的に既存添加物として引き続き使用を認める経過措置を取ることにした。既存添加物として使用が認められたものは，安全性に疑いのあるものから順に安全性評価を実施することになっている。

（4）指定添加物の国際的調和
　1995（平成7）年に指定添加物の制度ができたが，1972（昭和47）年に「食品添加物の使用は極力制限」の国会での付帯決議がなされたこともあり，厚生省は5年間で，キシリトール，スクラロース，アセサルファム-K の3つの添加物を指定したのみで，原則として食品添加物を増やす姿勢ではなかった。

2002（平成14）年に協和香料化学が食品衛生法で認められていない物質を使って香料を製造した事実が発覚し，同社の製品を香料として使用していた食品メーカーなどが100品目以上の商品の回収を行うという事態を招き，食品安全への不信が深まった。問題の香料は菓子や飲料などに広く使用されていたアセトアルデヒド，プロピオンアルデヒド，ヒマシ油の3つの化合物であった。アセトアルデヒドは発酵臭，プロピオンアルデヒドはフルーティーな香気を持ち，ヒマシ油はヒマの種子から得られる淡黄色などの植物脂肪油である。これらの3物質は日本の食品衛生法では未指定の物質であるが，米国，EU，WHOやFAOでは添加物の香料としての使用は認められていた。

　そのため，2003（平成15）年に食品衛生法が改正され，使用実態のない添加物を削除しつつ，厚生労働省は国際的な食品添加物の貿易の実情，安全性の確認の状況を考慮に入れて，新たに食品添加物を指定することになった。これまでは，企業が安全性のデータを添えて指定の申請を行い，審議会の審査を受けてきたが，今後は厚生労働省が安全性のデータ，海外での許可・使用の状況に関する情報を収集した上で，個別に審議会にかけて指定することになっている。

　具体的には，(1) FAO/WHO合同食品添加物専門家会議（JECFA）で一定の範囲内で安全性が確認されており，かつ，(2) 米国及びEU諸国等で使用が広く認められていて，国際的に必要性が高いと考えられる添加物については，企業からの要請がなくとも，指定に向け，個別品目毎に安全性及び必要性を検討していくことになっている。本方針に基づき，厚生労働省では関係資料の収集・分析や必要な追加試験の実施等を行い，食品安全委員会へ食品健康影響評価を依頼し，評価が終了したものについては，薬事・食品衛生審議会における検討の後，指定を行うこととしている[5]。

2）食品添加物の分類

　食品添加物は食品衛生法の項で記載したように，主に厚生労働大臣が安全性と有効性を確認して指定した「指定添加物」と天然物から抽出，分離されて使用実績があり，登録された「既存添加物」（旧天然添加物）に分けられるが，それ以外に「天然香料」，「一般飲食物添加物」に分類される物質もある（表3-7-6参照）。食品添加物として指定される要件としては，下記の項目がある。

(1) 安全性が実証または確認されるもの
(2) 使用により消費者に利点を与えるもの
(3) 既に指定されているものと比較して，同等以上か別の効果を発揮するもの
(4) 原則として化学分析等により，その添加を確認し得るもの

　原則として，食品に化学合成品を加えることは禁止されている。しかし，その例外として一部の化学合成品を，ポジティブリストとして厚生労働大臣が許可したものが指定添加物である。天然添加物は，従来特に有害でなければ登録して使用できたが，現在は新規の登録は中止され，天然由来の添加物であっても化学合成品と同様に有効性と安全性の審査を受けた後，指定されて初めて添加物として使用できる。

表 3-7-6　食品添加物の分類と種類

分類	品目数	概要
指定添加物	445品目（2014年11月現在）*1	厚生労働大臣が安全性と有効性を確認して指定した添加物。合成であるか天然であるかは問わない。今後新たに開発される添加物は，天然，合成の区別なく指定添加物となる。
既存添加物	365品目（2014年1月）*2	食品衛生法の1995年改正以前に天然添加物として使用されてきたもので，改正により既存添加物として使用が許可された添加物。例えば，クチナシ色素，柿タンニンなどがある。現在，安全性の見直しが行われており，「人の健康に問題のあるもの，流通の実体の無いもの」とされたものは既存添加物リストから削除される。
天然香料	約600品目（2010年10月通知）*3	厚生労働大臣により安全性を評価して添加物として指定されたものではないが，バニラ香料，カニ香料など動植物から得られたもので，食品の着香の目的で微量の使用が認められている添加物。
一般飲食物添加物	約100品目（2010年10月通知）*4	添加物として指定されてはいないが，特に安全性が評価されて，厚生労働大臣により使用することが認められている添加物。原則として主に着色の目的で用いられる緑茶，果汁，イカスミ，サフランなどのような食品がこれに該当する。

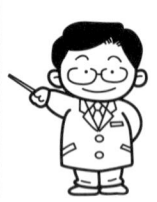

*1 厚生労働省，指定添加物リスト
http://www.ffcr.or.jp/zaidan/MHWinfo.nsf/a11c0985ea3cb14b492567ec002041df/407593771b8750e94925690d0004c83e?OpenDocument
*2 厚生労働省，既存添加物リスト
http://www.ffcr.or.jp/zaidan/MHWinfo.nsf/0/c3f4c591005986d949256fa900252700?OpenDocument
*3 厚生労働省，天然香料基原物質リスト
http://www.ffcr.or.jp/zaidan/MHWinfo.nsf/0/b949aef970492f0b4925684600083647?OpenDocument
*4 厚生労働省，一般飲食物添加物リスト
http://www.ffcr.or.jp/zaidan/MHWinfo.nsf/0/58c1b6daef61dfa04925684600097831?OpenDocument

3）食品添加物の表示

　食品衛生法第11条により，原則として食品に使用した添加物は，全て表示することが義務付けられている。表示は，物質名で記載され，保存料，甘味料等の用途で使用したものについては，その用途名も併記する。なお，製造工程で使用されるが，食品には残存しないもの等については，表示が免除される。これらの表示基準に合致しないものは販売等が禁止される。また，下記の事項は好ましくない表示とされている。

　　○天然物であることを強調する表示
　　○事実に反して無添加であることの表示
　　○正当な根拠なく食品添加物の有用性・安全性を否定する表示
　　○食品添加物に対する使用者の不安感を利用する表示
　　○一般的に同種の食品添加物を使うことがない場合での無添加等の表示
　　○無添加である旨の大文字等での表示

4. リスク評価と管理の国際的動向

使用できる食品添加物の種類，規格や基準は，それぞれの国の法律により定められ，各国間で相違点がある。一方，国際的な貿易が盛んとなり，食品の輸出や輸入が増大する中で，コーデックス委員会の食品添加物汚染物質部会が食品の安全性を確保しつつ，各国共通の基準や規格の採択を目指した検討を行っている（図3-7-2参照）。

また，食品添加物の安全性について国際的な評価を行う機関としては，国連食糧農業機関／世界保健機関合同食品添加物専門家会議（通称：JECFA = FAO/WHO Joint Expert Committee on Food Additives）があり，コーデックス委員会に対して助言等を行い，科学的知見に基づいた国際的な規格や基準の策定に重要な役割を果たしている。

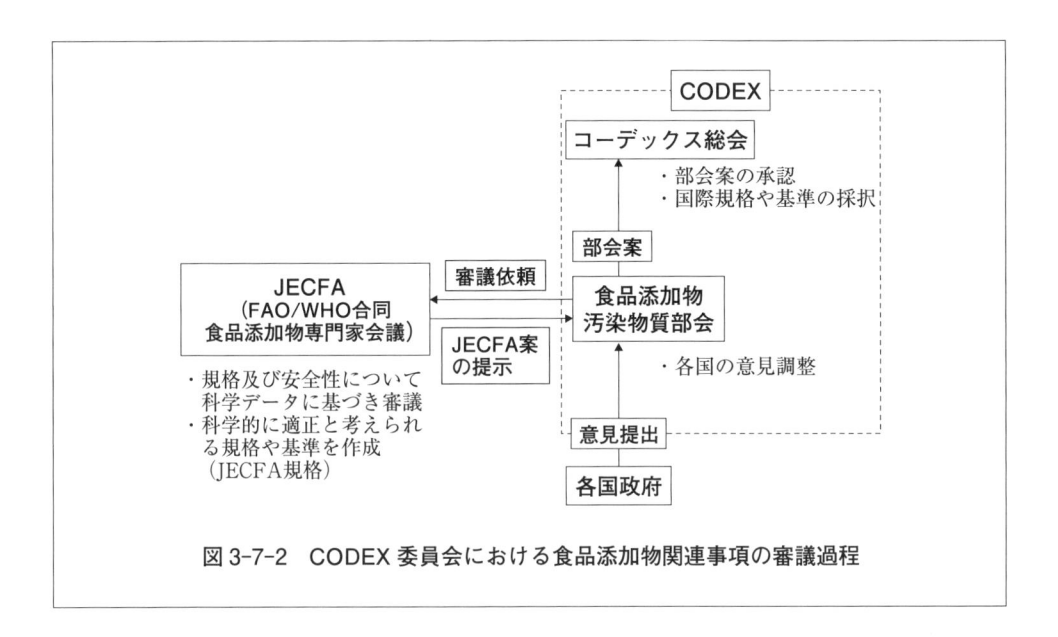

図3-7-2　CODEX委員会における食品添加物関連事項の審議過程

5. 今後の展望

食品添加物は現代の食生活に必要不可欠なものである。しかしながらその安全性は確保されなければならない。リスク評価については，食品添加物の1日摂取量調査等，今後とも情報の収集等を積極的に実施し，最新の科学的知見に基づき，適切に試験を実施して安全性を評価する必要がある。

更に，行政機関は，食品添加物のより一層の安全性を確保するため，新しい科学的知見を基に食品添加物の規格や基準の整備，見直し等を必要に応じて行うことも重要である。

参考資料
(1) 食品添加物協会『平成 17 年版食品添加物表示ポケットブック』2005
(2) 食品添加物協会『新食品添加物マニュアル』2004
(3) 厚生労働省「食の安全推進アクションプラン」
 http://www.mhlw.go.jp/topics/0101/tp0118-1.html
(4) 厚生労働省「平成 25 年度マーケットバスケット方式による酸化防止剤，防かび剤等の摂取量調査の結果について」http://www.mhlw.go.jp/file/06-Seisakujouhou-11130500-Shokuhin anzenbu/0000052442.pdf
(5) 厚生労働省「食品添加物に関する規制の概要」
 http://www.mhlw.go.jp/topics/bukyoku/iyaku/syokuten/gaiyo.html

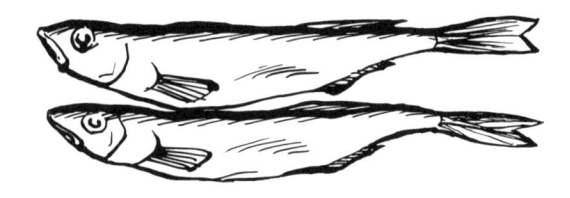

8 遺伝子組換え食品

1. 概要

　遺伝子組換え食品とは，植物，微生物などの性質や機能を向上させるために，他の生物から有用な性質を持つ遺伝子を取り出し，その植物，微生物などに組み込むことによって得られる農作物を原料として生産される食品である。従来の交配による品種改良に比較して，異なる種（species）の遺伝子であっても目的の遺伝子のみを導入することができ，短期間で効率よく遺伝的改良を実施することが可能となる。

　この方法により，食品の生産を量的，質的に向上させるだけでなく，害虫や病気に強い農作物の改良や，保存性や加工特性，更には栄養成分の含有量の増加などの品質向上に利用され，食糧生産の効率化，安定供給，高品質化に貢献し，天然資源の節約にも役立つことが期待される。そのため，2013（平成25）年には，27ヵ国で遺伝子組換え作物が栽培され，世界の大豆生産の79%，トウモロコシの32%が遺伝子組換え作物であり，全世界の穀物の栽培面積の12%に遺伝子組換え作物が栽培されていると報告されている（図3-8-3参照）[1]。このように世界の主要農産物のうちの遺伝子組換えの割合が拡大している中で，日本の飼料用穀物については，輸入のほとんどが遺伝子組換え作物であり，トウモロコシ，大豆，ナタネなどの食品用農作物についても，主な輸入国である米国，カナダ，ブラジルの農作物のうち，約9割が遺伝子組換え作物であることから，これら農作物の日本での使用量の多くは遺伝子組換えという可能性がある[2]。

　遺伝子は，それぞれの生物が持つ形質を次世代に伝える役割を果たす。この遺伝子の本体がDNA（デオキシリボ核酸）である。細菌から植物，動物まで，全ての生物の遺伝子はDNAであり，1つの遺伝子の情報を基に1つのたんぱく質が作られる。たんぱく質は主に酵素や身体の構成成分として，細胞内の全ての反応を制御して，身体の形質を決定する。

　DNAはA（アデニン），C（シトシン），G（グアニン），T（チミン），の4種類の塩基を持つ化合物が鎖状に結合した高分子である。また，DNAの遺伝情報に相当するたんぱく質を合成する役割を果たすのがRNA（リボ核酸）であり，塩基としては，DNAと同様のA，C，Gに，Tの代わりにU（ウラシル）という塩基を持つ。RNAの4つの塩基コードのうち3つの結合パターンが1つのアミノ酸に対応するコードとなり，そのアミノ酸配列の情報によりたんぱく質の構造が決定されるのである。

　遺伝子組換え技術は他の生物の遺伝子の一部を取り出して，別の種類の生物の遺伝子に組み入れる技術で（図3-8-1参照），例えば，除草剤を分解する性質の細菌の遺伝子を植物の遺伝子に挿入することで，除草剤に強い作物を作り出すことができる。

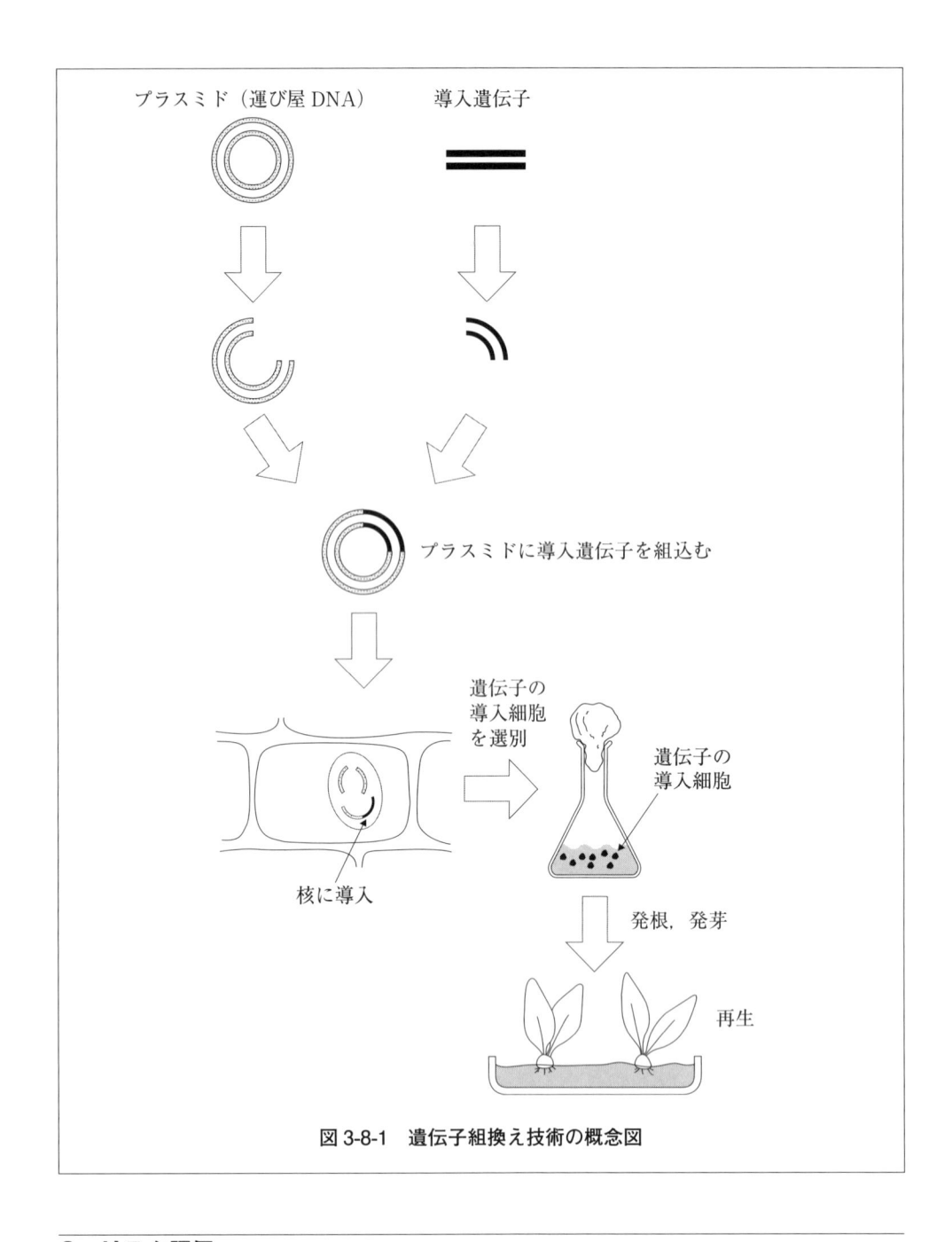

図 3-8-1　遺伝子組換え技術の概念図

2. リスク評価
1）評価の制度
　遺伝子組換え食品等の安全性については，従来，厚生労働省において「組換えDNA技術応用食品・添加物の安全性審査基準」に基づき，審査を実施していたが，2003（平成15）年に食品安全委員会が設置された後は，食品安全委員会の遺伝子組換え食品等専門調

査会が「遺伝子組換え食品（種子植物）の安全性評価基準」，「遺伝子組換え植物の掛け合わせについての安全性評価の考え方」，「遺伝子組換え添加物の安全性評価基準」，「遺伝子組換え微生物を利用して製造された添加物の安全性評価基準」などを定め，リスク評価を行っている。

2）安全性の審査項目

遺伝子組換え食品の安全性評価を考えるとき，その前提として遺伝子導入をしていない既存の農作物・食品は，その長い食経験の中で安全性の確認がなされてきたという共通認識に立つ。つまりその前提に立てば遺伝子組換え食品は，食経験のある既存の食品と比較して，遺伝子導入により変化した成分や性質についての安全性を評価すればよいことになる。

審査の対象となるのは，新たに導入された遺伝子そのものの安全性，導入された遺伝子により新たに作られたたんぱく質の安全性，そのたんぱく質の人体へのアレルギーの誘発性，更には導入遺伝子や新規生成たんぱく質が他の物質に作用して生成する有害物質の有無である。

安全性の審査は，具体的には主に下記の項目について行われる。

(1) 導入遺伝子の安全性

導入された遺伝子が遺伝子組換え後も，安定に保持され，目的以外の遺伝子組換えなどが起きていないかを確認する。

(2) 導入遺伝子により産生されるたんぱく質の有害性の有無

導入された遺伝子によって産出されるたんぱく質が，元来産出しているたんぱく質に比較して有害であるかを確認する。

(3) アレルギー誘発性の有無

遺伝子のアレルギー誘発性に関する次の①から④までの事項から総合的に判断して安全性が確認される。なお，①から④までの事項で判断できない場合には，⑤の事項を含め，総合的に判断して安全性が確認される。

①導入遺伝子の供与体（運び屋DNA）のアレルギー誘発性

導入する遺伝子を運搬する供与体のアレルギー誘発性に関する知見を明らかにする。

②遺伝子産物（たんぱく質）のアレルギー誘発性

遺伝子組換えによって産出されるたんぱく質のアレルギー誘発性に関する知見を明らかにする。

③遺伝子産物（たんぱく質）の物理化学的処理に対する安定性

食品として調理する加熱条件や体内での消化条件を仮定した処理条件において，遺伝子組換えにより産出されたたんぱく質の分子量，酵素活性，免疫反応性等が変化するかどうかを明らかにする。

④遺伝子産物（たんぱく質）と既知のアレルゲンとの構造相同性

遺伝子組換えによって産出されるたんぱく質を，既に知られているアレルゲンの一次構造と比較し，構造相同性を有しないことを確認する。その際，用いたアレルゲンデータベースの名称，検索条件，検索方法，検索結果を添付する。

⑤遺伝子産物（たんぱく質）のIgE結合能

遺伝子組換えによって産出されるたんぱく質に免疫グロブリンE（IgE）結合能がないことを確認する。

（4）導入遺伝子が間接的に作用し，他の有害物質を産生する可能性の有無

導入した遺伝子の他の遺伝子との相互作用，または導入した遺伝子により産出したたんぱく質の他の物質との相互作用など，目的としない相互作用などの間接的な作用により，事前に想定されなかった有害物質が産生していないかを確認する。

（5）遺伝子を導入したことにより成分に重大な変化を起こす可能性の有無

遺伝子組換えにより，生産された食品の成分に重大な変化が生じることにより，目的外の成分が産出されていないことを確認する。

必要に応じて急性毒性試験，亜急性毒性試験，慢性毒性試験，繁殖試験，変異原性試験，がん原性試験の毒性試験のデータを求めているが，科学的に必要がないと判断されれば省略することができる。これまでに安全性審査のなされた遺伝子組換え食品は，急性毒性に関する試験を実施しているものもあるが，慢性毒性等に関する試験は実施する必要がないと判断されている。その理由として，遺伝子組換えにより新たに付加されるものがヒトの健康に影響を及ぼすような物質を産生していないことを上記のデータから確認しており，元来ヒト体内や既存の食品中に存在するものや速やかに分解・代謝される場合等には，急性毒性試験の結果から，元の物質の安全性を評価することができるからとされている。

3．リスク管理

1）経緯

厚生省（現厚生労働省）は，1991（平成3）年に策定した「安全性評価指針」に基づき，食品衛生調査会（現薬事・食品衛生審議会）における審議を経て，厚生大臣（現厚生労働大臣）が個別に安全性審査を行ってきた。これは法律に基づかない任意の仕組みであったが，遺伝子組換え食品は国際的にも広がってきており，今後更に新しい食品の開発が進むことも予想されたため，安全性未審査のものが国内で流通しないよう，安全性審査を食品衛生法に基づき義務化することとし，2001（平成13）年に関係告示の改正等を実施し，安全性未審査の遺伝子組換え食品は，輸入，販売等が禁止されることになった。

2003（平成15）年の食品安全委員会の新設に伴い，遺伝子組換え食品の安全性評価は，厚生労働省の求めに応じて食品安全委員会で行われることになった。

2）審査済み遺伝子組換え食品

これまでに表3-8-1にあるように大豆，トウモロコシ等の食品と酵素などの添加物について安全性審査を行い，ヒトの健康に影響がないことが確認されている[3]。

作物に付与された性質は主に害虫抵抗性と除草剤耐性である。例えば，モンサント社が開発したラウンドアップ耐性トウモロコシは，自社除草剤であるラウンドアップに抵抗力を持たせたトウモロコシで，農家にとっては，使用する農薬（除草剤）の使用量を減らし，コスト削減が可能となる。また，添加物の一例としてチーズ製造時に凝固作用のある酵素として使用される「キモシン」が遺伝子組換え微生物により製造されている。この「キモシン」は従来，子牛の胃の中から抽出して製造していたものであるが，遺伝子組換え微生物を用いることで，微生物による発酵法により安価に製造することが可能となった。

表3-8-1 安全性審査が終了した遺伝子組換え食品・添加物（2014（平成26）年11月12日現在）
Ⅰ. 食品（計294品種）

対象品種数 （内訳）	性質
ジャガイモ（8品種）	害虫抵抗性，ウィルス抵抗性
大豆（17品種）	除草剤耐性，高オレイン酸形質，害虫抵抗性，ステアリドン酸産生
てん菜（3品種）	除草剤耐性
トウモロコシ（200品種）	害虫抵抗性，除草剤耐性，組織特異的除草剤特性，高リシン形質，耐熱性αアミラーゼ産生，乾燥耐性
ナタネ（19品種）	除草剤耐性，雄性不稔性，稔性回復性
ワタ（43品種）	除草剤耐性，害虫抵抗性
アルファルファ（3品種）	除草剤耐性
パパイヤ（1品種）	ウィルス抵抗性

Ⅱ. 添加物（計17品目）

対象品目 （内訳）	性質
α-アミラーゼ（6品目）	生産性向上，耐熱性向上
キモシン（2品目）	生産性向上，キモシン生産性
プルラナーゼ（2品目）	生産性向上
リパーゼ（2品目）	生産性向上
リボフラビン（1品目）	生産性向上
グルコアミラーゼ（1品目）	生産性向上
α-グルコシルトランスフェラーゼ（2品目）	生産性向上，性質改変
シクロデキストリングルカノトランスフェラーゼ（1品目）	生産性向上，性質改変

資料）厚生労働省「安全性審査の手続きを経た旨の公表がなされた遺伝子組換え食品及び添加物一覧」厚生労働省医薬食品局食品安全部，2014．
http：//www.mhlw.go.jp/file/06-Seisakujouhou-11130500-Shokuhinanzenbu/0000061843.pdf

3）遺伝子組換え食品の表示

遺伝子組換え食品については，農林水産省がJAS法に基づき，2001（平成13）年4月から表示の義務化を実施しているが，厚生労働省も，2000（平成12）年12月の食品衛生調査会の意見具申を受けて，食品衛生法に基づき表示を義務化することとした。

（1）表示義務化の必要性

遺伝子組換え食品の安全性審査の法的義務化を着実に実施するため，輸入届け，モニタリング検査を実施するとともに，表示制度も，食品の内容を明らかにし，安全性審査の義務化と一体のものとして施行された。

（2）表示の考え方

食品衛生法により，遺伝子組換え食品であるか，非組換え食品であるかの区分について，表示を行うこととされた。その考え方は，遺伝子組換え食品である旨の表示を義務付けることにより，消費者が食品の内容を理解でき，食品監視の対象とすることである。更に，未審査のものを表示せずに販売した場合には，義務的な審査制度の下で規格基準違反となるとともに表示基準違反となる。

(3) 表示の具体的な方法
　a. 表示内容

　　遺伝子組換え食品であることを消費者が判別できるように，遺伝子組換え食品であることの表示が義務付けられている。更に，非遺伝子組換え作物であっても遺伝子組換え作物と分別して生産流通管理をしていない場合は，収穫，運搬，保管などの段階で遺伝子組換え食品が混入してくる可能性がある。この場合，不分別の旨を表示することが義務付けられている。また，非遺伝子組換え食品である場合は，生産者が表示をしたいと考えれば非遺伝子組換え食品であることを表示できる任意表示とした（表3-8-2参照）。

表 3-8-2　遺伝子組換え食品の分別管理と表示

表示	遺伝子組換え食品の有無と分別管理等	表示の義務
「遺伝子組換え食品」	分別生産流通管理が行われた遺伝子組換え食品の場合	義務表示
「遺伝子組換え不分別」	遺伝子組換え食品及び非遺伝子組換え食品が分別されていない場合	義務表示
「非遺伝子組換え食品」	分別生産流通管理が行われた非遺伝子組換え食品の場合	任意表示

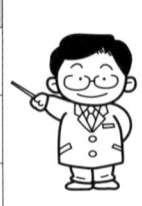

　b. 義務表示の対象

　　2001（平成13）年4月から，食品衛生法に基づき「遺伝子組換え食品」の安全性審査が義務付けられたことに伴い，遺伝子組換え食品にはJAS法及び食品衛生法に基づき，表示が義務化された。表示義務の対象となるのは遺伝子組換え農産物である食品及びこれを原材料とする加工食品についてである（表3-8-2参照）。更に2013（平成25）年に食品表示法が公布されたことにより遺伝子組換え食品の表示も食品表示法で規制されることになった。

　　具体的には安全性の認められた遺伝子組換え農作物である大豆，トウモロコシ，ばれいしょ，ナタネ，綿実と，その加工食品である品目（表3-8-3参照）[4]が表示の対象となる。

表 3-8-3　遺伝子組換え農作物とその加工食品　（平成23年8月現在）

作物	加工食品（計33食品群）
大豆（枝豆及び大豆もやしを含む）	豆腐・油揚げ類，納豆，みそ，きな粉など15種類
トウモロコシ	コーンスナック菓子，コーンスターチ，ポップコーン，冷凍トウモロコシなど9種類
ばれいしょ	冷凍ばれいしょ，乾燥ばれいしょ，ばれいしょでんぷん粉など6種類
アルファルファ	アルファルファ1種類
てん菜	てん菜（調理用）1種類
パパイヤ	パパイヤ1種類

加工食品については，その主な原材料（全原材料のうち，原材料に占める重量の割合が上位3位までのもので，かつ原材料に占める重量の割合が5%以上のもの）について表示が義務付けられている。また，組換えられたDNA及びこれによって生じたたんぱく質が残らない醤油，コーン油，コーンフレークなど加工食品については，表示義務はない（表3-8-4）⁽⁴⁾。

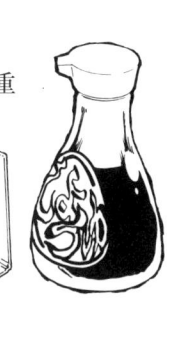

表3-8-4 大豆を主原料とする食品の表示例

ア 分別生産流通管理が行われている遺伝子組換え食品の場合（義務表示）	イ 遺伝子組換え食品と非遺伝子組換え食品の分別生産流通管理が行われていない場合（義務表示）	（参考）分別生産流通管理が行われている非遺伝子組換え食品の場合（任意表示）
品　名　大豆加工食品 原材料名　大豆（遺伝子組換え） 内容量　50グラム 品質保持期限　○○年○月○日 保存方法　10度以下で保存 製造者　△△株式会社 　　　　□□県▽▽市××町	品　名　大豆加工食品 原材料名　大豆（遺伝子組換え不分別） 内容量　50グラム 品質保持期限　○○年○月○日 保存方法　10度以下で保存 製造者　△△株式会社 　　　　□□県▽▽市××町	品　名　大豆加工食品 原材料名　大豆（遺伝子組換えでない） 内容量　50グラム 品質保持期限　○○年○月○日 保存方法　10度以下で保存 製造者　△△株式会社 　　　　□□県▽▽市××町

注）例示はJAS法で定められているものを含む。
食品安全委員会「遺伝子組換え食品（種子植物）の安全性評価基準」2004,
http://www.fsc.go.jp/senmon/idensi/gm_kijun.pdf

4. リスクコミュニケーション
1）安全性の調査研究

遺伝子組換え食品の安全性については，長期摂取による健康被害や，抗生物質耐性マーカー遺伝子による薬剤耐性菌の出現，アレルギー誘発性などの問題がについて懸念されているため，厚生労働省では厚生科学研究事業による「組換えDNA技術応用食品に関する調査研究」を実施して，遺伝子組換え食品の安全性評価に関する研究等を推進し，未審査の遺伝子組換え食品等が流通しないよう，輸入時のモニタリング検査等の体制を整備して，適正な検査を行っていくため，技術的な検討も実施した。

食品安全委員会では厚生労働省と農林水産省の依頼に応じて，個々の遺伝子組換え農作物についての安全性評価を，最新かつ網羅的な調査研究に基づいて実施している。2003（平成15）年より2014（平成26）年12月までにトウモロコシ，ワタなどの農作物297品目，酵素・アミノ酸など18品目についての評価が終了し，通知⁽⁵⁾がなされている。

2）情報提供

厚生労働省の国民への情報提供としては，薬事・食品衛生審議会の審議内容の公開や安全性審査に係る申請書一部の一般公開，上記の研究成果等の公表を行っている他，遺伝子組換え食品の安全性審査に関する具体的内容等を紹介したQ&Aやその他関連資料を厚生労働省のホームページに掲載している[6]。

食品安全委員会では，委員会発足以来全ての評価書を公表している。具体的には評価対象品目の概要，健康影響調査についての情報提供を行い，国民の間に評価の内容が広く理解されるよう努めている。更に，遺伝子組換え食品の用語集作成の他，委員会季刊誌[5]においては，遺伝子組換え食品に対する委員会の取組み，海外の動向等に関する記事の掲載を通じて，この分野における知識・情報を分かりやすく伝える試みもなされている。しかし，多くの消費者は遺伝子組換え食品の基本的用語や技術などを十分に理解しておらず，これらの食品の安全に対する不安を排除することはなかなか難しい。行政及び企業は，安全に対して消費者が懸念する内容も含めて，消費者に分かりやすい情報を日々，地道に提供する努力をこころがけることが望まれる。

5. 国際的動向
1）遺伝子組換え作物の生産

国際アグリバイオ事業団（ISAAA：International Service for the Acquisition of Agri-Biotech Applications）は，世界レベルで遺伝子組換え作物の栽培，生産の状況を毎年報告している。その報告書[1]によれば，2013（平成25）年の世界の遺伝子組換え作物の作付面積は1.8億haに達し，遺伝子組換え作物の栽培面積は全体の約12%になるとしている（図3-8-2参照）。遺伝子組換え作物は，米国，カナダ，スペイン，オーストラリアなどの先進国8ヵ国とブラジル，アルゼンチン，インド，中国，フィリピンなどの発展途上国19ヵ国の合計27ヵ国で栽培されている。作物別で見た場合，世界の大豆の79%，ワタの70%，トウモロコシの32%，ナタネの24%が遺伝子組換え作物となっている（3-8-3参照）。遺伝子組換えの形質は，大豆を中心とした除草剤耐性品種が約6割を占めており，更に除草剤耐性と害虫抵抗性の両者の特徴を併せ持つ作物が25%と拡大している。

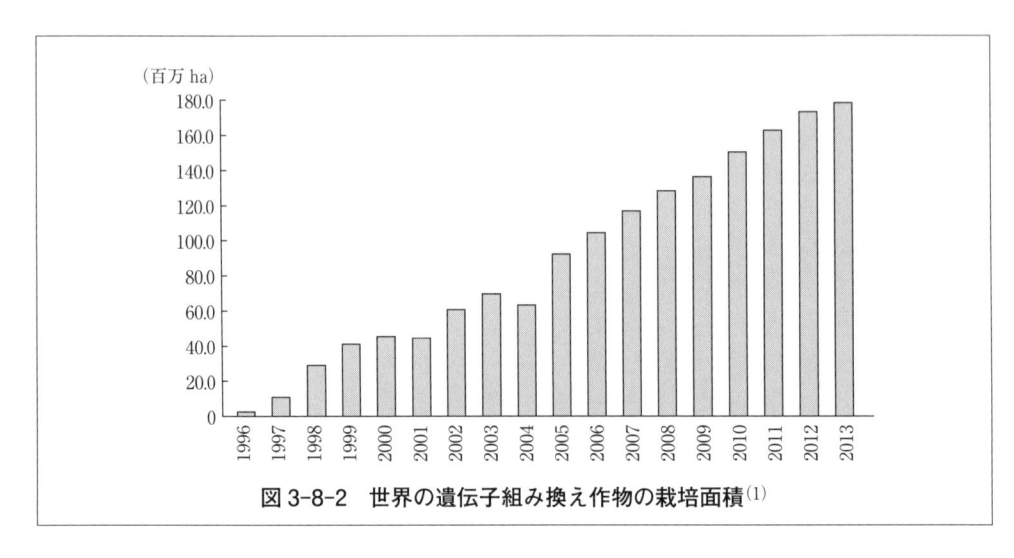

図3-8-2 世界の遺伝子組み換え作物の栽培面積[1]

図 3-8-3 作物別遺伝子組換え作物生産割合[2]

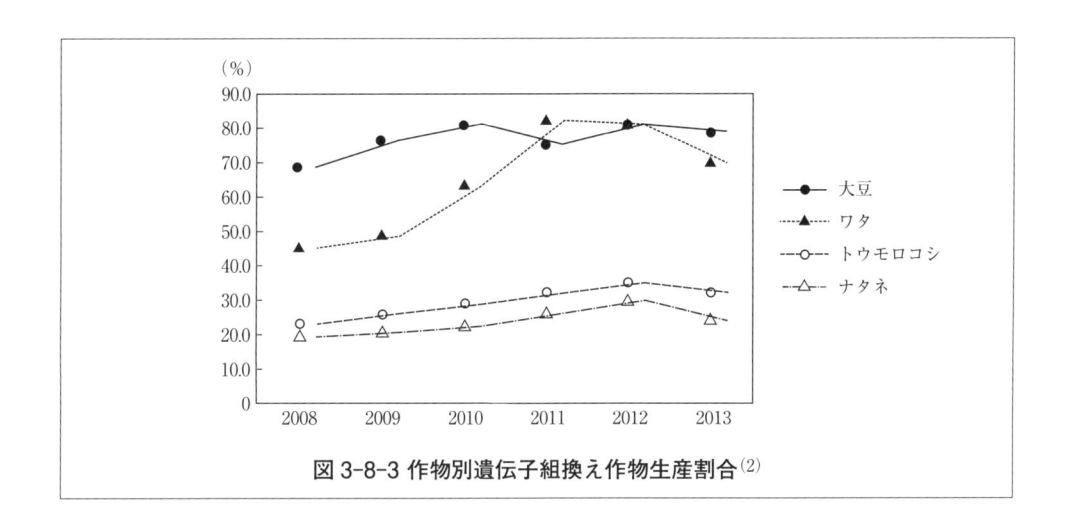

2）コーデックス委員会

1999（平成11）年6月に開催されたコーデックス委員会総会において，バイオテクノロジー応用食品の安全性評価に関する国際基準を策定するため，バイオテクノロジー応用食品特別部会が設置され，日本が議長国となることが決定された。

2001（平成13）年よりバイオテクノロジー応用食品のリスクアナリシス（危険性の分析）のための原則及び組換えDNA技術応用植物由来食品の安全性評価に関するガイドラインについて検討が行われ，2003（平成15）年に，「組換えDNA技術応用植物由来食品のアレルギー誘発性評価」と「組換えDNA技術応用微生物由来食品の安全性評価のガイドライン」が最終採択された。更に，2005（平成17）年9月の部会で「組換えDNA動物由来食品の安全性評価の実施に関するガイドライン」と「栄養または健康に資する組換えDNA植物由来食品の安全性評価」の原案を作成するためのワーキンググループが設置されることになった。

3）米国

米国において，遺伝子組換え農作物栽培の普及は高く，全栽培面積のうち遺伝子組換え農作物の栽培面積は，トウモロコシが86%，大豆が87%，綿実が92%である[7]。

安全性に関しては，1992（平成4）年5月に公示された「新たな植物品種に由来する食品に関する政策」に基づいて，個々の遺伝子組換え食品について安全性の審査を行っている。この政策は法に基づいたものではなく，ガイドラインとして行われており，FDA（Food and Drug Administration，米国食品医薬品局）は，2001（平成13）年1月に下記を義務付ける方針を発表している[8]。

①市場流通120日以内にFDAに対しその旨を通知すること。

②対応する既存の食品と同様に安全であることを証明するための資料を提出すること。

表示については，著しい成分変化や新たなアレルゲンが存在する場合など既存の食品と明らかに異なる場合以外，遺伝子組換え食品であることの表示を義務付ける特別な制度は存在していない。そのため，遺伝子組換えに関する表示を米国の市場で見ることはほとんどない。

一方，消費者の食に対する安全意識の高まりから，遺伝子組換え食品の表示の義務化は州法による提案が出されており，2002（平成14）年のオレゴン州で賛否が問われたのをはじめとして，約30州の議会で表示の義務化を巡る投票が行われ，先進的な州といわれるカリフォルニア州では，2012（平成24）年に遺伝子組換え技術を利用して生産した農産物，加工食品に対する表示義務化法の賛否が問われた。その結果，賛成47％，反対53％で表示義務化法が否決された。しかしながら，2013（平成25）年12月にはコネティカット州，2014（平成26）年1月にはメイン州において，州知事が遺伝子組換え表示義務化法案に一定の条件付きで署名した。更に，2014年5月には，オレゴン州ジャクソン郡で遺伝子組換え作物禁止令が過半数の支持を得ており，2014年6月には，バーモント州が州レベルでは初めて遺伝子組換え農作物を含んだ食品（0.9％以上含む）の表示を義務付ける法律の施行を決定しており，今後，米国内の遺伝子組換え食品の栽培禁止，表示義務化に関する議論は広まることが予想される[9]。

4）カナダ

　1999（平成11）年10月に，食品・医薬品法に基づく新規食品規則が公布され，新規食品及び原材料の安全性を確保するための規制が導入された。ここでいう新規食品とは，以下の3点である。

　①食品に用いられていないプロセス由来の食品
　②食品として安全に用いられた実績のない製品
　③遺伝子操作により組換えられた食品

　これにより，遺伝子組換え食品を含めた新規食品について，市場流通前に，食品として販売に供することができるかを評価するための資料を，Health Canada（カナダ健康省）のHealth Protection Branchに提出しなければならないこととされた[10]。

　表示に関しては，1993（平成5）年から検討された結果，健康と安全性に関する情報は必要であることから，栄養成分等が改変され従来のものと明らかに異なる場合は，その旨を表示することが義務化されているが，既存の食品と実質的に同等であれば表示の必要はないとされている。

5）EU（欧州連合）

　EUは，1991（平成3）年から施行されている「遺伝子組換え生物の環境放出に関する指令（理事会指令90/220/EEC）」に基づき，個々の食品についてEU加盟国のうち担当する国の担当機関が審査を行った後，EU及び他の加盟国による確認，承認が行われている。また，1997（平成9）年に遺伝子組換え食品を含めた新規食品の市場流通前の安全性審査と表示を義務化する「新規食品及び新規食品成分に関する規則（理事会規則258/97）」が制定された。これにより，遺伝子組換え食品を含めた新規食品の市場流通前の安全性審査と表示が義務化されている。

　EUにおいては，全ての遺伝子組換え食品は既存の食品と同等でない（"no longer equivalent to traditional food"）と判断されており，0.9％以上遺伝子組換え作物を含む全ての食品の表示，倫理に関する表示などが義務化されている。また，従来，添加物については遺伝子組換え食品の表示規制の適用範囲外であったが，2000（平成12）年に規制が出され，添加物もこれと同じ規制の下に置くこととされた。更に2003（平成15）年には，遺伝子組換え食品由来のDNAとたんぱく質が含まれていない精製食用油にも表示が義務

付けられた[11]。EU の規制枠組みは，表示義務とトレーサビリティに関する規則を実施することで，遺伝子組換え食品が出荷された後も厳格なモニタリングを規定している。遺伝子組換え作物，従来作物，有機作物の三者の共存を図り，加盟各国の間で各々の立場を尊重する基本的な考え方を示している。表示については，米国は実質的に既存の食品と同等（Substantally equal）であれば遺伝子組換え食品であることの表示は義務付けないのに対して，原則，表示義務がある EU とは表示制度についての考え方が異なっている。

更に，2010（平成 22）年に，新ガイドライン案を公表し，「加盟国に遺伝子組換え作物の栽培禁止権限を付与」する提案をし，EU 全体の一律ルールから，加盟各国が実情を踏まえた上で裁量を保持し，生産者より消費者のニーズを重視する内容の提案を示している[12]。

6）オーストラリア・ニュージーランド

オーストラリア・ニュージーランドでは，遺伝子組換え食品の安全性審査が，1999（平成 11）年 5 月に義務化された。個々の遺伝子組換え食品は，市場に流通する前に「遺伝子組換え食品に関する基準」（A18）に基づき，豪州・ニュージーランド食品庁（ANZFA）による評価を受け，かつ，豪州・ニュージーランド食品基準協議会（ANZFSC）による承認を受けることが，義務付けられている[13]。

遺伝子組換え食品の表示については，ヒトの健康保護，消費者の選択の観点からの情報提供と，公正な貿易の促進，食品産業の推進及び国際的な整合性などの目的を踏えて，全ての遺伝子組換え食品の表示を義務付ける方針が出されている。

7）国際機構及び国際条約

（1）OECD（経済協力開発機構）

2000（平成 12）年に OECD においてバイオテクノロジー応用食品の安全性等についての報告書がまとめられ，コーデックス委員会におけるバイオテクノロジー応用食品の安全性についての議論を引き続き支持していくことが合意された。

（2）WTO（世界貿易機関）

1999（平成 11）年の一般理事会において，遺伝子組換え食品について検討する場を WTO に設置することを提案し，1999（平成 11）年の WTO 閣僚会議において，遺伝子組換え食品等の安全性の評価，表示等の検討に関する提案がされたが，会議が決裂した。2013 年現在でも，表示義務を導入することは検討中とされている。

（3）バイオセイフティ議定書

1992（平成 4）年，日本は国連環境開発会議において生物多様性条約に署名した。これに基づいて，バイオテクノロジーにより改変された生物（遺伝子組換え作物を含む）が輸出入により国境を越えて移動する場合の手続を定めるため，1996（平成 8）年にはデンマークにおいて作業部会が設けられた。バイオセイフティ議定書交渉が進められ，2000（平成 12）年の生物多様性条約締約国会議で正式に採択されたが，日本はまだ批准していない。

8）今後の在り方

遺伝子組換え食品の表示に関する国際規格はコーデックス委員会の表示部会において，1993（平成 5）年から始まっているが，遺伝子組換え食品の表示の必要性を主張する EU はじめ一部の発展途上国と消費者団体に対して，表示に反対する米国や遺伝子組換え作物

生産国との意見の相違が続いている。用語に関しては，古くは遺伝子組換えを Genetic Modification とするか Genetic Engineering とするかの議論があり，両者を併記することになった経緯がある。この議論は，Genetic Modification の言葉は一般消費者にとって Negative なニュアンスがあるため，組換え作物先進国はその言葉を避けて Engineering の用語を使用したいと考えたことからきている。更に，遺伝子を直接に細胞または生物体に入れる遺伝子導入法に，細胞融合法を加えた内容を Modern Biotechnology と定義する案が提案されるなど，Modern Biotechnology の用語を使用するか否かの議論が行われてきている。ヨーロッパでは「バイオ」の言葉に有機食品の意味をもつことがあり，一般消費者は Positive な感触を持っている用語である。「遺伝子組換え食品」に代わって，「モダンバイオテクノロジー食品」との表示をすることにより，消費者に受け入れられやすい表示としたいとする考え方である。これには「モダン」と「バイオテクノロジー」の意味があいまいであり，消費者をミスリードするとの意見が出された一方で，「遺伝子組換え食品」の表示についても，安全でないという不安を与えることにより，こちらも消費者のミスリードになるという意見がなされた。

　遺伝子組換え食品の生産が北米を中心に拡大され，日本においても 5％ までの混入は許されている現状では，消費者は知らずに摂取していることになる。今後，地球規模で予測される食糧不足への対策，除草剤などの農薬の使用量削減など遺伝子導入食品の期待される可能性と，組換え遺伝子による予期しない，環境や健康に対する悪影響の懸念，遺伝子組換え作物の少数企業または少数の国による食糧生産の世界支配の懸念など，問題点を総合的に判断するための研究調査の実施，関連情報の網羅的入手と消費者の啓蒙を進めることが一層必要な段階にきている。

参考資料
(1) International Service for the Acquisition of Agri-Biotech Applications
　　http：//www.isaaa.org/resources/publications/briefs/46/infographic/default.asp
(2) 三石誠司「遺伝子組換え作物をめぐる世界の状況について」共済総合研究，第 67 号，2013
　　http：//www.jkri.or.jp/PDF/2013/sogo_67_miishi.pdf
(3) 「食の安全推進アクションプラン」2002
　　http：//www.mhlw.go.jp/topics/0101/tp0118-1.html
(4) 消費者庁「食品表示に関する共通 Q&A」
　　http：//www.caa.go.jp/foods/qa/kyoutsuu03_qa.html#a2-01
(5) 食品安全委員会編『食品安全』食品安全委員会（2004 年 7 月創刊，年 4 回発行）
　　http：//www.fsc.go.jp/sonota/kikansi.html
(6) 厚生労働省医薬食品安全局「遺伝子組換え食品 Q&A」2004
　　http：//www.mhlw.go.jp/topics/idenshi/qa/qa.html
(7) USDA, June 30, 2014
　　http：//www.nass.usda.gov/Publications/Todays_Reports/reports/acrg0614.pdf
(8) US Food and Drug Administration, Guidance Documents & Regulatory Information by Topic, DRAFT Guidance for Industry： Voluntary Labeling Indicating Whether Foods Have or Have Not Been Developed Using Bioengineering; Draft Guidance.

http://www.fda.gov/food/guidanceregulation/guidancedocumentsregulatoryinformation/ucm059098.htm
(9) Journal of the Law and the Bioscience, 2014,
　　　http://jlb.oxfordjournals.org/content/early/2014/10/20/jlb.lsu029.full
(10) Health Canada, Genetically Modified (GM) Foods and Other Novel Foods
　　　http://www.hc-sc.gc.ca/fn-an/gmf-agm/index-eng.php
(11) European Commission, Questions and Answers On the Regulation of GMOs in the European Union
　　　http://www.izslt.it/izslt/modules/centrireferenzax/docs/centro_ref_OGM/risorse/question%20and%20answer%20OGM.pdf
(12) European Commission, Food and Feed Safety, GMO Evaluation,
　　　http://ec.europa.eu/food/food/biotechnology/evaluation/index_en.htm
(13) Australia New Zealand Food Authority, GM Foods, Safety Assessment of Genetically Modified Food.
　　　http://www.foodstandards.gov.au/consumer/gmfood/safety/documents/GM%20Foods_text_pp_final.pdf

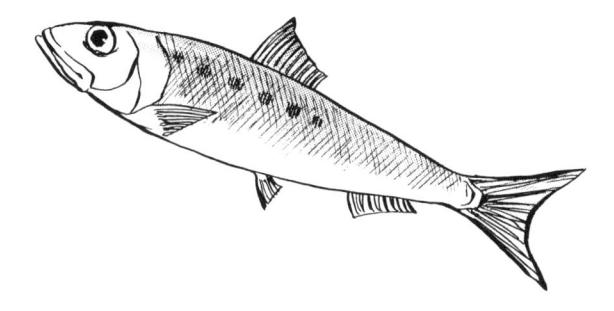

第4章 リスク管理の手法

　人類は有史以来長い間の飢餓の時代を経て，食品を安定的に確保するための努力をした結果，食品を大量に生産する技術が進歩してきた。しかしながら，食品を大量生産し，不特定多数に供給することにより，食中毒菌や発がん物質などの有害物質による汚染や製造工程でのトラブルによる有害物質の生成など食品の安全上に関わる問題が増加することになった。原料から製造工程のどこか1ヵ所で一度でも安全上の問題を起こせば，健康被害を蒙る人数も，自給自足の少量生産に比べて桁違いに増加することになる。更に，需要に合わせて少量を生産する方法に比較して，大量生産においては，流通距離は増加し，販売までの時間，購入後の保存時間が延長することになり，食中毒菌や有害物質の汚染や，有害菌の増殖が健康被害を起こす可能性も増加することになる。

　このような食品の大量生産における健康被害の問題を克服するために，各国の政府，企業が食品の安全を確保するためのリスク管理の手法，制度を作り上げてきている。基本的な考えは，最終製品の品質管理による安全確保だけでは十分でないということである。食品の原料受入から流通販売までの全てのプロセスについて安全上の管理を行う必要がある。問題が生じた場合には，その原因を突き止め，類似の問題の再発を防ぐことも考慮に入れて，原料の管理から製造工程の単位ごと，製品の品質，流通方法の条件など全ての関連する分野の監視と管理，そしてその記録を保存することが重要である。本章では，この基本的な考え方を踏まえて，GMP（製造基準），トレーサビリティなど食品のリスクを最小限にするために，世界共通となりつつある制度について取り上げる。

1 GMP（製造基準）

1．概要

　GMP は Good Manufacturing Practice の略称であり，適正製造規範と訳され，品質と安全性の確保のための製造規範である。原料の受け入れから最終製品の包装，出荷にいたるまでの製造工程全般にわたって，充分な組織的管理の下で品質と安全性を確保した製品を製造する体制を確立することである。

　医薬品においては1993（平成5）年の薬事法改正により，従来は製造業者が自主的に遵守すべき基準とされていたものが医薬品製造業の許可の要件となり，法律上に義務付けられた。更に，新たにバリデーションの実施等を盛り込んだ「医薬品の製造管理及び品質管理規則」を加えて，1994（平成6）年から施行されている。

　食品の GMP は2004（平成16）年に厚生労働省より，錠剤，カプセル状食品に関して，品質の均質化を図り信頼性を高めるため，「適正製造規範（GMP）ガイドライン」の作成が提案されている。このガイドラインでは事業者の自主的な取組みにより，品質の確保（製造工程管理による安全性及び有効性の確保）を図るべきであり，あわせて，監視指導も適切に行うべきであるとしている。更に，2005（平成17）年2月には健康食品を対象に「製造工程管理を通じた品質確保のための製造規範（GMP）」が公表されている。

2. 医薬品 GMP
　先に確立した医薬品 GMP の必要条件は，製造管理及び品質管理に関する管理運用面と製造所の構造や設備等に関する構造設備面の2つがある。
1) 製造管理及び品質管理規則
　（1）基準書
　　　製品標準書，製造管理基準書，製造衛生管理基準書，品質管理基準書の4種類の基準書を策定して，製造しなければならない。
　（2）管理機構
　　　製造所は，製造部門と品質管理部門が互いに独立しており，両部門に管理責任者が置かれている。
　（3）その他
　　　バリデーション：製造手順等が妥当であることを実際の製造設備において検証することをいい，定められた文書に基づき実施する。
2) 構造や設備に関する規則
　原料受け入れから最終製品の包装，出荷に至るまで，全ての成分が適正に合成・配合・混合・製剤化されるための設備であることが要求されている。特に，作業室を専用化すること，製造機械を閉鎖式設備とすること等により，クロスコンタミネーションの防止ができるような構造設備とすることが必要である。また全ての設備について，誤操作の際に異常を正常に戻すための洗浄から正常復帰まで，個々の成分に関するバリデーションが必要となる[1]。

3. 食品 GMP
　食品 GMP を作成するに当たり，以上述べてきた医薬品 GMP と比較すると，①クロスコンタミネーション（Cross-contamination）の根絶と②製造設備とマニュアルの正当性の証明（Validation）を基本とする考え方自身は食品においても参考となる点はあるが，その具体的な製造設備基準及び製造マニュアルは，食品製造とは相容れない部分が多い。医薬品が食経験のない物質を高純度で製造した化合物を基本としている一方，食品は食経験のある物質の混合物が主体であり，保健機能食品のように高純度の物質が含まれる場合も，それぞれの物質は基本的には混合物の一成分であり，食経験があるか，それと類似または同等であるとみなされているからである。よって，微量成分も含めた成分を分析して，個別の成分毎に製造単位で管理する手法を確立しなければならない医薬品 GMP のような製造設備及び製造マニュアルの考え方とは本質的に異なる。従って，食品 GMP については医薬品 GMP にとらわれずに，独自の実用的検討が必要である。
　一方，食品にはその製品の安全性を確保するための手法として，医薬品とは異なるHACCP（Hazard Analysis Control Critical Point：食品製造の危害分析による安全指針）がある。この指針は1995（平成7）年 WTO 協定の設立時に盛り込まれたものであり，我が国では食品衛生法を改正して「総合衛生管理製造過程」を法第7条の3に導入している。この手法を生かして，食品 GMP を設定することも重要である。
　健康食品の制度の見直しに関する検討会で，2001（平成13）年から食品の製造基準について討議が行われ，保健機能食品についてその品質を維持し，国民の信頼を得るために

食品衛生法に基づく製造基準（食品 GMP）を設定することが必要であるとの考えが提案されてきた。その議論の中で，食品 GMP の検討に際しては，医薬品 GMP の内容，導入経緯が参考とはなるが，医薬品 GMP と全く同じとする考えはとるべきでない。ただし，これは食品 GMP が一方的に医薬品 GMP よりも簡便なものでなければならないということではなく，食品に相応しい内容とすべきということであるとの考えに至った。そのため，食品 GMP の導入は，新たな規制という観点から論ずるのみではなく，業者に対する指導，育成という観点からもとらえるべきであり，既存のいわゆる健康食品の製造業者が積極的に科学的知見の収集に努め，保健機能食品の適切な製造に取り組むことを奨励する方向で実施すべきであるとされた。こうした状況を踏まえて，2001 年には義務的な食品 GMP の内容，導入時期等についての結論は出されなかった。

　2005（平成 17）年 2 月の厚生労働省通知の中に「錠剤，カプセル状等食品の適正な製造に係る基本的考え方について」が公表されて，錠剤，カプセル状等食品 GMP に関する基準が示された[2]。これは，関連企業が自主的に実施すべきガイドラインとして示されている。

〈錠剤・カプセル状等食品 GMP のガイドライン〉

　錠剤・カプセル状等食品は，濃縮，抽出等の製造工程を経ることにより特定の成分が高濃度に含有されたり，成分の組成が大きく変動したりする可能性があり，また，その形態から過剰摂取を招きやすいことから，その安全性については他の食品以上の配慮が必要である。よって，ガイドラインはこれらの食品を対象に，製造工程管理を通じた一層の品質の確保を図るために，適正な製造に関連した基本的考え方が示されたものである。

　同時に，錠剤，カプセル状等食品に用いられる原材料の安全性を確保するため，事業者の責務を定めた食品衛生法第 3 条に規定する「原材料の安全性の確保」の具体的内容として，錠剤，カプセル状等食品の原材料の安全性に関する自主点検ガイドラインも示されることになった。

(1) 趣旨

　錠剤，カプセル状等の形状の食品は，原材料等に関して安全性確認がなされていても，濃縮等の工程を経ることにより個々の製品の成分の偏りが生じ，必ずしも確認された安全性レベルが保証されない，期待される有効性が確保されない可能性があることから，製造工程管理による製品の品質の確保を図ることが必要である。

　製造工程管理の手法については，医薬品について既に導入されている GMP を参考にすることができるが，錠剤，カプセル状等の食品についてはその特性に応じて導入すべきであり，現段階においては，事業者の自主的な取組みを進めることとする。

(2) 対象の範囲

　対象者は，天然からの抽出物を分画，精製，化学的反応等により本来天然に存在するものと成分割合が異なっているものまたは化学的合成品を原材料とする錠剤，カプセル剤，粉末剤，液剤等の形状の食品若しくはその原材料を製造または加工する事業者である。また，輸入業者についても，輸入製品が適正な製造工程管理下で製造されたことの確認，製品の情報（原材料，製造所等），保管方法等必要事項を記載した書類を作成するなど，国内で製造される製品と同等の品質の確保をすることが期待される。

(3) 基本的な考え方

従来，最終製品の品質の確認を行うことを重点としてきたが，適正な製造を行うためには，原材料の受け入れから最終製品の出荷に至るまでの全工程において，主に作業員，機械等による製造行為に着目した製造管理と，原材料，中間製品，最終製品の試験等，品質の確認行為に着目した品質管理を組織的に実施する必要がある。
　そのためには，下記の3つの観点から管理システムを構築することが重要である。
①各製造工程における人為的な誤りの防止
②人為的な誤り以外の要因による製品そのものの汚染及び品質低下の防止
③全製造工程を通じた一定の品質の確保
　これらについて，管理組織，作業管理などのソフト面と構造設備などのハード面とに分けて基本的な考え方を下記に示す。
　(a) GMPソフト：管理組織の構築及び作業管理の実施
　　①製造部門から独立した品質管理部門の組織の整備。
　　②部門，作業工程ごとに責任者を指定し，責任体制の明確化。
　　③標準的な規格及び作業手順の文書化と遵守した作業の実施。
　　④作業工程における複数の人員のチェックとその記録。
　　⑤製造記録，保管記録及び出納記録等の各種記録類の整備・保存。
　　⑥製品のロット管理と運搬容器・主要機械等への製品の品名，ロット番号等の表示。
　　⑦作業室の清掃，機械器具の洗浄等の衛生管理に関する手順等の作成と遵守。
　　⑧微生物汚染を防ぐための作業員の衛生健康状態の確認と作業部署の改善。
　　⑨作業員以外の者の作業室への立入り制限。
　　⑩設備，機械器具等を定期的に点検整備。
　　⑪製造工程の各段階で品質チェック。
　　⑫出荷後の製品の品質チェックに必要な検体の保存。
　(b) GMPハード：構造設備の構築
　　①作業室の広さの保持，仕切り等の構造による混同の防止。
　　②粉塵等による製品汚染の防止。
　　③作業室の専用化などによる交叉汚染の防止。
　　④作業室の床，壁，天井等の材質の清掃適性，消毒適性の保持。
　　⑤原材料，製品等を変化させない機械器具及び容器等の材質適正化と潤滑油により製品を汚染しない製造機械の構造の確保。
　　⑥製造工程の順序を考慮した作業室及び機械設備の合理的な配置。
　　⑦手洗い設備及び更衣室の確保。

4. 米国のGMP
1) 食品GMP
　米国では1969（昭和44）年に食品GMPを制定し，基本的な考え方が示され，1986（昭和61）年に改訂され，現行のGMPとして運用されている。食品の安全で衛生的な製造，加工，及び保管を保証するために作成されたものであり，HACCPの基礎となるものである。2003（平成15）年より更なる改正の検討を検討し，2005（平成17）年11月に現行GMPに次頁の4点を明確化し，追加する提案（Food CGMP Modernization）がまとめら

れた[3]。
　①管理者及び従業員の訓練の実施と記録（食品衛生，食品の安全確保，従業員の保健などに関する教育と訓練）
　②食品アレルゲン（牛乳，卵，魚，貝，樹木系ナッツ，ピーナッツ，小麦，大豆）の管理と表示の実施（貯蔵・取扱い時の隔離，洗浄手順，監督者の教育，食品の相互接触の防止，アレルゲンの表示製の管理など）。上記8種の食品の表示の義務付けはアレルギー表示・消費者保護法（the Food Allergen Labeling and Consumer Protection Act：FALCPA）により2006（平成18）年1月に別途施行された[4]。
　③リストニア菌が増殖する可能性のあるそのまま食べる食品（例えばサラダ）の製造・加工工場の環境改善を目的とする病原菌管理プログラムの作成と実施
　④文書に基づく衛生施設の衛生管理，追跡調査などを実施と記録

2）ダイエタリーサプリメントGMP

　米国FDAは，ダイエタリーサプリメントのGMP最終規則を2007（平成19）年6月に公表し，官報（Federal Register）に収載した。輸入品にも適用される内容であり，2003（平成15）年原案のパブリックコメントに対する見解も示されている。

(1) 基本的な考え方

　最終製品の品質管理だけでは製品の安全と国民の健康を確保するのには不十分であり，原材料から製造工程全ての管理を実施することが必要である。

(2) パブリックコメントと回答

　最終製品で品質を管理すればよいとする意見があったが，品質は「ダイエタリーサプリメントは同一性（identity），純度，活性（strength），成分組成に対する確立した規格基準に合致していることと，製造，包装，表示，貯蔵は法令に定められた条件で実施されていること」が前提であり，「品質とは意図した成分が含まれる製品を意味するだけではなく，製造工程での製品粗悪（adulteration）の原因である混入を防ぐことであることも含む」として，最終製品の品質管理でよいとする考えは否定された。また，最終製品の品質を確保するために必要な製造工程の条件基準を確立して，実際に記入された製造記録に合致した表示をすべきであるとも記されている。

(3) GMP最終規則：主要な項目

　①従業員：微生物汚染，衛生上の汚染とならない措置をとる
　②施設・敷地：ゴミ，害虫，汚物等の原因とならない措置，設備とする
　③機械・設備：汚染，感染などの措置，制御，記録，保管
　④管理システムの確立：品質管理の設計，品質管理の手法（原料，中間製品，製品などのサンプリング，判定基準，記録・保存）
　⑤設備・機器・制御装置の管理
　⑥原料・包装・ラベルの管理：受領・検査とその関連資料の保存。不合格時の措置
　⑦製造記録原本：必要事項・記録・保存，試験室の管理：試験項目・規格・記録・保存
　⑧製造操作：汚染防止の措置，製品の保管と出荷，返品の取り扱い，製品クレームの取り扱い

(4) 猶予期間

　従業員数500人以上の企業は2008（平成20）年6月まで，500人以下の企業は2009（平成21）年6月まで，20人以下の企業は2010（平成22）年6月までをGMP規則の準拠するまでの猶予期間として，施行された。

3) 100% Identity Testing 規則

　GMP規則において，ダイエタリーサプリメントを製造する前に原材料を分析することが求められていることを踏まえて，ラベルに記載されている原材料が，間違いなく製品に使用されていることを製造・販売企業が証明するよう求める新たな暫定規則案が，GMP規則と同時に公表された。

　考え方は，100%同一性確認試験を実施したことによって得られる保証と実施的に同等の保証が得られることを科学的合理性に裏付けるデータをFDAに申請し，認められれば全ての原料毎に100%確認試験を実施しなくてもよいとするものである。同一性の規格から外れる原料が入荷する確率が，統計的信頼性を満たす範囲であること証明する必要がある。

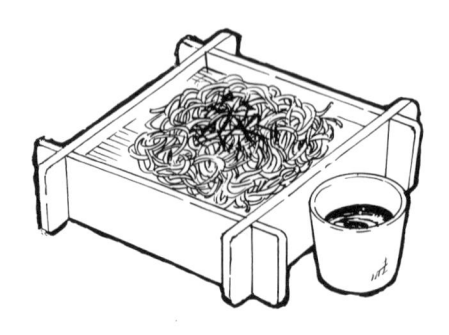

❷ HACCP

1. 概要
　HACCPとは，Hazard Analysis and Critical Control Pointの頭文字を取った略称であり，危害分析・重要管理点と訳される。日本ではハセップまたはハサップと呼ばれる。米国航空宇宙局（NASA）が宇宙食の安全を確保するために開発したシステムであり，原料生産・製造・加工・消費の工程の全ての段階で発生する恐れのある微生物の汚染等を調査解析する危害分析（Hazard Analysis）と，その結果に基づいて，危害発生を防止できる段階を重要管理点（Critical Control Point）と定めて，常時集中的に監視することを特徴とする管理手法である。

　米国やEUでは，食品製造企業に広く導入されており，日本においても，食品衛生法で定められている総合衛生管理製造過程はHACCPの概念を取り入れた衛生管理であり，食品の製造企業による食品の安全確保に向けた自主管理を促す仕組みとして採用されている[5]。

　HACCPとGMPは，全ての工程の全ての段階の安全を確保するための手法として用いられるが，相違点としては，GMPは食品以外にも使われること，安全以外の管理にも用いられることがHACCPと異なる。HACCPは全工程のうち重要管理点を定め，その管理の範囲を逸脱した際には，食品の安全に関わるため，是正措置をとることが必須となる。

2. 日本におけるHACCP
　日本では，厚生労働省が1996（平成8）年に食品衛生法の一部を改正し総合衛生管理製造過程の承認制度を創設し，1996年から施行された。総合衛生管理製造過程には食品の安全性を確保するためのHACCPシステムに加え，施設設備の保守管理と衛生管理・防虫防鼠対策・製品回収時などのプログラム等のより一般的な衛生管理を含めた総合的な衛生管理となっている。

　一方，農林水産省は，1998（平成10）年にHACCP方式を導入する企業へ低利融資や税制上の優遇措置を盛り込んだHACCP手法支援法（食品の製造過程の管理の高度化に関する臨時措置法）を5年間の時限法として制定し，食品工場におけるHACCPの普及を促進することを目指した。この法律は，2003（平成15）年6月に更に5年間延長する改正法が公布された。

3. コーデックス委員会
　FAO（国連食糧農業機関）とWHO（世界保健機関）の合同機関であるコーデックス委員会からHACCPの手法のガイドライン改訂版が2003（平成15）年に発表され，各国に国際的に認められたものとしてその採用を推奨している。このコーデックスのガイドラインの，HACCPの概要を，次頁に記載する。

コーデックス委員会　HACCP システム

> 前文より抜粋
> 　HACCP システムは，食品の安全性を確保する管理のために，危害とその対策を定める科学的で系統立てた手法である。HACCP は，最終製品の分析に主眼を置くのではなく，原料受入から製造工程，製品包装までの全工程の危害を判定し，製造における危害の防止に焦点を当てて管理するシステムを確立する手法である。また，この手法は，装置のデザイン，製造手順や技術開発における進歩などの変化に対応できるものである。HACCP は一次加工から最終消費段階に至るフードチェーンを通じて適用できるものであり，ヒトの健康に対するリスクに関する科学的エビデンスに基づいて実施されるべきものである。HACCP を実施することは，食品安全だけでなく，他の分野にも重要な利点を及ぼすものである。更に，HACCP の実施は規制当局による査察をサポートし，食品安全における信頼を増すことにより国際貿易を促進することができる。
>
> HACCP システムの 7 原則：
>   1. 危害分析を実施する。
>   2. 重要管理点（CCP：Critical Control Points）を決定する。
>   3. 管理限界（critical limit）を設定する。
>   4. 重点管理点（CCP）の管理を監視するシステムを設定する。
>   5. 監視により，重点管理点（CCP）が管理状態にないことを示す事態に対処する改善措置を設定する。
>   6. HACCP システムが有効に作動していることを確認するための検証手順を設定する。
>   7. 全ての手順と上記の原則とその適用を適切に記録することに関する文書を定める。

食品衛生の一般原則（GENERAL PRINCIPLES OF FOOD HYGIENE CAC／RCP1-1969）
別添：HACCP（Hazard Analysis and Critical Control Point）システムとその適用のためのガイドライン，http://www.codexalimentarius.org/download/standards/23/CXP_001e.pdf

4. EU

食品衛生一括法

　EU では食品の衛生に関する基本規則である食品衛生一括法（Food hygiene package EC Regulation 852/2004）を 2004（平成 16）年に採択した。その考え方の基本には，2006（平成 18）年 1 月 1 日以降，HACCP7 原則（コーデックス HACCP システムの 7 原則参照）に基づく手順が加盟国における食品に係る産業に義務付けられている。EU の新規加盟国の食品関連施設にも HACCP 義務化は要請されるが，2〜3 年の移行期間が与えられる。

　欧州委員会（EC）は，2009（平成 21）年に EU 加盟国における HACCP の実施状況を

調査した結果を記載した報告書[6]を作成した。その結果，ほとんどの企業はHACCPに基づく手順を実施している現状ではあるが，小規模事業者を中心に，HACCP要件の簡略化（記録の義務付けの簡略化など）やHACCP原則に関する柔軟性が必要であることが示された。

5. ISO22000 と FSSC22000

ISO22000は，Food Safety System Certification 22000の略で，HACCPシステムの手法を運用するための必要事項を定めている国際標準規格である。2005（平成17）年9月に「食品安全マネジメントシステム－フードチェーンに関係する組織に対する必要事項（Food safety management systems – Requirements for any organization in the food chain）」として，品質マネジメントシステム規格（ISO9001）を基にしたマネジメントシステムに関する国際規格として定められた。HACCPと同様に，食品の安全を確保するためのシステムであるが，HACCPに比較して認証する対象の範囲が広く，農水産業などの一次産品から小売，製造・加工，運送など全てのフードチェーンに直接・間接的に関わる全てのマネジメントシステムが認証の対象となっている。

FSSC22000は，ISO22000を補強する目的でオランダにあるFFSC（Foundation for Food Safety Certification）が開発し，その成果を基に，運営している食品安全システム認証である。ISO22000では衛生管理のレベルにばらつきが出る前提条件プログラム（PRP）部分を補強し，食品安全を更に推進するシステムとなっている。FSSC認証機関はFFSCとの契約の下で認証を行うことになっている。

参考資料
(1) 『医薬品GMP解説』, 1999, 薬事日報社
(2) 厚生労働省医薬食品局長通知「錠剤，カプセル状等食品の適正な製造に係る基本的考え方について」（薬食発第0201001号）
(3) FDA http://www.fda.gov/Food/GuidanceRegulation/CGMP/ucm207458.htm
(4) FDA http://www.fda.gov/Food/GuidanceRegulation/GuidanceDocumentsRegulatoryInformation/Allergens/ucm106890.htm
(5) http://www.mhlw.go.jp/stf/seisakunitsuite/bunya/kenkou_iryou/shokuhin/haccp/
(6) Report From the Commission to the Council and the European Parliament on the experience gained from the application of the hygiene Regulations (EC) No 852/2004, (EC) No 853/2004 and (EC) No 854/2004 of the European Parliament and of the Council of 29 April 2004, Brussels, 28.7.2009, COM (2009) 403 final
  http://ec.europa.eu/food/food/biosafety/hygienelegislation/docs/report_act_part1_en.pdf
  http://www.reading.ac.uk/foodlaw/pdf/com2009_403-hygiene-report.pdf

❸ トレーサビリティ（Traceability）

1. 概要

　トレーサビリティとは，英語のtrace（追跡する）と，ability（できること）を合わせた言葉で，「追跡可能性」，「原料追跡性」，「履歴管理」などの訳語が当てられているが，適切な日本語がなく，そのままトレーサビリティの用語が使われることが多い。流通過程の原料に向かって川上方向にさかのぼるときTracingというが，製品に向かって川下方向へ追いかけるときはTrackingというため，元来，トレーサビリティとは消費する側から原料にさかのぼって追跡ができるようにすることが主な追跡の流れと考えられるが，トレーサビリティでは上流，下流の追跡の両方を指している。

　食品は家畜を飼育したり，作物を栽培したりする第1次産業での生産から始まり，家畜をと殺または作物を収穫した後に，製造工場で加工，包装，梱包が行われた製品が流通運搬され，小売販売店を経て消費者に届く。原産地，製造方法，製品形態，流通ルートなどにより，最終製品の価値は異なるものとなる。トレーサビリティとは原料から流通，加工に至る経路を全て追跡できるようにするシステムのことである。日本では，食糧の自給率が低く，エネルギー換算で半分以上の食品は海外からの輸入に頼っており，地球的な規模での原料調達，海外からの運搬，通関など，入荷までより多くの考慮しなければならない項目がある。

　1980年代に英国でBSE感染牛が発生したことにより，トレーサビリティの問題が改めて認識され，更に遺伝子組換え作物，有機農産物など国際的にその重要性は益々高まっている。

2. 国際比較

1）コーデックス委員会

　コーデックス委員会において，2006（平成18）年に定められたトレーサビリティの定義は，「トレーサビリティ（またはプロダクトトレーシング）とは，生産，加工・流通の各段階を通して食品の移動を追跡できること」（Traceability/product tracing：the ability to follow the movement of a food through specified stage（s）of production, processing and distribution.）としている[1]。

　基本原理として，トレーサビリティは，食品安全に関して適用される場合，適切な措置及び要件と組み合わせない限り，それだけでは食品安全に関する成果を高めるものではない。組み合わされた食品安全のための措置によって，効果と効率を高めることに寄与することができる。

　また，トレーサビリティは，食品検査・認証制度の目的に応じて，生産から流通までフードチェーンのいかなる段階においても，当該食品がどこから来て（川上への遡及），どこへ行ったのか（川下への追跡）を特定できなければならないと定めている[2]。

2）ヨーロッパ

　英国でBSE感染牛が1986（昭和61）年に初めて発見された後，90年代にBSE感染牛が多数発生するとともに，ヒトへの感染が疑われて，1996（平成8）年の「狂牛病パニック」が起きた。そのためトレーサビリティの制度を構築しようとする動きは，ヨーロッパから

始まった。最初に確立されたのは英国における牛肉のトレーサビリティである。
　英国では行政管理における家畜のトレーサビリティシステムが十分でなかったこともあり，民間企業との連携による，出産証明を含む認証制度を組み込んだ品質管理・保証プログラムに基づく，トレーサビリティと表示のシステムが導入された。このシステムにより製造者から販売業者までトレーサビリティの表示のコンセプトを共有することが可能となった[3]。英国でのトレーサビリティの問題は，BSEと遺伝子組換え食品を契機に実用化が進んだものであるが，両者には本質的な部分で異なる点がある。すなわちBSEは基本的には食品により健康被害を及ぼす安全問題であるが，遺伝子組換え食品については，安全の問題というより，消費者が遺伝子組換え食品を受け入れて購入するか否かの意識の問題が重要である。しかしながら，トレーサビリティのシステムとしては実用上類似のシステムが必要である。
　EUは2002（平成14）年1月に欧州食品安全機関（EFSA = European Food Safety Authority）の設置と，EUにおける食品安全に関する新たな枠組みを規定する「食品法における一般原則」[4]を採択した。その中に，トレーサビリティの項があり，次のように定められており，各企業に対して自社の製品の受入れと払出しの前後1段階のトレーサビリティを確保することを求めている。
　「食品の生産場所及び供給源を特定することは，特に製品に欠陥が見つかった場合に，消費者保護にとって最も重要である。トレーサビリティは，食品の回収を円滑にするとともに，問題となっている製品に関する的確で，正確な情報を消費者に提供することを可能にする。本規則は，全ての食品における事業者間の動きについてトレーサビリティを規定し，要請に応じて，主管庁に対し食品のトレーサビリティに関する情報を示すことを要請する。輸入業者に対しても同規定が適用され，第三国における製品の輸入先を特定することが義務付けられる。この措置は，各事業者に対し，少なくとも食品供給の前後それぞれの一段階毎にトレーサビリティを確保することを要求している。」

3）米国
　米国では2003（平成15）年12月のBSE発生を受け，米国農務省は全国的に一貫した家畜個体識別制度を実施している。この中に，30ヵ月齢以上の牛の特定危険部位や歩行困難な牛を食品として流通させることを禁じる対策が含まれている。しかしながら，EUで実施しているような網羅的な農作物に関するトレーサビリティ制度は確立していない。一方，2001（平成13）年9月の同時多発テロを契機に，テロ対策の一環として，2004（平成16）年にいわゆる「バイオテロ法」[5]が施行され，食品流通に関する記録保持が規定された。FDAの求めに応じて食品の異物混入に関して必要なロット管理による記録及び食品の流通に関する記録を提出することとその記録を2年間保管することを事業者に課す規則を定めた。食品を受け入れた事業者を特定するための記録には，最終製品の各々のロットの原材料の供給源を特定できる情報が含まれていなければならないとされている。

4）日本
　EUではBSE問題に端を発した90年代後半からトレーサビリティの導入が進んだが，日本での本格的な検討は，2001（平成13）年のBSE感染牛の発生まで待たなければならない。2003（平成15）年に食品衛生法が改正され，「食品事業者は，販売食品等に起因する食品衛生上の危害の発生の防止に必要な限度において，当該食品事業者に対して販売食

品等またはその原材料の販売を行った者の名称その他必要な情報に関する記録を作成し，これを保存するよう努めなければならない。」と定められた。具体的には，「既に流通している食品等の遡及調査を迅速かつ正確に行うため，生産・製造・販売等を行う食品等事業者が，それぞれの仕入先及び出荷・販売先等に係る記録を作成・保存する」とともに，「食中毒の早期の原因究明に資するため，殺菌温度や保管時の温度等の製造・加工・保管等の状態の記録を作成・保存する」ものとされている。事業者が作成した帳簿や記録文書をたどることにより，問題となる食品を早期に特定し，回収，廃棄等の措置を行い，被害の拡大の防止を迅速に行うことができるようにするものである[6]。

　牛肉に関しては別途，農林水産省が牛肉トレーサビリティ法として，「牛の個体識別のための情報の管理及び伝達に関する特別措置法」を2003（平成15）年に生産者や食肉処理場向けに施行し，2004（平成16）年には小売店まで対象が拡大された。国産牛肉の生産者は，子牛が生まれると，出生年月日や品種，生産者の住所氏名，母牛の識別番号などを国に届け出て，1頭ごとに割り振られた番号が印字された耳標を付ける。識別番号は，精肉店やスーパーなど小売店では値札や包装パックに表示され，国産牛肉を主に使う肉料理専門店も，メニューやレジなどに番号を明示する（図4-3-1参照）。

　本制度は情報管理機器やデータベース等を利用したトレーサビリティシステムである。消費者は，パソコンや携帯電話で独立行政法人・家畜改良センターのホームページにアクセスし，調査したい牛肉に表示されている10ケタの識別番号を入力すると，牛の生年月日，性別，母牛の識別番号，品種のほか，生産者名や他の飼育施設への移転，食肉処理の場所や日付など細かい履歴が閲覧できる。スーパーの一部の店には識別番号を入力するだけで履歴が分かる専用端末も置いてある。

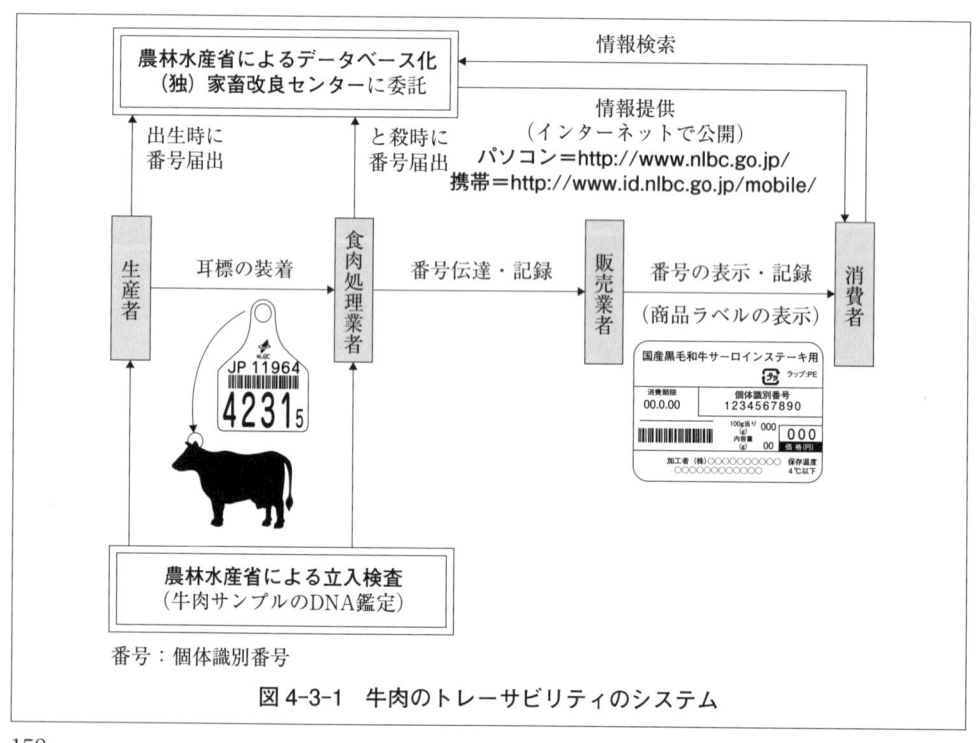

図4-3-1　牛肉のトレーサビリティのシステム

最近，日本では牛肉以外の食品でも実質的なトレーサビリティが進んでいる。例えば，大手スーパーでは青果物に生産者の名前と番号やバーコードを表示して，そこから生産者の顔写真や住所，農薬の使用状況などを知ることができるシステムを導入しているところもある。

食品トレーサビリティ導入の手引き[7]によれば，まず，原料から製品に至るまでの各段階において食品（製品及び原料）とその仕入先及び販売先を識別し，それらを対応付け，その情報を記録し，保管することが必要である。そのためには食品識別の仕組みが必要であり，これがトレーサビリティを確立する基本となる作業であるとされている。その具体的な作業は下記の要素からなる。

①追跡する製品及び原料の単位（識別単位）を定め，識別記号を付して管理すること
②識別された単位毎に製品及び原料を分別管理すること
③製品及び原料の識別単位とその仕入先，販売先とを対応付け，記録すること
④原料の識別単位と半製品及び製品の識別単位との関連を付け，記録すること
⑤原料や製品が統合されたり分割されたりするときには，作業前の識別単位と作業後の識別単位との関連を付け，記録すること

参考資料

(1) Codex CAC/GL 60-2006 Principles for TRACEABILITY/PRODUCT Tracing as a Tool Within a Food Inspection and Certification System;http：//www.codexalimentarius.net/download/standards/10603/CXG_060e.pdf
(2) 厚生労働省，http：//www.mhlw.go.jp/topics/haccp/dl/tiyousa04.pdf
(3) C. Morrison, "The role of traceability in food labelling", Food Labelling（Woodhead Publishing Limited）267-280，2000
(4) "Laying down the general principles and requirements of food law, establishing the European Food" REGULATION（EC）No 178/2002
(5) FDA Issues Final Rule on the Establishment and Maintenance of Records, 2004. http：//www.fda.gov/bbs/topics/news/2004/NEW01143.html
(6) 森田倫子，レファレンス，2004（2）
(7) 平成14年度農林水産省補助事業食品トレーサビリティ導入ガイドライン，2003

第5章　リスクコミュニケーション

　食品の安全を確保するリスクアナリシスの手法は，リスク評価，リスク管理にリスクコミュニケーションを加えた3本柱より成り立っている。食品のリスクがゼロでない以上，どのように管理を行っても100％の安全は確保されることはない。消費者自らが，正しい情報を得て，自分でリスクを減らすための不断の努力が必要である。そのためには，行政が適切な情報を十分に公開し，通知，指針などについては，国民の意見を聞き，理解を得た上で，施行する必要がある。本章では，行政の情報公開，パブリックコメント，国民の義務と責任について記述する。パブリックコメントについては，事例として，筆者の提出したコメントと行政側の回答を記載した。

1 概要

　適切な翻訳語がないため，英語のRisk Communicationがそのまま使用されている。Communicationとは情報を相互に交換することであり，食品安全委員会が公表している「安全性に関する用語集（改訂版）2005（平成17）年」によれば，「リスク分析の全過程において，リスク評価者，リスク管理者，消費者，事業者，研究者，その他の関係者の間で，情報及び意見を相互に交換すること。リスク評価の結果及びリスク管理の決定事項の説明を含む」とある。食品安全に関するリスクコミュニケーションとは，関係する行政，消費者，企業，研究者が食品のリスクについて情報，意見を相互に交換することである。「情報，意見を相互に交換する」ことには，食品安全委員会の用語集にある「リスク評価の結果及びリスク管理の決定事項の説明を含む」だけでなく，「関係者の情報及び意見をリスク管理の決定事項に反映する」ことも含むことを付け加える必要がある。

　関係者としてマスメディアも重要な役割を果たしており，それには責任も伴う。マスメディアは消費者にとって重要な正しい情報を迅速に分かりやすく伝えることが第1の役割であるが，誤った情報，誇大な情報の発信をしないように，細心の注意を向けるべきであり，食品安全は消費者の毎日の行動に直接影響するため，マスメディアの情報に基づいて風説流言が飛び交うことにより生じるパニックを回避する努力をすることも，その責任の一端であると考えられる。

2 情報公開

　食品の安全に関するリスクコミュニケーションでは，まずは行政，専門家，消費者の間の情報の共有が前提となる。情報を共有するためには，圧倒的に多量の情報を有する行政機関が，情報を公開・発信することが第一になすべきことである。

　情報の公開には，国内外で入手した食品の安全に関する主要な情報の遅滞のない開示，各種の審議会や調査会の公開，配布資料や議事録の公表，国民との意見交換会の開催などがある。従来，非公開で実施していた専門家による審議会も公開され，発言権はないが傍聴し，審議のために配布する資料を入手することができる。また，その議事録は食品安全

委員会や厚生労働省のホームページで公開される。また，審議会や分科会においては，広く国民の意見を聞くための公聴会が開催され，国民各層の意見の提言，情報の伝達が行われ，それに基づく議論の交換が行われる。これも公開実施され，応募することにより傍聴が可能である。

　食品安全委員会については，食品安全委員会と各専門調査会の公開，それらの議事録の実施後2ヵ月以内の公表が実施されており，情報公開法と食品安全基本法の趣旨を徹底する努力が払われている。ちなみに，食品安全基本法でリスク管理とリスクコミュニケーションを役割分担とすることが定められている消費者庁と消費者委員会についても，その基礎となる情報公開が必要であるが，新開発食品調査部会，新開発食品評価調査会などにおける特定保健用食品の審議に関する議事録は公表されていない。企業秘密を含む内容の審議を行うため，それとの兼ね合いも考慮する必要があるか，特定保健用食品の科学的根拠の審議項目の要点だけでも情報公開することが，安全性と有効性の両面から，消費者の健康維持増進に役立つことになると考える。

3 パブリックコメント

　パブリックコメントの訳は，「国民からの意見の提出」であり，重要な法改正，法の新設，審議の結論，報告書など行政の主要な施策に対して，国民の各層，企業，関係団体から意見を提言することができる。食品の安全に関しては審議の会議の公表，審議の資料と議事録の公表などの十分な情報公開を実施した後，審議の結論に対する国民の意見を広くパブリックコメントとして募集することが食品安全基本法に定められている。

　筆者も主要なパブリックコメントについては，意見を提出しており，例えば，「食薬区分」と「大豆イソフラボン」についてパブリックコメントを提出し，食品安全に関する施策に対する貢献をしてきた。

　食薬区分の改正に関しては，法令通知に先立って2000（平成12）年2月に検討会の報告書案が公表され，パブリックコメントを求められた。この報告書案に対して，著者が国際生命科学研究機構（ILSI JAPAN）の健康表示分科会長としてパブリックコメントを提出したものであり，この中で食品の安全性との係わり合いが深い部分について，行政からの回答とあわせて記載した（第1章　資料1 P29参照）。

　イソフラボンに関しては，日本人が長く食品として食してきた大豆の安全性にもかかわるため，食品安全委員会の報告書案に対して，パブリックコメントを提出したものである。本章資料1（P164）にその経緯とパブリックコメントの概要を記述する。これに関しては2006（平成18）年5月，筆者の意見も組み入れた食品安全委員会の「大豆イソフラボンを含む特定保健用食品の安全性評価の基本的な考え方」[1]が発表されている。

4 情報入手と情報発信

　近年，食品成分が健康を維持・増進する機能に加えて，病気のリスクを低減したり，病気の進行を抑制したりする機能を持つことが明らかになってきている。現代社会で氾濫する情報の中で，科学的に正しい情報を入手し，理解した上で，自分に相応しい商品を一般

の消費者が選択することは，厚生労働省が進める「充分な情報を得て，消費者自ら選択する」目標を達成するためにも必要である。消費者は自ら情報を入手する努力をするとともに，関連分野の研究者，医療従事者，食品企業従業員，保健機能食品等のアドバイザリースタッフなど，消費者に情報を発信する立場にある関係者は，関連する情報の入手と消費者に情報を分かりやすく伝える役割を果たすことが望まれる。

　ここでは，食品の安全性に関する情報を入手する方法として，価値の高い国内外のデータベース，モノグラフ，関連書籍を資料2（P166）に紹介する。姉妹書『食品機能の表示と科学』にも「安全と機能性の情報源」に同様の情報源が記載されているので，参照していただきたい。

　食品の安全は全ての国民にとって，生きていく上で欠かせない課題である。自らの健康と安全について関心を持ち続け，食品安全基本法，情報公開法，食品表示法などの法律に基づいて行政が発信・公開する情報に加えて，新聞記事，雑誌記事，テレビ番組，書籍，インターネットURLが発信する情報を常日頃から積極的に入手し，食品の安全に関する十分な知識と理解を持つことが大切である。そのことにより，行政機関が食品の安全を確保するための施策を十分に実施しているかをウォッチングする能力が高まり，有効なパブリックコメントを提言することができるようになる。行政機関と国民が協力することで，食品安全基本法の基本理念であるリスクコミュニケーションが進み，食品の安全を確保することができるようになることが望まれる。

参考資料
(1) http：//www.fsc.go.jp/iken-bosyu/pc_isoflavone180309_4.pdf

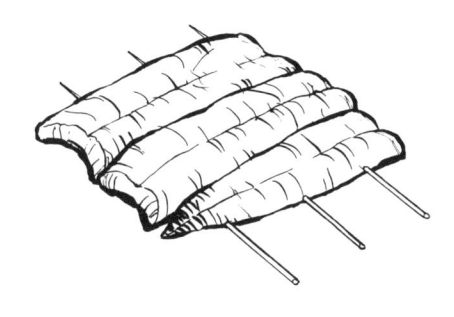

資 料 １

イソフラボンの安全性：食品安全委員会へのパブリックコメント

（経緯）

　特定保健用食品は厚生労働省が評価して，健康に関する表示を許可する制度であるが，食品安全委員会が2003（平成15）年に設置されたことにより，特定保健用食品の安全性評価は食品安全委員会が実施することになった。イソフラボンを関与成分とする特定保健用食品がまとまって評価されることになったため，イソフラボン全般に関する報告書が新食品専門調査会により検討され，その報告書案が2005（平成17）年4月末に公表された。それによれば，イソフラボンの安全な摂取目安量を設定するに当たって，イソフラボンは女性ホルモンであるエストロジェン様作用があるためホルモン系の医薬品のエストロジェンとの比較を根拠として「1日当たりの摂取量が70mgを超えると，明確に安全とは言い切れない。」とした。これに対して，筆者は下記のパブリックコメントを提出した。

（パブリックコメント）

　まず本報告書案の問題点として，下記の6項目を挙げた。

1. 「摂取量が70mgを超えると，明確に安全とは言い切れない。」はメカニズムから考えるひとつの仮説に基づくひとつの医薬品の作用濃度を基に算出したに過ぎない。イソフラボンのように，伝統的に摂取されている物質については，従来通常の食生活で多目に摂取している国民の健康被害の実態調査の結果を優先して，安全な摂取目安量を設定するべきである。

2. 本報告書で引用されている3つの食事調査では，イソフラボンアグリコン摂取量が90mgを超えるヒトは広く一般に存在していることが認められており，その摂取者に健康被害は報告されていない。

3. 報告書の最後に「なお，現在，日常的な食生活の中で摂食されている豆腐，納豆等のわが国の伝統的な大豆加工食品を含む大豆イソフラボンの総摂取量では内分泌かく乱作用の観点からの安全性上の懸念はないと考えられる」とあるが，報告書の結論である「1日当たりの摂取量が70mgを超えると，明確に安全とは言い切れない。」とは矛盾している。

4. 今回の明確に安全とは言い切れないとされた「平均70mg程度」である「平均値摂取量に標準偏差値を加えた程度の量」ではその値を超える国民が10％以上存在することになる。本来，このような検討をする際は，ほとんどの国民の摂取量をカバーできる平均値＋（2×標準偏差）を採用すべきである。

5. 厚生労働省が推進している「健康日本21」では，食生活の変化による生活習慣病の懸念から，豆類の目標摂取量を100g以上としており，日本人の豆類摂取量のうち大豆は95％以上占めることから換算すると，イソフラボンアグリコン摂取量は100mgを超えることになる。

6. これらの観点から，大豆イソフラボンのようにわが国で長期間に亘り，継続的に，一定量を国民が摂取している物質について，一般の国民の1割以上が摂取している量

(70mg以上)を「超えると，明確に安全とは言い切れない。」と結論付けるには，根拠が不十分であり，動脈硬化性心疾患，乳がん，大腸がんなどの死亡率を高める脂肪エネルギー比率の低減を目指して，穀物，豆類の摂取を積極的に実施している国民に間違ったメッセージを伝えることになる。

7. 大豆を多目に摂取することが「内分泌かく乱作用」の懸念があると受け取られると記載されているが，「内分泌かく乱作用」は十分な科学的根拠のない事実も含め，国民的な不安を煽った「環境ホルモン」を想起させる用語である。穀物，大豆などを積極的に摂取することで，健康の維持増進に努めている国民に，そのような食生活では「あの精子減少や性転換の作用を持つ」と取沙汰された「内分泌かく乱作用」の懸念があると受け取られかねない。「内分泌かく乱作用」については，その科学的根拠，実際上の健康影響の評価を実施して，一定の見解を示してから「内分泌かく乱作用」を定義するか，誤解を招かない適切な用語に変更してから用いるべきであると考える。

これらの問題点を解決するために，筆者のパブリックコメントの結論として，本報告書を下記の通り修正すべきであると要請した。

1)「内分泌かく乱作用」を「エストロゲン様作用」などの誤解を与えない用語に代えて，「環境ホルモン」を想起させないようにする。

2) 結論を「現在，日常的な食生活の中で摂食されている豆腐，納豆等のわが国の伝統的な大豆加工食品を含む大豆イソフラボンを多目に摂取している国民の総摂取量（100mg程度）では安全性上の懸念はないと考えられるが，これ以上を摂取した場合，エストロゲンなどのホルモンへの影響を考慮すると，安全が確保されるか否かは明確ではない。なお，将来的に新たな知見が得られた場合には，それらの知見を加えて再評価を行う必要があると考える。」とする。

3) 今回の報告書は特定保健用食品の安全性評価のためにまとめられたものであり，「健康日本21」などと関連する日本人の食生活一般について影響を及ぼす内容とすることが本来の目的ではないと考えられるので，特定保健用食品に限定する内容にすべきである。

(その後の経緯)

6月13日に提出されたパブリックコメントを基に，食品安全委員会事務局が作成した報告書の修正案を専門調査会が公開で討議した。修正案では，筆者の指摘した1から6までの問題点が取り上げられ，その考えが生かされている。また，7については討議の中で，同意される委員の発言があり，最終報告書では「内分泌かく乱作用」は本文中から削除された。

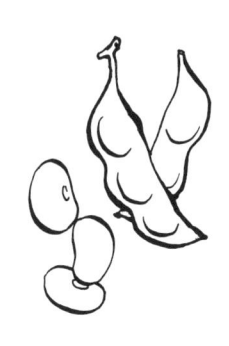

資　料　2

食品の安全性に関する情報源

　①作成編集者，アクセス法，出版社，②掲載素材，③安全性情報，⑤特徴その他の順に記載してある。

1) データベース

(1)「健康食品」の素材情報データベース[1]

[**編者・アクセス**]　厚生労働省の科学研究（2003（平成15）年～2005（平成17）年）の一環として，国立健康栄養研究所梅垣敬三センター長，日本大学上野川修一教授（当時），浜松医科大学山田浩教授（当時），静岡県立大学山田静雄教授及び筆者により健康食品素材324素材のデータベースとして作成された。現在も情報が更新され，国立健康栄養研究所のホームページのURL[1]から無料でアクセスできる。

[**素材**]　健康食品の素材についてまとめられており，2015（平成27）年3月には，746素材のデータベースとして広く活用されている。

[**内容**]　安全性に関しては，試験管試験，動物試験での毒性以外にも危険情報，禁忌対象者，医薬品等との相互作用など，医療従事者から消費者までのヒトに有益である情報を掲載することを目標とした。

[**特徴**]　海外のデータベース，モノグラフ，国内外の成書，研究論文，ハンドブックから入手した情報を中心に調査，解析した最新情報を随時更新している。

(2) Natural Medicines Comprehensive Database[2]

[**編者・アクセス**]　URLにログインするにはユーザー登録が必要であり，書籍版も毎年出版されている。日本語版が，筆者も監訳者の一人として参加して，同文書院から出版されている。

[**素材**]　米国で使用されている素材を中心にビタミン・ミネラルからハーブ・野菜まで1000以上が幅広く網羅されている。筆者が執筆した日本の特定保健用食品についての情報が追加されている。

[**内容**]　安全性に関しては，エビデンスに基づいて5段階の評価がされている。成人だけでなく，小児，妊婦，授乳婦における安全性も，用法ごとに個別に述べられている。5段階のランクは以下の通り。

　　Likely Safe：FDAやHealth Canadaなどの政府機関による評価と同等なレビューにより，適正に使用した場合は安全だと判断されるもの。あるいは，安全が確認されたヒトでの無作為対照臨床試験が2件以上あるもの。

　　Possibly Safe：ヒト試験において重篤な副作用が報告されておらず，適正に使用した場合に安全であると，権威ある文献によって認められている。

　　Possibly Unsafe：使用は安全でない可能性を示唆するエビデンスが報告されている。

　　Likely Unsafe：ヒト試験の結果あるいは信頼のおける症例報告により，使用は危険であると権威ある文献によって認められている。

　　Unsafe：厳格な科学的評価の結果あるいは信頼のおける機関により，しばしばヒト

に対する有害事象が臨床的に有意に起きると判断される。あるいは大規模な上市後調査で，重篤な副作用が高頻度で起きている。相互作用に関しては，他のハーブ，医薬品，食品，疾病等の身体状態，臨床検査との作用をそれぞれ記載している。

[特徴] 記載されている有効性と安全性に関するデータの信頼性は高く，随時更新されている。

(3) Cochrane Library[3]

① 世界各国の研究者で構成されるレビュー・グループが作成する。アブストラクトは無料で閲覧が可能であるが，データベースの全てを閲覧するにはユーザー登録が必要となる。オンライン版とCD版があり，オンライン版のシステマティック・レビュー論文のデータベースであるThe Cochrane Database of Systematic Review（CDSR）は年に4回更新される。

② ビタミン，ミネラル，ハーブ類などが臨床試験のデータベースに収載されている。

③ 治療，予防効果に関する臨床試験を中心として，症状や疾患の系統毎にレビューの編集及び収集を行い，安全性情報については，臨床試験中に観察された副作用について記載されている。

④ システマティック・レビュー論文のデータベースのほかに，臨床試験のデータベース，システマティック・レビューの方法論が含まれる。

(4) 健康食品素材の科学的実証データベース（Health Food Material Scientific Database）[4]

[編者・アクセス] 健康食品の素材（成分）の有効性と安全性に関して，国内外の公的機関の報告書及びシステマティック・レビューを中心とする科学論文を基に，報告書要約及び科学論文の抄録を添付している。筆者と常葉大学健康科学部久保明教授，武庫川女子大薬学部篠塚和正教授が論文・報告書検索，選定，評価執筆を行って，作成した。

[素材] 特定保健用食品・栄養機能食品と日本での販売実績の多いいわゆる健康食品の成分・素材を選択し，2012（平成24）年より順次公開し，2014（平成26）年4月に約300の素材・成分のデータベースとして完成した。その後3年を目途に情報を更新している。

[内容] 選択した品目の有効性と安全性（医薬品である成分は医薬品情報も含む）について，科学的根拠のある研究論文・公的機関報告書を総合的に調査し，抄録を作成する。それらの調査結果を踏まえて，成分・素材の総合評価データを作成して，データベースとする。

[特徴] 現状の情報源としては，国立健康栄養研究所の「「健康食品」の有効性・安全性」のデータベースの内容が最も信頼性があり，情報量も多いが，「有効性」の情報は，論文結果の羅列であり，総合評価では「調べた文献の中に見当たらない」の記述が多く，有効性に関しては国立の研究所であることから慎重な記述となっている。「「健康食品の全て」統合データベース」の情報量は多いが，原本が米国のデータベースであるため，日本人のデータは少なく，総合評価も米国人を対象としたものであり，栄養摂取状況，遺伝特性などを踏まえて日本人に適切な情報であるか否かの判断が困難である。

本データベースは，上記の他のデータベースの課題を解決するため，有効性に関するシステマティック・レビューの論文や公的機関評価報告書を中心に日本の市場にある「健康食品」の有効性と安全性に関する実証された情報を網羅している。

2) モノグラフ

　モノグラフとは，特定のテーマについて詳細に取り扱った研究調査報告であり，WHOとドイツのコミッションEによる植物由来素材に関するものと，米国のFood and Nutrition Board Institute of MedicineとEUのScientific Committee on Food (SCF) によるビタミン，ミネラルに関するものがある。

(1) WHO monograph on selected medicinal plants[5]

[編者・アクセス]　WHOとCenter for Traditional Medicine at the University of Illinoisとの共同研究で編集されたものである。WHOのウェブサイトにアクセスして閲覧が可能である。

[素材]　3巻の分冊として，全部で89種のハーブが記載されている。厚生労働省の食薬区分の参考文献のひとつでもある。

[内容]　安全性情報については，禁忌，警告，注意，副作用が記載されている。

[特徴]　世界各国から集められた科学論文をレビューし，専門家からコメントを求め，WHO主催の国際会議で医薬品規制機関関係者により採択される。

(2) Monograph of Therapeutic Guide to Herbal Medicines[6]

[編者・アクセス]　Integrative Medicine Communicationsから出版され，CD-ROMでも入手可能である。

[素材]　Complete German Commissionが作成し，コミッションEによる治療用承認ハーブ191点と未承認ハーブ108点について，有効性，安全性を記載している。

[内容]　安全性に関しては，禁忌，副作用，他の医薬品との相互作用について，記載してある。

[特徴]　データの信頼性は高いが，引用されている試験結果の年代が古い可能性もある。

(3) DIETARY REFERENCE INTAKES (DRI)[7]

[編者・アクセス]　アメリカ合衆国の機関のStanding Committee on the Scientific Evaluation of Dietary Reference Intakes, Food and Nutrition Board Institute of Medicineが作成し，NATIONAL ACADEMY PRESSより出版されている。

[素材]　ビタミン15種，ミネラル17種について，安全性評価を基にした上限値算出のSubcommitteeも設置されている。

[内容]　年齢層別にEAR, RDA, AI, ULなどのほか，体内動態，他の栄養素との相互作用，含まれる食物，効果に関して記述されている。

[特徴]　米国及びカナダにおける関連制度の参考とされている。

(4) Facts About Dietary Supplements[8]

[編者・アクセス]　NIH Clinical Center research centerとダイエタリーサプリメント部門が実施し，複数の専門家によるレビューが行われている。

[素材]　ビタミン6種及びミネラル4種について，有効性と安全性を記載している。

[内容]　各成分についてRDA，欠乏症，疾病との関連などが記載されている。

[特徴]　取り上げられている成分は10と少ないが，各成分について含まれる食品，RDA，欠乏症，疾病との関連などが記載されており，信頼度は高い。

(5) EU Opinion of the Scientific Committee on Food on the Tolerable Upper Intake Level[9]

［編者・アクセス］　EUの食品科学委員会（SCF）が提案した安全性評価に基づくUL（許容上限摂取量）が記載されている。
［素材］　ビタミン14種・ミネラル15種について記載されている。
［内容］　リスク評価はコーデックスの方法を基に行っている。参考文献としては欧米各国の公的機関や国際機関から出されるレポートなど。ULは成人，妊婦・授乳婦，小児（年齢別）について，それぞれ算出されている。更に，動物やヒトにおける毒性とそのメカニズム，遺伝毒性，発がん性，副作用（各作用について詳しく記述），リスクの特徴などについても記載されている。EUにおける基準になる可能性がある。

3）辞書，成書
(1) 日本人の食事摂取基準[10]
［編者・アクセス］　厚生労働省の監修する健康・栄養情報研究会のワーキンググループが作成し，厚生労働省のホームページでアクセスできる。また，書籍として，第一出版社より出版されている[11]。
［素材］　主要栄養素3種，食物繊維，ビタミン14種，ミネラル13種について記載されている。
［内容］　安全性評価に基づく許容上限摂取量（UL）の算出には，リスク評価モデルを使用し，副作用非発現量（NOAEL），最低副作用発現量（LOAEL）の同定結果などから求められている。栄養所要量と許容上限摂取量の間の摂取量幅を，摂取安全域としている。
［特徴］　本書は日本人の栄養所要量に加えて，生活習慣病の一次予防に取り組むための指標となることを目的とし，各国の栄養所要量も比較掲載されている。

(2) メディカルハーブ安全性ハンドブック[12]
［編者・アクセス］　マイケル・マクガファン編で，AHPA（米国ハーブ製品協会）により作成された"Botanical Safety Handbook"の翻訳版である。東京堂出版から出版されている。
［素材］　ハーブのみ約500品目が記載されており，流通しているハーブを特定するに当たっては，"Herbs of Commerce（Foster, 1992）"を一次情報源としている。
［内容］　安全性については，植物が伝承的に使用されてきた各部位ごとにクラス分類し，特に断らない限り，乾燥した植物材料を含めている。各クラスは以下のように定義されている。

    クラス1．適切に使用する場合，安全に摂取することができるハーブ
    クラス2．医療従事者による特別な指示がない限り，使用制限が適用されるハーブ
        （例，2a：外用のみ，2b：妊娠中に使用しない，2c：授乳期間中に使用しない，2d：注釈にあるような他の特定の使用制限がある）
    クラス3．医療従事者の監督下でのみ適切に使用できるハーブ
    クラス4．クラス分類のための十分なデータが入手できないハーブ

［特徴］　30に上る主要参考文献を用いて，ハーブの用法，毒性学的特性，世界各国の規制状況について記載されている。

(3) クリニカル・エビデンス[13]
［編者・アクセス］　米国で出版されている英語版の和訳を日本クリニカル・エビデンス編集委員会が監修したもので，日経BP社から出版されている。

[素材]　医薬品が中心であるが，ビタミン8種，ミネラル5種，脂肪酸3種，たんぱくなど6種，炭水化物など2種，ハーブなど13種といった栄養素や食品素材についての記述も含まれている。

[内容]　安全性情報や医薬品との相互作用，相乗効果なども記載されている。医薬品の評価が主な内容で，疾患別に収載されているが，素材の索引により検索は可能である。

[特徴]　臨床試験や症例報告を中心に，医薬品の評価が主な内容である。食品成分についても，医薬品との相互作用，相乗効果などが記載されている。

(4) Physician's Desk Reference (PDR) for nonprescription drugs and dietary supplement[14]

[編者・アクセス]　各製造業者から寄せられた情報を収集して，Michael Tansey 他により編集され，Thomson Medical Economics 社から出版されている。

[素材]　OTC 及びダイエタリー・サプリメント製品についての 1,000 以上の製品のうち，サプリメントは，マルチアミノ酸7，アミノ酸とハーブの複合剤15，ミネラルの複合剤24，食物繊維製品2，マルチビタミンあるいは複合剤31 など 100 以上の製品が収載されている。

[内容]　安全性情報：副作用，注意，医薬品との相互作用など。

[特徴]　各社の医薬情報担当部署の責任において書かれたもので，出版社は内容を保証するものではない。

(5) The ABC Clinical Guides to Herbs[15]

[編者・アクセス]　The American Botanical Council が作成し，Thiem 社から出版されている。

[素材]　米国でよく使用されているハーブを中心に単一のハーブ29種，複合ハーブ12種が記載されている。

[内容]　安全性情報としては禁忌，副作用，医薬品との相互作用，AHPA のクラス分類と欧米各国の規制が記載されている。

[特徴]　素材毎に臨床試験の一覧表が掲載されており，文献の著者・被験者・試験期間・投与量・使用した製品・結果と結論がまとめられている。

(6) 機能性食品素材便覧改訂増補版[16]

[編者・アクセス]　筆者と十文字学園女子大学志村二三夫教授，武庫川女子大学篠塚和正教授と共同で執筆した。

[素材]　国内で販売されているビタミン，ミネラル，植物由来物，動物由来物等の健康機能を有する 275 素材について記載してある。

[内容]　安全性に関しては，試験管試験，動物試験での毒性以外にも危険情報，禁忌対象者，医薬品等との相互作用など，医療従事者から消費者までのヒトに有益である情報を掲載することを目標とした。

[特徴]　本章で紹介したデータベース，モノグラフ，書籍を基に，最新の情報を集大成した。この便覧は前記の国立健康栄養研究所の健康食品の素材情報データベースの元になったものである。教科書・事典などの内容も追加することにより，医療従事者・関連の研究者から自然科学の知識を有しない業界関係者・一般消費者にも情報を得ることができることを目指して執筆した。

参考資料

(1) http://hfnet.nih.go.jp/contents/indiv.php
(2) http://www.naturaldatabase.com
(3) http://www.cochranelibrary.com
(4) http://www.hfs-data.jp/static/guide.php
(5) http://www.who.int/medicines/library/trm/medicinalplants/monographs.shtml
(6) http://www.onemedicine.com
(7) DIETARY REFERENCE INTAKES, NATIONAL ACADEMY PRESS, 1997, 1998, 2001, 2002
(8) http://www.fda.gov/womens/genereng.html
(9) http://europa.eu.int/comm/food/fs/sc/scf/out80_en.html
(10) http://www.mhlw.go.jp/file/05-Shingikai-10901000-Kenkoukyoku-Soumuka/0000067132.pdf
(11) 『日本人の食事摂取基準（2015年版）』，第一出版社
(12) 『メディカルハーブ安全性ハンドブック』，東京堂出版，2001
(13) 『クリニカル・エビデンス』，日経BP社，2001
(14) Physician's Desk Reference (PDR) for nonprescription drugs and dietary supplement, Thomson Medical Economics
(15) The ABC Clinical Guides to Herbs, Thiem社，2003
(16) 『機能性食品素材便覧改訂増補版』，薬事日報社，2003

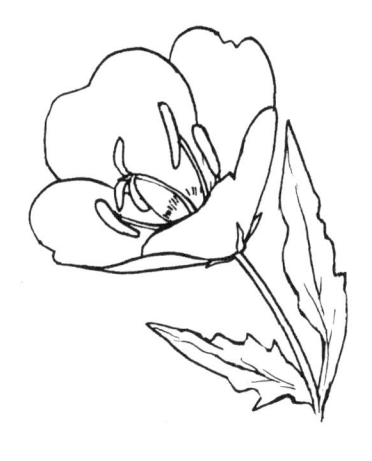

第6章 国際比較

❶コーデックス委員会

1．組織の概要

　コーデックス委員会（Codex Alimenntarius）は，消費者の健康の保護と食品の公正な貿易の保護の確保を主な目的として，1962（昭和37）年にFAO（食糧農業機関）とWHO（世界保健機関）により合同食品規格委員会として設置された。日本は1966（昭和41）年に参加している。1995（平成7）年にWTO（世界貿易機関）が設立され，その依頼により食品の世界基準としての規格の作成の役割をコーデックス委員会が担うことになった。WTO加盟国は特段の理由がない限り，コーデックス委員会で策定された規格を国内規格の基礎とすることになっている。

　事務局はイタリアのローマに置かれており，180ヵ国以上及び1機関（欧州共同体）が加盟している。コーデックス委員会の総会は毎年1回開催され，規格・基準等の最終採択は総会で行われる。国際的ガイドラインの提案及び検討をする部会が，休部も含め27あり（図6-1-1参照），食品の安全に関する部会は，下記のように課題別の部会，特別部会と，地域調整部会が置かれた組織からなっている。

①一般問題部会：一般原則部会，食品添加物・汚染物質部会，食品表示部会，残留農薬部会，食品輸出入検査認証システム部会等の9部会があり，食品全般に横断的に適用できる規格基準，実施規範等の作成を行う。

②個別食品部会：油脂部会，乳・乳製品部会，魚類・水産製品部会等の11部会があり，個別品目の規格について検討を行う。

③地域調整部会：アジア，アフリカ，欧州，北米・南西太平洋，ラテンアメリカ・カリブ，近東の6地域の調整部会があり，食品の規格や管理等に関する地域的な問題の議論や地域に関係の深い食品の世界規格の策定の提言等を行う。

④特別部会：期限を設けて特定議題を検討する部会であり，バイオテクノロジー応用食品特別部会がある。日本がホスト国を務めており，第1期は，2000（平成12）年3月から2003（平成15）年3月まで開催され，2004（平成16）年7月の総会で再設置が承認され，2009（平成21）年の総会に最終報告を行った。

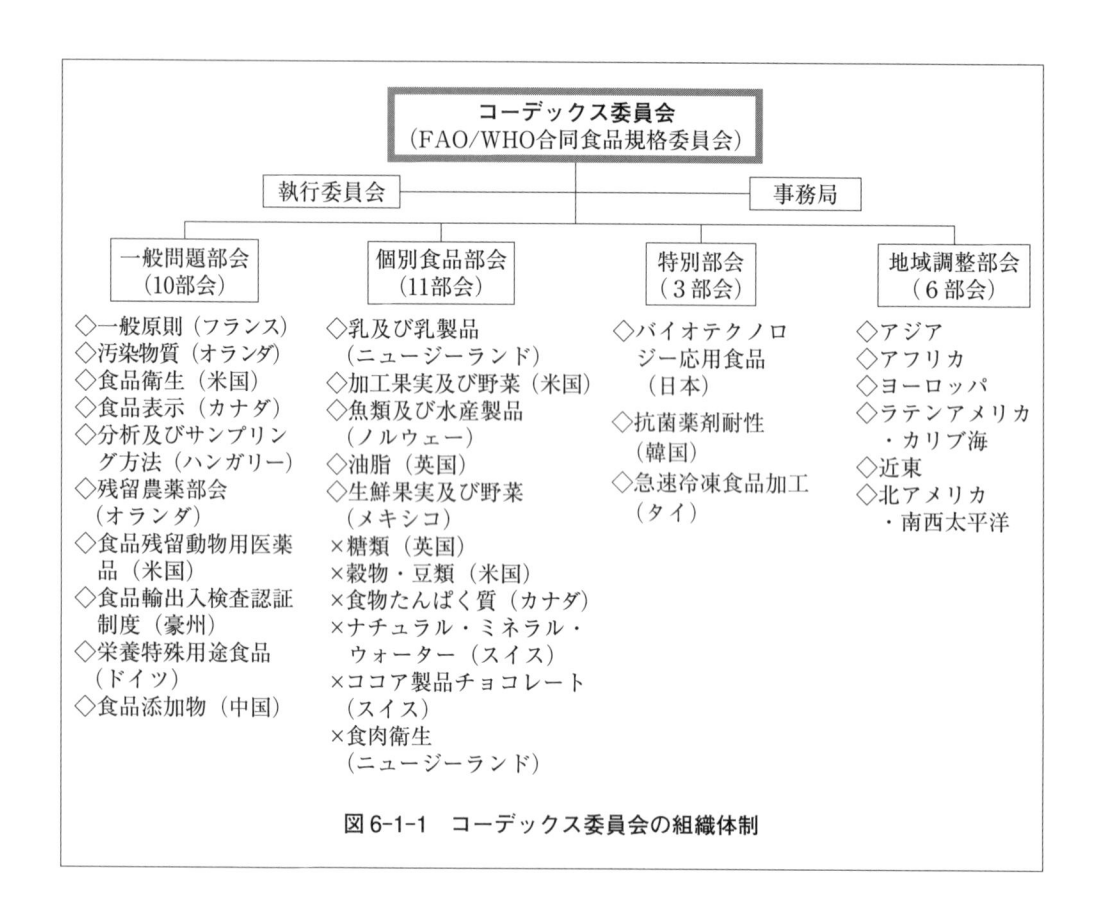

```
                        コーデックス委員会
                    （FAO/WHO合同食品規格委員会）
         ┌──────────────┴──────────────┐
      執行委員会                              事務局
         │
 ┌───────────┬───────────┬───────────┬───────────┐
 一般問題部会    個別食品部会     特別部会      地域調整部会
  （10部会）    （11部会）    （3部会）      （6部会）
```

◇一般原則（フランス）
◇汚染物質（オランダ）
◇食品衛生（米国）
◇食品表示（カナダ）
◇分析及びサンプリング方法（ハンガリー）
◇残留農薬部会（オランダ）
◇食品残留動物用医薬品（米国）
◇食品輸出入検査認証制度（豪州）
◇栄養特殊用途食品（ドイツ）
◇食品添加物（中国）

◇乳及び乳製品（ニュージーランド）
◇加工果実及び野菜（米国）
◇魚類及び水産製品（ノルウェー）
◇油脂（英国）
◇生鮮果実及び野菜（メキシコ）
×糖類（英国）
×穀物・豆類（米国）
×食物たんぱく質（カナダ）
×ナチュラル・ミネラル・ウォーター（スイス）
×ココア製品チョコレート（スイス）
×食肉衛生（ニュージーランド）

◇バイオテクノロジー応用食品（日本）
◇抗菌薬剤耐性（韓国）
◇急速冷凍食品加工（タイ）

◇アジア
◇アフリカ
◇ヨーロッパ
◇ラテンアメリカ・カリブ海
◇近東
◇北アメリカ・南西太平洋

図6-1-1　コーデックス委員会の組織体制

2. リスクアナリシス

コーデックス委員会は2003（平成15）年に，食品安全に関するリスクアナリシスの作業原則として，食品に由来する人の健康に関するリスク評価，リスク管理及びリスクコミュニケーションについての指針を「食品安全及びリスク分析の原則（Principles for Food Safety and Risk Analysis）」を採択し，更に，改訂版[1]を2007（平成19）年に発表した。これにより，加盟各国の政府機関向けに食品安全リスク分析原則の策定作業を行い，リスクアナリシスの枠組及び原則が国際的に利用されてきている。

3. リスク評価

食品の安全には食品添加物部会，汚染物質部会，食品表示部会，残留農薬部会，食品輸出入検査認証システム部会，個別食品部会など多くの部会が関係している。

食品添加物の国際基準はコーデックス委員会が定めることになっているが，安全性確保のための評価は，コーデックス委員会の姉妹機関であるFAO/WHO合同食品添加物専門家会議「FAO/WHO Joint Expert Committee on Food Additives（JECFA）」で行われる。JECFAは，各国の添加物規格に関する専門家及び毒性学者をメンバーとして，各国によって実施された添加物の安全性試験の結果を評価し，1日摂取許容量（ADI）を決定して

いる。会議報告は，WHO テクニカルレポートシリーズとして毎年公表されている。

　残留農薬の安全性確保のための評価は，姉妹機関である FAO/WHO 合同残留農薬専門家会議「FAO/WHO Joint Expert Committee on Pesticide Residues（JMPR）」で実施される。コーデックス委員会が定める国際基準において，残留農薬の MRL（Maximum Residue Limit（最大残留限界））が設定される。この Codex MRL は，ADI に基づき推定1日摂取量（EDI）方式により評価が行われて，日本の残留農薬基準の考え方と基本的には整合性がとられている。

4．リスク管理

　1993（平成5）年にコーデックス委員会が HACCP のガイドラインを作成したことにより，衛生管理システムとして欧米を中心とした国際的な導入が行われた。2003（平成15）年に改訂版[(2)]が公表されている（第4章**2** HACCP の項 P153 参照）。

参考資料

(1) CODEX, Procedural Manual,7th ed., http：//www.fao.org/docrep/010/a1472e/a1472e00.htmGENERAL

(2) Codex, PRINCIPLES OF FOOD HYGIENE, http：//www.codexalimentarius.org/.../standards/.../CXP_001e..

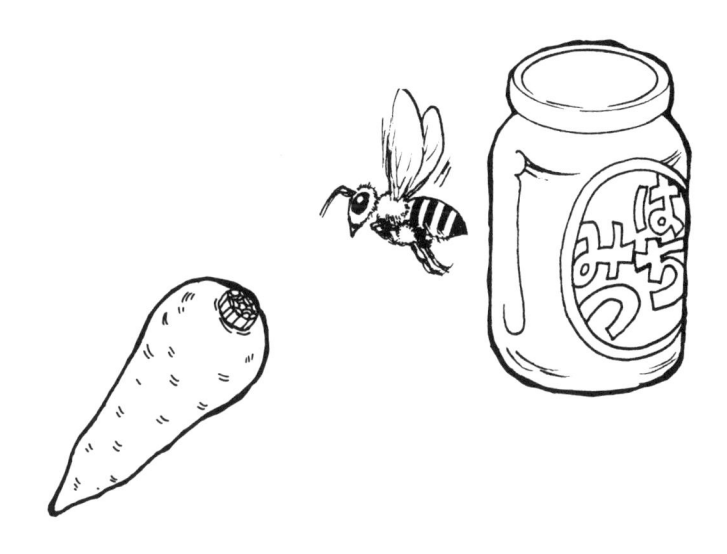

2 欧州連合（EU）

EU（European Union：欧州連合）は 2004（平成 16）年に東欧を含む 10 ヵ国が加盟したことで拡大し，2007 年にルーマニアとブルガリア，2013（平成 25）年にクロアチアが新規加盟し，2014（平成 26）年 12 月現在 28 ヵ国となった。人口は 5 億人と日本の 4 倍，米国の 1.6 倍，GDP は約 16 兆 US ドル（2012 年）で，世界の 4 分 1 を占め，米国をも上回っている。1991（平成 3）年にユーロが導入され，ユーロ通貨圏が 19 ヵ国（2015 年 1 月現在）に広がっているが，EU 主要国である英国に加え，西欧のスウェーデン，デンマークなどは参加していない。

Column　EU の組織と法令

EU は単なる国際機関でも連邦国家でもなく，今迄例を見ない全く新しい国家集合体であると考えられる。EU の政治制度は 1951（昭和 26）年の欧州石炭鉄鋼共同体条約以来，60 年間発展し続けており，一連の条約がその基礎となっている。これらの条約に基づいて，EU 加盟国はその国家主権の一部を共通の機関に移譲している。条約は，EU の法体系の中で「一次法」と称される。その一次法から派生する法律が，市民の日常生活に直接影響を与える「二次法（派生法）」である。法令，指令などは二次法に属する。法案の提案・発議の立法と行政執行の両方を担うのが欧州委員会（European Commission = EC）で，日本の政府に当たる。欧州委員会は 2004（平成 16）年から加盟 1 国 1 人制となり，2014（平成 26）年現在 28 人である。欧州委員会を支えているのが 24 の総局（Directive General = DG）と 12 の部署か官僚機関で，総局が日本の省に相当する[1]。

共同体の法令とされるものには，規則，指令，決定，勧告の 4 種類がある[2]。

①法令（Regulation）は最も拘束力の強いもので，国内法が制定されなくとも全ての加盟国に適用される。EU の Regulation を規則と訳す場合が多いが，強制力の強い法体系としては，相応しくないため，本書では法令または法律の用語を当てる。
②指令（Directive）は一定の執行猶予期間内に，参加国は国内法に取り入れることが義務付けられているが，既存の国内法との関係を踏え，どのような形で法制化するかは各国に任されている。
③決定（Decision）は対象とする加盟国に対してのみ拘束力を持つ。
④勧告（Recommendation）は見解または方針の表明であり，拘束力を持たない。

---

1. 食品安全に関連する機関

1) **保健・消費者保護総局**（The Health and Consumer Protection Directorate General = DGSANCO）：欧州委員会の政策部門の総局のひとつで，加盟国民の健康と消費者保護の役割を担う。
2) **欧州食品安全庁**（European Food Safety Authority = EFSA）：食品から家畜，飼料などの安全性を科学的に調査・解析する機関であり，EU の法制化において，科学的見地から助言を行う目的で，2002（平成 14）年に設立された。遺伝子組換え食

品やBSEの安全性も含めた食品の安全性のリスク評価から食品の健康表示の科学的評価まで行う。安全性の評価だけでなく，2008（平成20）年に施行された栄養・健康表示法における機能性の科学的評価も行っている。

3) **欧州環境庁（European Ecology Authority ＝ EEA）**：欧州の環境改善と持続的成長を目的に，大気，水質，土壌，動植物の生態系，土地利用と自然資源などを担当する機関で，1994（平成6）年に設立された。残留農薬，遺伝子導入食品・作物等が食品安全と関連する。

2. 新規食品法（Novel Food Regulation EC258/97）[3]

1) 経緯

1997（平成9）年5月に施行され，施行以前にEUで相当量使用された実績のない食品成分及び製品は，販売する前に安全性評価を実施して，EUの許可を受けることを義務付ける法律である。この法律の制定当時は遺伝子組換え食品もこの法律の対象とされていたが，2003（平成15）年に別の法律[*1]で規制されることになり，この法律の対象からは外されている。

[*1] Regulation EC1829 of 22 September 2003 on Genetically modified Foods and Feeds・2003http：//eur-lex.europa.eu/pri/en/oj/dat/2003/l_268/l_26820031018en00010023.pdf

2) 制度の内容

この法律の目的は，ヒトが消費する目的の新しい食品・食品成分を販売するためには，安全が確保されていることと，既存の食品や食品成分とは異なる場合にはそのことを表示して，情報として消費者に提供することを義務付けることである。

安全性評価の第1段階は，申請された加盟国で実施される。申請国で安全性に問題がない場合には，申請国以外のEU加盟国に通知される。申請された国での安全性評価が問題なしと判断されたが，他の加盟国から異議が出された場合には，EFSAに送られることになり，EFSAの助言を得て，最終的にはECが決定することとなる。

既に市場に出されている食品と実質的に同等であれば，簡素化された手続きがある。加盟国が既存の製品と実質的に同等であると確認すれば，上市が可能である。

3) 今後の予定

現在下記の項目の改定が検討されており，新規食品法が改正される予定である。
①評価と承認の手続き，②新規食品の定義，③規則の範囲，④新規食品か否かの決定法，⑤表示法

EU域外の先進国で食品としての使用実績が十分にある製品は，新規食品ではなく既存食品とみなすことも検討されている。

3. EU食品安全白書[4]

BSEなどの食品に関する安全上の問題の発生を受けて，EUは食品安全に関する白書を2000（平成12）年に発表した。まずは，「農場から食卓まで」の全ての分野での食品の安全をカバーする法制度を立ち上げるために，食品安全に関する科学的な助言をする独立した機関を設立することを宣言した。この白書の提言に従って設立されたのが前述のEFSAである。更に，法制度に加え，食品安全の管理，消費者への情報開示，国際的な整合性を目指すことが記載されている。

4. フードサプリメント指令　Directive2002/46/

　フードサプリメント（Food supplement）に関するEU指令[5]が2002（平成14）年に公表された。その前文には基本とする考え方として，「食品は安全であることと，表示に充分で明確な情報が提示されていることがEUの食品法の基本的な2つの原則である」と記載されている。

　フードサプリメントとは，通常の食事で不足する栄養素を補う目的で，濃縮された栄養素が含有されていて，医薬的形状であるところの食品を意味する。"医薬的形状"とはカプセル，錠剤，ピルや他の類似の形状，粉末個包装，液状アンプル，液滴型容器のような商品の形態を示し，フードサプリメントの原料としては，定められたビタミン製剤及びミネラル化合物に限って使用することができる。指令本文中に，13種類のビタミンと15種類のミネラルが挙げられており，個々の栄養素として使用できる112種の化合物も列挙されている。安全上限使用量は，食品科学委員会（Scientific Committee for Food）へ諮問を現在行っているが，製造者・輸入販売者は一般に認められている科学的データを基にして上限値を算出して，製品に表示しなければならない。これらのビタミン，ミネラルは日本においては食品衛生法に基づく「保健機能食品であってカプセル，錠剤等の食品形態でない食品の成分」に相当する。但しこの指令には，成分の健康表示に関する条文はなく，別途，栄養・健康表示法が定められている。

5. 食品安全関連法

　2002（平成14）年にEU議会はEFSA（欧州食品安全庁）の設立と食品安全の手続き方法を定めるEU食品法の一般原則と許認可法を定めた規則（Framework Regulation EC/178/2002）[6]の立法を採択した。この規則に基づいて，下記のガイドライン及び報告書が設定された。

　①EU食品トレーサビリティーガイドライン（GAIN Report E35012-Jan. 2005）
　②"European Food Safety Authority"（GAIN Report E23231-Dwc.2003）

6. 食品衛生関連法

　食品安全白書にEU内の食品衛生に関して網羅的な法改正を実施することが発表され，既存の複雑であった17の指令を統合して，食品の原料生産から加工，流通，消費までの全てのフードチェーンをカバーし，全体の整合性が取れた制度を目指すことが宣言された。その結果，下記の一括法案が2006（平成18）年1月に施行された[7]。

　①一括法案1　Regulation 852/2004：食品衛生一般についての原料生産基準，技術基準，HACCP，食品企業の申請認可
　②一括法案2　Regulation 853/2004：動物原料食品についての企業設立の許可，確認証明書，輸入，フードチェーン情報
　③一括法案3　Regulation 854/2004：動物原料食品の公的管理機構特別規則（食品衛生の遵法証明の詳細ルール
　④一括法案4　Directive 2002/99／EC：動物原料食品の製造，流通，輸入の管理のための規則

7. BSE 関連

　EU 科学運営委員会は 1998（平成 10）年に加盟国及び EU に輸出する関心のある第三国についての，BSE 発生リスクを評価する作業を開始した。1999（平成 11）年からは DGSANCO が担当部署となり，引き続き評価を実施し，BSE の国ごとのリスクのレベルを 4 段階に分類した。カテゴリー評価には BSE の発症件数，肉骨粉の給餌，特定危険部位の排除，迅速 BSE 検査などによるアクティブ・サーベイランスの実施などが含まれている。日本も輸出国として評価を受けることとなった。2000（平成 12）年 11 月段階での日本のリスク評価案は，輸入肉骨粉が侵入する可能性があること，特に 1990（平成 2）年の英国からの輸入肉骨粉についてはその侵入に高度の可能性のあること，また，日本における BSE 防止システムがきわめて不安定であることから国内での BSE 発症の可能性があることが指摘され，「国産牛が BSE に感染している可能性が高いが，確認されていない」カテゴリーⅢと結論されていた。これに対して，農林水産省は反論したが，受け入れなかったので，日本の農林水産省は評価の中断を要請し，非公開のままにした。このことが，2001（平成 13）年に日本で BSE 発生時に大きな社会混乱は防げた可能性が高いとみなせるといわれている[8]。EU の評価手法は，客観的で透明性のあるものにするため，2 年間，多くの専門家がかかわって作成されたものであって，優れた内容のものとみなせるとされている。

　EU のカテゴリー分類は暫定的なもので，BSE の最終評価は保留されており，世界動物衛生機構（OIE：The World Organization for Animal Health）の国際動物衛生規約の BSE ステータス基準が設定された後，2007（平成 19）年 6 月 30 日までに消滅した。OIE の基準では従来，BSE の発生国と未発生国では違うカテゴリーに位置付けられていたが，現在では派生国と無発生国との区別はなくし，下記の簡素化した新しいカテゴリー分類を採決している[9]。

① BSE リスクは無視できる。
② BSE リスクが管理されている。
③ BSE リスクが決定されていない。

参考資料
(1) パスカル・ファンテーヌ『EU を知るための 12 章』（中日欧州委員会代表部）2004 年
(2) 中沢康，『EU 大欧州のしくみ』（中協出版）2000 年
(3) Regulation (EC) No258/97onthe European Parliament and of the Council of 27 January 1997 concerning Novel Foods and Novel Foods Ingredients
(4) http：//europa.eu.int/comm./dgs/health_consumer/library/pub/pub06_eu.pdf
(5) http：//europa.eu.int/smartapi/cgi/sga_doc?smartapi!celexapi!prod!CELEXnumdoc&lg=EN&numdoc=32002L0046&model=guichett
(6) http：//europa.eu.int/eur-lex/pri/en/oj/dat/2002/l_031/l_03120020201en00010024.pdf
(7) http：//useu.usmission.gov/agri/foodsafe.html
(8) BSE 問題に関する調査検討委員会「BSE 問題に関する調査検討委員会報告（平成 14 年 4 月 2 日）」http：//www.maff.go.jp/soshiki/seisan/eisei/bse/bse_tyosaiinkai.pdf
(9) http：//ec.europa.eu/food/food/biotechnology/novelfood/app_list_en.pdf

3 米国

1. 食品安全に関する機関
米国では，食品の安全衛生に関する機関と主要な担当項目は，下記のとおりである[1]。

1）食品医薬品局（FDA = Food and Drug Administration）
主にリスク評価とリスク管理を行う。食品，食品添加物，HACCP，GMP，照射食品，バイオ作物・食品，動物用医薬品，栄養指針，食品表示などの分野を担当する。

2）食品衛生検査機関（FSISA = Food Safety and Inspection Agency）
動物からの感染菌を中心に食品衛生のリスク管理を主に行う機関であり，HACCP，食中毒菌，衛生基準，細菌検査などを実施する。

3）環境保護庁（EPA = Environmental Protection Agency）
環境の保護が目的であり，食品安全に関連しては残留農薬，バイオ作物・食品に関する規制を担当している。

4）動物植物衛生検査機構（APHIS = Animal and Plant Health Inspection Service）
動物や植物の病原菌，害虫から作物や家畜を守ることを目的に設立された。BSE，バイオ作物・食品の規制を担当している。

2. 新規食品の安全評価
1）GRAS

食品として販売するためには，資格を持つ専門家により一般に安全であると認められたもの（Generally recognized as safe = GRAS）でなければならない。1958（昭和33）年に定められた法律では，GRASは，法律が定められた以前に食品としての使用実績があったものか，申請を受けてFDAが科学的に評価をしてGRASとして認めたものであった[2]。しかし1997（平成9）年にFDAは従来の申請GRAS（Petition GRAS）のルールに加えて，企業が自ら評価して，FDAにその結果を通知するGRAS（Notification GRAS）を制定した[3]。このルールでは，企業が自ら，専門家によるGRAS審査をFDAの定めた手順に従って実施することができる。GRAS決定の評価をFDAに通知すれば，FDAはそのGRAS決定が十分な科学的根拠に基づいているか否か，FDAが疑問とする項目がないか否か，その物質の用途がGRASとして認められるものか否かを評価する。評価の結果は，下記の2通りのコメントとして申請者に回答される。

(a) 申請者のGRAS決定に疑義はない。

(b) GRAS決定に十分な科学的根拠が備わっていない。

この通知は自発的なものであり，FDAの評価の途中で申請者が求めれば，GRAS通知の評価を中止することもできる。また，FDAの評価がなくても販売は可能である。

その結果は，"GRAS Notices Inventory"に掲載され，1998（平成10）年から2014（平成26）年12月までに550品目がGRASとしての申請が行われた。そのうちFDAの「疑義なし（FDA has no questions.）」の判定を約400品目が得ており，約100品目強についてはFDAの評価の途中で中止し，残りの品目については審議中である[4]。

現状でGRAS申請に必要な資料としては，下記の資料が挙げられている。

(1) 物質の食経験，用途などの情報
(2) 化学的特性（構造式）
(3) 製造方法，組成及び想定消費量
(4) 代謝及び体内動態
(5) 安全性試験
   ①動物試験：急性，亜慢性（6ヵ月）毒性試験，遺伝毒性及び次世代毒性試験など
   ②変異原性試験
   ③安全性に関して問題点があればその点に関する検討試験
(6) ヒト試験
   ①目安量摂取試験
   ②安全性に関して問題点があればその点に関する検討試験
(7) 安全性に関する結論及び考察
   ①食品への使用からその平均摂取量の推定量：約○ g/day
   ②安全性を裏付けるデータのまとめ
   ③検討を要する問題点
(8) 専門委員（FDAが必要と考えるレベルを有する各分野の権威者）による評価
   ・専門委員の署名

2）NDI

ダイエタリーサプリメントとしてビタミン，ミネラル，ハーブ，アミノ酸，その他の酵素，濃縮物，抽出物などでダイエタリーサプリメント健康教育法（Dietary Supplement Health and Education Act：DSHEA）の制定された1994（平成6）年以前に販売されていた実績がないものを販売するためには，販売後75日以内に新規食品成分（New Dietary Ingredient ＝ NDI）として安全性の資料をFDAに提出して評価を受け登録（filing）される必要がある[5]。安全性の評価の項目は下記の通りであり，GRASの項目と類似している。

(1) 名称：化学名，Chemical Abstract Service（CAS）番号，構造式
(2) 化学特性
(3) 植物，醗酵菌体：科名，使用部位，栽培条件，繁殖方法，育種法，遺伝子導入・組織培養の有無，製造者，使用農薬・成長調節剤，乾燥法，収穫法，抽出法，品質管理基準，抽出物が非感染性・非毒性であることの資料
(4) ダイエタリーサプリメント製品の組成，商品の摂取法に関する表示
(5) 使用実績：摂取人口，摂取量，摂取頻度，摂取期間，安全確認システムの資料，使用実績の引用資料
(6) 使用実績以外の摂取量が安全であることの根拠，従来の使用量・使用頻度・投与方法・使用対象者と異なる場合は安全であることの根拠
(7) 使用実績と異なる場合の安全性試験：①遺伝毒性（変異原性試験，DNA変異試験）
   ②短期毒性（30日），亜急性毒性（90日）
   ③ヒト単回試験，ヒト反復投与試験（30～90日）
   ④催奇毒性（げっ歯類），⑤次世代繁殖試験，
   ⑥発がん性試験，吸収性試験，代謝試験，体内動態他

(8) 製品の表示：摂取推奨量，摂取期間，使用実績
(9) 妊婦，授乳婦，小児への安全性評価の考慮事項

　FDA は 2011（平成 23）年 7 月に，NDI の明確でなかった項目を厳密に規定するためのNDI の新ガイドライン（案）[6]を発表した。新案で明確化された主要点は下記の通りである。
(1) 通常食品（Conventional Food）に使用していた成分（Ingredient）であっても，1994（平成 6）年 10 月 15 日以前にサプリメントとして使用されていなかった成分については，NDI として，FDA に事前に届出て，ダイエタリーサプリメントの成分として安全であることの評価・登録を得て初めて，US 国内で販売できる。
(2) 海外で 1994 年以前にサプリメントとして使用した実績があっても，米国国内での実績がなければ，NDI として届出て，FDA の評価・登録を得ることが必要である。
(3) 1994 年以前にダイエタリーサプリメントとして使用されていた成分に関するリスト（Grandfathered list）を，FDA は作成していない。企業グループ，貿易団体が公表している"Old dietary ingredients"等のリストがあるが，FDA は検証していない。よって，FDA はこのようなリストに記載されていることをもって，Grandfather 成分の証明とは認めない。
(4) FDA から NDI として承認された成分であっても，製造方法を変更したことにより，成分組成やその成分の化学的品質が変わる場合には，新 NDI として評価・登録が必要である。化学的変化とは，化学結合の切断・結合，分画法，抽出剤，高温加熱，発酵培地，植物収穫時期などが変化または変更することにより生じるものをいう。
(5) 既に，NDI の認証を受けている成分のダイエタリーサプリメントについて，新 NDI の申請が必要でないのは，① 1 日推奨摂取量が，承認された NDI の量よりも同等以下の場合，②承認された NDI 成分以外の新規の成分が含まれていない場合，③対象者（例：子供，妊婦，授乳婦）が同じ場合，④他の使用条件（例：消費期限の短縮）が同じ場合である。
(6) 他の事業者が NDI の申請をしている成分を使用する場合であっても，ダイエタリーサプリメントは，混合物であるので，NDI の申請をして，FDA の評価・登録を得る必要がある。

　FDA はこの指針について，パブリックコメントを受付けたが，産業界からの反対意見が多く，2014（平成 26）年 12 月現在，施行に至っていない[6]。

3. HACCP と GMP

　米国では 1969（昭和 44）年に食品 GMP を制定し，基本的な考え方が示され，1986（昭和 61）年に改訂され，現行の GMP として運用されている。食品の安全で衛生的な製造，加工，及び保管を保証するために作成されたものである。

　一方 1960 年代の宇宙開発のために，アポロ計画の中で米国宇宙局（NASA）が中心となって，宇宙食などの食品の安全性を確保する方法として，National Conference of Food Protection を公表した。これを基に，多くの一般食品の安全を確保することに応用された結果，HACCP のガイドラインが作成された（第 4 章リスク管理の手法 P153 参照）。

4. BSE

1980（昭和55）年後半に食品の行政機関はBSEに対して情報収集を行い，その拡大を防ぐための方策を検討し始めた。1989（平成元）年にはAPHISはBSE感染国からの牛肉と牛肉製品の輸入を禁止し，FDAは医薬品の製造業者に対し，牛由来の原料は非感染国からの物のみを使用するように警告を発した。1994（平成6）年には，FDAは医薬品製造業者に牛由来の原料についての情報を出し，非感染国からの原料を使用するようにアドバイスした。1996（平成8）年には，サプリメント製造業，化粧品製造業者に対して，感染リスクの高い国からの牛の組織の輸入を規制するように警告を行った。更に，1996年には家畜の飼料に特定の家畜を原料として用いることを禁止し，翌年，反芻動物の飼料に哺乳類の組織からのたんぱく質を利用することを禁止する最終規制法を公布した。

このように，BSEに対する対策をとってきたが，2003（平成15）年に米国農務省は米国育ちの牛1頭が，検査の結果BSEに陽性反応を示したことを発表した。更に，2005年にBSE陽性反応陽性の2例目が発表され，米国の検査体制の脆弱さが指摘された。2009年に肉骨粉が，反芻動物だけでなく全ての動物用飼料へ使用することを禁止する飼料規制[7]の追加が実施され，それ以降のBSE陽性牛が報告されていない。

5. 食品安全強化法（Food Safety Modernization Act：FSMA）

食品安全の問題を効率的に予防し，今日のグローバルな食品システムに合致できるように食品の安全システムを強化することを目的に，2014（平成26）年に施行された。FDAに，食品に安全上の問題が発生した場合は，企業に食品のリコールを命令する取締り権限と，輸入食品に国内食品と同等の基準を義務付ける新たな手段を付与されるとともに，州自治体当局との連携により統合された全国的な食品安全制度を構築することを命じている。本法律によって，FDAに付与される権限と義務とには次の通りである。

1）予防
　(1) 食品施設の予防管理計画の策定：FDAは食糧供給全般にわたる包括的で科学に基づく予防管理を要求する権限を持ち，食品施設は，危害の評価，管理，監視記録など予防管理計画を実施することを義務付けられる。
　(2) 農作物安全基準の確立：FDAは果物と野菜の安全な生産・収穫のための科学に根拠を置いた最低基準を確立しなければならない。
　(3) 意図的な汚染を防止する権限：FDAは，食品へ意図的な有毒物の混入を防ぐための規則を策定しなければならない。

2）検査と遵守
　(1) 強制検査の頻度：リスクに応じて食品施設に対する強制検査の頻度を設定し，検査の増加を義務付ける。制定から5年以内に全ての高リスク国内施設の検査し，その後は最低3年ごとに行う。法律制定から1年以内に少なくとも600件の外国施設を検査し，5年間毎年検査数を倍増する。
　(2) 記録へのアクセス：FDAは企業の食品安全計画と保管を義務付けられた実施記録にアクセスすることができる。
　(3) 認定された研究所による試験：食品検査を認定研究所で実施することを義務付ける。FDAは研究所認定プログラムを確立する。

3) 対応措置
 (1) 強制リコール：企業に自主リコールを要請した後に，自主リコールを怠った場合に発令する．
 (2) 行政拘束の拡大：法律違反している可能性がある製品の移動を阻止する．
 (3) 登録の停止：重篤な危害あるいは死をもたらす合理的な可能性があると判断される場合は，施設の登録を停止し，食品の流通を禁止する．
 (4) 製品追跡能力の強化：輸入も含めた食品を追跡し出所を突きき止める能力を強化するシステムを確立する．更に，食品の受取人を迅速かつ効果的に特定する手法を確立する．
 (5) 高リスク食品の追加記録保持：高リスク食品に指定された食品を製造，加工，包装，保管する施設に対する記録保持要件を確立する規則を作成する．

4) 輸入
 (1) 輸入業者の説明責任：輸入業者は外国の供給業者が生産する食品が安全であることを保証する適切な予防管理措置を検証する責任を持つ．
 (2) 第三者認証：認定された第三者機関によって外国の食品施設が米国の食品安全基準を遵守していることを認証できるプログラムを設立する．
 (3) 高リスク食品の認証：FDAは，高リスク輸入食品に対して信用できる第三者機関認証あるいはその他の遵守保証を添付することを通関条件として義務付ける権限を持つ．
 (4) 自主資格輸入業者プログラム：FDAは，迅速化した審査に備える輸入業者に対して，食品通関のための自主資格プログラムを設立する．
 (5) 通関拒否の権限：FDAは，外国企業や企業が位置する国がFDAによるアクセスを拒否した場合，その施設からの米国通関を拒否することができる．

5) 連携の強化
 (1) 州・地方自治体の能力構築：FDAは州・地方自治体官庁の食品安全・防衛能力を活用し強化する戦略を開発する．助成金がFDAに提供される．
 (2) 外国能力構築：外国政府・外国産業の能力拡大のための包括的計画を開発する．同計画の構成要素の1つは，外国政府および食品生産業者を米国食品安全要件に関して訓練する課題に対応することである．
 (3) 他の官庁による検査への依存：FDAは，他の連邦，州，地方自治体官庁の検査に依存することが認められる．

参考資料
(1) FDA, United States Food Safety System, http：//www.foodsafety.gov/~fsg/fssyst4.htlm
(2) FDA, Guidance for Industry-Frequently Asked Questions About GRAS,
 http：//www.cfsan.fda.gov/~dms/grasguid.html#Q1
(3) GRAS Notification Program, http：//www.cfsan.fda.gov/~dms/opa-noti.html
(4) FDA, GRAS Notices,
 http：//www.accessdata.fda.gov/scripts/fdcc/index.cfm?set=GRASNotices&sort=GRN_No&order=DESC&startrow=1&type=basic&search=

(5) FDA, Dietary Supplements: Pre-market Notification for New Dietary Ingredient Notifications, http：//www.fda.gov/OHRMS/DOCKETS/98fr/04-23439.pdf
(6) Draft Guidance for Industry：Dietary Supplements：New Dietary Ingredient Notifications and Related Issues.
http：//www.fda.gov/food/guidanceregulation/guidancedocumentsregulatoryinformation/dietarysupplements/ucm257563.htm
(7) FDA, Substances Prohibited From Use in Animal Food or Feed,
http：//www.gpo.gov/fdsys/pkg/FR-2008-04-25/html/08-1180.htm
(8) FDA, Background on the FDA Food Safety Modernization Act（FSMA）http://www.fda.gov/Food/GuidanceRegulation/FSMA/ucm239907.htm

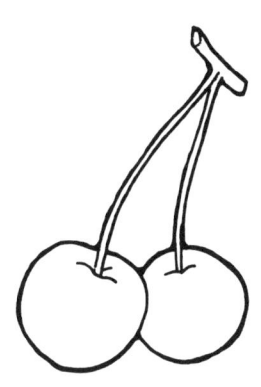

4 オーストラリア・ニュージーランド

1. 食品安全に関する機関（FSANZ）

　Food Standards Australia New Zealand（FSANZ）は，オーストラリアとニュージーランドにおける食品の法的制度を統一することを目的に設立された。主要な使命は，食品の安全確保と消費者への情報開示である。

　オーストラリアとニュージーランドにおける食品基準の決定プロセスは，政府機関の提案や関連団体の要望を基に，オーストラリア・ニュージーランド食品規制閣僚評議会（Australia New Zealand Food Regulation Ministerial Council）とその下部組織である食品規制常任委員会（Food Regulation Standing Committee）が検討し，決定した提案に従って，FSANZが食品の規格基準（Food Standard Code）を定めることになっている。

　FSANZには下記の4つの部があり，オーストラリア（キャンベラ）とニュージーランド（ウエリントン）に2つの本部を設置している。

　　（a）リスク評価部（Risk Assessment）
　　（b）食品基準部キャンベラ（Food Standard Canberra）
　　（c）食品基準部ウエリントン（Food Standard Wellington）
　　（d）法規制部（Legal and Regulation Affairs）

2. 新規食品の安全性評価
1）新規食品（Novel Food）と食経験

　新規食品とはオーストラリア・ニュージーランドで食品としての摂取実績のない製品で，"non-traditional Food" とも呼ぶことがある。

　FSANZが召集したAdvisory Committeeが指針に基づいて，新規食品に相当するか否かを判断する。新規食品か既存食品（Traditional food）か否かに関しての改定指針[1]が，2013年に発表されており，食品の十分な摂取実績とは「食品の摂取実績として一般には，2～3世代が十分な期間であり，5年以下では短いと考えられる。10～20年の摂取実績の期間の場合は，利用者の範囲，摂取の量的レベル，摂取の目的の3要素を踏まえて十分であると判断できる可能性がある」とされている。

　ここで，「利用者の範囲（Extent of use）」とは，当該食品を摂取していた国・地域，利用者（一般人か特殊な人か）に関する情報であり，十分な食経験とは，オーストラリアまたはニュージーランドいずれかの一般の人が摂取していたことを示す必要がある。また，「摂取量（Quantity of use）」とは，当該食品の摂取の量と頻度に関する情報である。食品における成分の場合は，高含有成分であるか，低含有成分であるかを考慮する必要がある。「利用目的（Purpose or context of use）」とは，食事の通常食品（a regular part of the diet）か祭礼や飢饉などの特殊な状況での食事か，医療の目的で使用するハーブ成分かなどの情報である。また，通常に摂取している食品であっても，その抽出物については，一般には食品としての食経験が十分に確立しているとはいえないと考える。

2）安全性試験及び関連情報

　十分な食経験のある既存食品であれば，安全性試験は不要であるが，新規食品であれば，次頁の安全性試験と新規食品に関する情報に基づいて，安全であることの確認が必要であ

る。
　①ヒトでの副作用（Adverse effect）
　②製品の組成と形態
　③製造プロセス
　④原料
　⑤摂取のパターンと摂取レベル
　⑥その他関連資料

参考資料

(1) "Guidance Tool for Determining Whether a Food is Novel or Not"
　　http：//www.foodstandards.gov.au/industry/novel/documents/Guidance%20Tool%20-%20for%20website%20_2_.pdf

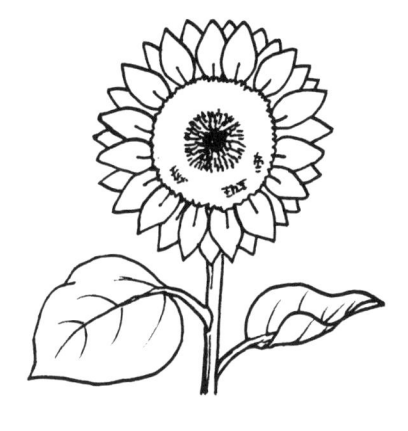

終章

❶リスクゼロ

　リスクの語源はスペイン語の「海図のない航海に出ること」との説がある。この語源の持つ意味からも，リスクは単に不安全，危険というNegativeな意味だけではなく，「リスクを冒して挑戦する」というPositiveな意味も持つ。美味しいものをお腹一杯食べることのできる現在の豊かな食生活は，有史以来，先人が食糧・食品を獲得するために，あらゆる摂食可能な素材に挑戦し，生産するための努力を持続してきた賜物である。猛毒の肝に隣接した美味しいフグサシの例を引くまでもなく，美味しさとリスクは紙一重である。食塩は，料理の美味しさを増加するための調味，体内のナトリウムバランスの保持や，食品の保存の役割で食事に欠かせない物質であるが，過剰摂取すると高血圧の原因となるとともに，がんのプロモーション作用もある。月偏に旨いと書く「脂」は高脂血症をはじめとする生活習慣病の原因となる食品成分である。身体の構造維持に必要で，美味しさとも関係するたんぱく質も，過剰摂取により腎臓病のリスクが高まる。チーズや納豆などの醗酵製品は細菌が食品を化学反応させたものという意味において，腐敗と全く同じであり，先人がリスクを冒して食べ，選別し，生産技術を開発することで，現代人の食卓に上ることができたのである。人間は他の生物に依存して，エネルギーと栄養素を得ている従属栄養生物であり，これらの他の生物を原料とする食品は人間の身体にとって元来異物であり，アレルギーの原因となりうる。これらの例からも分かるように，全ての食品は摂取の方法によっては，ヒトの健康に悪影響を及ぼす可能性がある。この悪影響を及ぼす可能性がリスクであり，食品のリスクがゼロであることはなく，リスクがあることを前提にいかにリスクを最小限にするかが重要である。

　食品が健康に悪影響を及ぼす要因としては，食中毒などの生化学的要因，残留農薬などの化学的要因と混入異物などの物理的要因があり，それぞれの要因を最小限にすることが必要である。食塩，脂肪などは食品成分そのものが過剰摂取によっては悪影響を及ぼす要因であり，その過剰量は個人によって異なる。また，食品を加熱調理すると，食品成分のアミノカルボニル反応によりコゲなどの変異原物質が生成して，結果的に健康に悪影響を及ぼすこともある。原料生産や食品製造の過程で，どのようにリスク要因を分析して，リスクをなくすように努力しても，個人の摂取量と調理方法や摂取方法によってリスクが発生する可能性があるため，各個人が食品を口にする際にその食品がその個人にとってリスクゼロとなることはない。

　コーデックス委員会のリスクアナリシスの基本的な考え方は，食品には本来さまざまな成分が混在しており，摂取する量や食べ方によって有害性が決まり，「絶対的な安全」はなく，安全性は有害性のリスクにより判断することが重要であるとしている。

　このように，食品のリスクを最小限にして，美味しい食品を食べるためには，食品のリスク評価とリスク管理からリスクコミュニケーションを行う行政，安全で衛生的な食品を製造・販売する企業，そして保存法，調理法，摂取量を自ら適切に実施する消費者まで，それぞれの責任を果たして初めて実現できるものである。食品が全ての個人にとってリス

クゼロであることはありえないとの前提に立って，いかにリスクを最小限にするかを目標に，果たすべきそれぞれの役割を次に述べる。

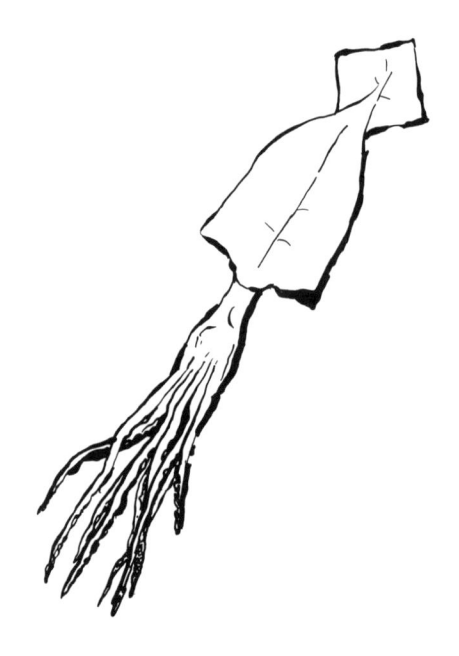

❷行政の役割

　1996（平成8）年3月小渕内閣時代に，「規制緩和推進計画の改定」に関する閣議決定が行われた。その基本的な考え方は，「経済社会の抜本的な構造改革を図り，国際的に開かれ，自己責任原則と市場原理に立つ，自由で公正な経済社会にしていくとともに，行政のあり方について，いわゆる事前規制型の行政から事後チェック型の行政に転換していくこと」である。ここで，行政は「事前規制型」から「事後チェック型」に転換することが宣言された。これは，食品安全についても大切な考え方である。まず行政が最初に実施すべきことは事前規制ではなく，情報公開である。情報公開された網羅的な情報に基づいて，消費者が自ら判断することが基本である。最も行政がしてはならないのは，BSEの事例にみられるような情報の隠蔽である。EU科学運営委員会から2000（平成12）年11月に送付されたBSE発生リスク評価の報告書には「日本では輸入による肉骨粉の侵入の可能性のあること，特に1990（平成2）年の英国からの輸入肉骨粉についてはその侵入に高度の可能性のあること，また，日本におけるBSE防止システムがきわめて不安定であることから国内でのBSEの発生の可能性がある」ことが指摘されていた。しかし，農林水産省は報告書を公表せずに，評価の中断を要請した。

　2006（平成18）年4月に，食品安全委員会が検討した大豆イソフラボンの上限値設定もまた，危険が生じる前の事前規制であると考える。食品安全委員会の評価書は，日本人が長い間の実績で作り上げた，大豆を豊富に取り入れた食生活に誤解を与えるような内容になっており，本文中に記載されている「安全な1日摂取目安量の上限値を70〜75mg/日とする」としたことが誤解を招く原因である。大豆イソフラボンの健康影響は起きていないにもかかわらず，万が一起きる可能性があることに対して，発生しても行政の責任ではないとするための報告書は事前規制型の行政手法である。不十分な根拠を基に，安全係数を何度も掛けて日本人の1日摂取上限値を設定することで，大豆を多めに摂取している国民に不安を与えて，日本伝来の食文化を変えてしまうことがないようにすべきである。食品にリスクは付き物であり，ひとつのリスクを完全に除去しようとして，食品が持っているメリットが失われてしまうことがないようにしなければならない。

　食品安全における行政の役割は，リスク評価，リスク管理，リスクコミュニケーションの3つである。2003（平成15）年の食品安全基本法の制定により，リスク評価の役割は食品安全委員会に移行したが，リスクコミュニケーションは厚生労働省・農林水産省・消費者庁・食品安全委員会の4者が実施することが義務付けられている。今後，重点を置く必要があるのは情報公開に焦点を当てたリスクコミュニケーションである。従来，リスク管理に重点を置いていた厚生労働省の情報公開は，食品安全委員会に比較して十分とはいえない。規制緩和を実施していく上で，原則となる「自己責任」を達成するためには情報公開が必須である。行政が有している情報の公開なくしては，消費者自らが責任を持って行動を選択することはできないことを十分に認識すべきである。

3 企業の役割

厚生労働省は 2009（平成 21）年に，アガリクスを含む 3 製品の安全性に関する試験結果を発表し，ラットでの発がんプロモーション作用が認められたキリン細胞壁破砕アガリクス顆粒の販売者であるキリンウェルフーズ（株）に対し，自主的な販売停止と回収を要請した。このような試験が行われた背景には，アガリクスによる肝障害の疑いの事例が学術雑誌等に掲載され，厚生労働省は 2003（平成 15）年 9 月国立医薬品食品衛生研究所に安全性の評価を依頼して，市販のアガリクス製品の毒性試験を実施してきた。

アガリクスは「がんの予防効果がある」などといわれ健康食品として広く販売されているキノコであり，売上げは年間約 300 億円といわれていた。しかしながら，ヒト試験において有効性を科学的に実証した試験結果は報告されていない。「科学的根拠」とは何であるかを答えるのは難しいが，少なくとも，科学的に実証された機能は少数ではなく多数の消費者で発揮されることが求められる。一言で言えば，「科学的」とは，ヒト試験において同様の条件で試験を実施した際に，同様な結果が一定の割合で「再現性」を持って得られることであると考えられる。

アガリクスは 2005（平成 17）年 4 月にバイブル本の販売により，2 つの出版社が薬事法違反（未承認医薬品の広告，販売）容疑で，捜索を受けている。従来から，ヒトでの有効性が科学的根拠を持って実証されていない上に，体験談に基づく非科学的な情報を基に広告宣伝を行って，問題視されていたが，今回アガリクスに含まれる不純物のアガリチンの安全性が問題とされており，市場の淘汰を受けることになった。

現在，「企業の社会的使命（Corporation Social Responsibility＝CSR）」の必要性が叫ばれ，CSR の実践が進められている。これは，利益だけを追求した企業は衰退し，社会的使命を果たした企業のみが長期的には繁栄するとの考えに基づいている。企業が社会的使命を果たす CSR には 3 つの段階があると考えられる。第 1 は，法律を遵守することである。第 2 は法律に書かれていないことであっても，その趣旨を十分に理解して，正義感を持って企業活動を行うことであり，第 3 は地球環境をよりよいものにするために，地球人としての自覚を持って企業活動に取り組むことである。企業はその企業に属している人の行為の総体として評価される。食品企業に属する企業人の CSR とは，第 1 に健康増進法，食品衛生法，薬事法，景品表示法などの法律をよく理解し，開発，製造，販売，顧客クレーム対応に当たっては，これらの法律に違反しないことである。第 2 はこれらの法律に文言がなくとも，法律の趣旨と科学的根拠とを考慮して，企業活動を行うことである。第 3 としては，商品の製造方法，形態や包装材は地球環境を考慮して事業化することである。更にはそれらに関する情報を消費者に適切に提供することである。アガリクス問題は企業としての CSR，特に 2 番目の項目への配慮が欠けていたことが基本にあると考えられる。今後は，健康食品を含めた全ての食品企業が CSR に基づく企業活動を行い，消費者に安全で健康に役立つ商品を供給する役割を担っていくことが期待される。

4 消費者の役割

2000（平成12）年1月に発表されたEU白書[1]には，消費者がインフォームドチョイス（Informed Choice）できる状況が必要であるとしている。インフォームドチョイスとは，消費者が科学的根拠のあるミスリードされない情報を得て，その情報を基に消費者が自らの判断で，適切な商品を選択することである。厚生労働省の2002（平成14）年の通知[2]にも，「消費者が特定保健用食品等に関する正しい情報を得て理解を深めることにより，その適切な選択を行うことが期待される。」とあり，この前提に立って，社会の制度の確立を進めようとしている。

消費者がインフォームドチョイスできるようになるためには次のようなことが求められる。第1に，科学的根拠に基づく網羅的で，最新の情報を入手することである。しかしながら，一般の消費者がこのような情報を得ることは簡単ではない。そのため，テレビで健康によいと放送された商品が翌日にはスーパーの売り場から消えてしまうようなことが起きてしまう。自ら網羅的で最新の情報を得ることが難しい一般の消費者は，身近にいる専門家に相談するのがよいと考えられる。専門家としては，個人の身体の状態，栄養状態に応じて健康増進のための栄養指導と食事管理を行う栄養士，管理栄養士がいる。また，厚生労働省の通知において都道府県知事及び関係団体に養成を要請された「保健機能食品等に関する適切な知識，これら食品が持つ有効成分を適切に活用するための知識を習得している」アドバイザリースタッフが考えられる。アドバイザリースタッフが理解・習得していることの望ましい内容として，保健機能食品に関連する事項に加え，下記の内容が挙げられている。

①食品及び食品添加物の安全性や衛生管理等に関連する知識
②健康状態及び栄養状態に応じた食品の適切な利用のための健康・栄養に関する知識
③関連法律の内容
④消費者の視点に立った情報提供と適切な助言のあり方及び消費者保護についての考え方

最近では，栄養士，管理栄養士，アドバイザリースタッフはドラッグストアに配置されていることも多くなっており，これらの専門家に相談することも情報を入手する方法のひとつである。

第2に，自分自身の身体状態，栄養状態を常に把握することである。健康診断を毎年受診することに加えて，常日頃の体重測定，体力測定，食品アレルギー物質の測定などにより自分の健康に関する状態を評価して，その状態に相応しい食品を摂取することが望まれる。

第3に，ライフスタイルの自己管理である。すなわち科学的で最新の情報を入手してそれを生かして自分の身体状態，栄養状態に相応しい食品を選択し，運動を実施することである。食品の選択にとって重要なのは，医薬品のように医師や薬剤師から情報を提供されて，同意して購入することではない。これは医学の分野で使用されるインフォームドコンセント（Informed Consent）であり，インフォームドチョイスではない。情報を与えられて同意を与えるのではなく，消費者が自分の目的とする食品に関する正しい情報を得て理解を深め，消費者自らの判断による食品の選択が適切に行えるようになることが期待さ

れている。

　今後は，行政のリスク評価・リスク管理・リスクコミュニケーション，企業のCSRと消費者のインフォームドチョイスについて，それぞれが本来の主旨とそれらの重要性を理解して，自らの役割を果たすことで，今後の長寿社会において，安全が確保された健康増進に繋がる食品が市場でより広まることが望まれる。

参考資料

(1) White Paper on Food Safety ; Commission of The European Communities, Com (1999) 719 final, Brussels, 12, Jan. 2000
(2) 厚生労働省「保健機能食品等に係るアドバイザリースタッフの養成に関する基本的考え方について」(平成14年2月21日　食発第0221002号)

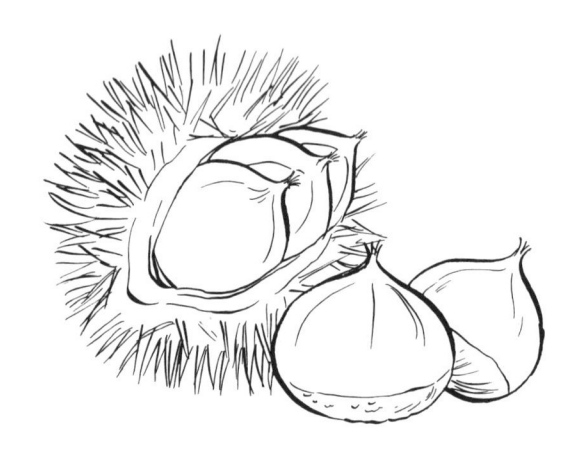

索引

(アルファベット／略称)

A
ABC Clinical Guides to Herbs　170
ADI（許容1日摂取量）：Acceptable Daily Intake　12
ANZFA（豪州・ニュージーランド食品庁）：Australia New Zealand Food Authority　143
ANZFSC（豪州・ニュージーランド食品基準協議会）：Australia New Zealand Food Standards Council　143
APHIS（動物植物衛生検査機構）：Animal and Plant Health Inspection Service　180

B
BSE（牛海綿状脳症）：Bovine Spongiform Encephalopathy　101

C
Cochrane Library（コクラン・ライブラリー）　167
CSR（企業の社会的使命）：Corporation Social Responsibility　80

D
DNA（デオキシリボ核酸）：deoxyribonucleic acid　133
DRI：Dietary Reference Intakes　168

E
EDI（推定1日摂取量）：Estimated Daily Intake　123
EFSA（欧州食品安全庁，欧州食品安全機関）：European Food Safety Authority　86, 157
EPA（環境保護庁）：Environmental Protection Agency　123, 180
EU（欧州連合）：European Union　142

F
FAO（国連食糧農業機関）：Food and Agriculture Organization　99, 173
FDA（米国食品医薬品局）：Food and Drug Administration　55
Foodborne illness（食品による疾病）　85
FSANZ（食品安全に関する機関）：Food Standards Australia New Zealand　186
FSISA（食品衛生検査機関）：Food Safety and Inspection Agency　180
FSMA（食品安全強化法）：Food Safety Modernization Act　183

G
GMP（製造基準）：Good Manufacturing Practice　147
GRAS：Generally recognized as safe　180

H
HACCP：Hazard Analysis and Critical Control Point　13, 86, 153
IARC（国際がん研究機関）：International Agency for Reserch on Cancer　115

J
JAS法（農林物資の規格化及び品質表示の適正化に関する法律）：Japanese Agricultural Standard　35
JAS規格（日本農林規格）　35
JECFA（FAO/WHO合同食品添加物専門家会議）：the Food and Agriculture Organization (FAO) and World Health Organization (WHO) Joint Expert Committee on Food Additives　12, 122, 127, 128, 129, 131, 174

M
MRL（最大残留限界）：Maximum Residue Limit　123, 175

N
NASA（米国航空宇宙局）
Natural Medicines Comprehensive Database　166
NDI（新規食品成分）：New Dietary Ingredient　181
NOAEL（無毒性量，副作用非発現量）：No Observed Adverse Effect Level　65, 68, 119, 126, 169

Novel Food（新規食品法） 186

O
OIE（国際獣疫事務局）：Office International des Epizooties 102, 179

P
PCB（ポリ塩化ビフェニール） 114, 115

R
RNA（リボ核酸）：ribonucleic acid 133

S
SRM（特定危険部位）：Specified Risk Material 104

T
TMDI（理論的最大摂取量）
：Theoretical Maximum Daily Intake 119

U
UL（許容上限摂取量）：Tolerable Upper Intake Level 169

W
WHO（世界保健機関）
：World Health Organization 48, 75, 153, 173
WHO monograph 168
WHO 世界戦略 48
WTO（世界貿易機関）
：World Trade Organization 143, 173

五十音順

あ

亜急性毒性試験　64, 69, 136
アガリクス　192
アガリチン　192
悪性腫瘍　113
アクリルアミド　115, 116
アジサイ　78
アナフィラキシー　65, 66, 119
アニサキス　79
アフラトキシン　71, 82, 113, 115
アマメシバ　9, 10, 61
アミノ酸系　118, 125
アミロイド　101
アルファ（α）線　97
アレルギー表示　45, 47, 51, 52, 53, 56, 90, 91, 151
アレルギー物質　46, 47, 62, 66, 70, 89, 90, 92, 93, 193
アレルギー誘発性　65, 135, 139, 141
アレルゲン　3, 15, 16, 50, 53, 54, 89, 92, 93, 135, 141, 151
安全係数　3, 65, 119, 126, 191
安全性評価試験　119, 126
安定同位体　95

い

EU 科学運営委員会　111
EU 食品安全白書　177
イソフラボン　23, 162, 164, 165, 191
1日摂取許容量（ADI）　116, 127
一律基準　12, 122
一括表示事項　35
一般食品添加物　11
一般薬理試験　67, 69
遺伝子　36, 68, 98, 99, 101, 113, 133
遺伝子組換え作物　37, 133, 138
遺伝子組換え食品　22, 36, 37, 51, 89, 93, 133, 134, 135, 136, 137, 138, 139, 140, 141, 142, 143, 144, 157, 177
遺伝子組換えでない　138, 139, 141, 142
遺伝子組換え農作物　138, 139, 141, 142
遺伝子組換え不分別　36, 37, 138, 139
遺伝毒性試験　63, 69, 99, 115
イニシエーター　113

1日摂取許容量　116, 119, 126, 127, 174
医薬品　26, 27
医薬品 GMP　148, 149, 155
医薬品医療機器等法（旧薬事法）　9, 26
医薬品的効果効能　29, 30
いわゆる健康食品　9, 10, 18, 42, 43, 149, 167
インターネット販売　47
in vitro 試験　63, 119, 126
in vivo 試験　4, 63, 65, 68, 69
インフォームドチョイス　193, 194
飲料水中の放射性物質　99

う

ウェルッシュ菌　75
牛海綿状脳症（BSE）　20, 107, 112

え

衛生仮説　88
栄養機能食品制度　42
栄養強調表示　54
栄養表示　14, 17, 18, 42, 45, 47, 48, 49, 50, 51, 52, 53, 56
栄養表示基準　17, 18, 48, 51, 52, 56
エストロゲン様作用　165
エックス（X）線　97
えん下困難者用食品　15
塩基　89, 133
エンテロトキシン　80, 81

お

欧州食品安全機関（EFSA）　157
欧州連合（EU）　2, 48, 176
黄色ブドウ球菌　71, 74, 80, 81

か

外食　46, 47, 51, 52
害虫抵抗性　136, 137, 140
加工者　44, 45
加工食品　35, 37, 45, 46, 48, 50, 51, 52, 53, 54, 55, 117, 138, 139, 142
カタログ販売　47
課徴金制度　34
カリウム 40　95

カルバメート剤　118
環境基本法　120
勧告　176
環太平洋パートナーシップ協定　51
カンピロバクター　73
ガンマ（γ）線　97

き

企業の社会的使命　80, 192
期限表示　35, 46, 47
既存添加物　11, 128, 129, 130
機能性食品素材便覧　170, 171
機能性表示　55
機能性表示食品　55
忌避剤　117
義務表示　53
キモシン　136, 137
急性毒性　29, 64, 69, 82, 98, 119, 126, 136, 181
牛肉トレーサビリティ法　41, 158
強化　54
狂牛病　101, 102, 112
行政手続法　23, 24, 25
強調表示　17, 45, 50, 52, 54
虚偽・誇大広告　51
許容1日摂取量（ADI）　12, 122
許容上限摂取量　168, 169
健康増進法　14

く

クサウラベニタケ　77
クリプトスポリジウム　79
クロイツフェルト・ヤコブ病　101, 102, 105, 106, 112
クロスオーバー　68

け

景品表示法　7, 33, 34, 42, 44, 192
劇性　29
劇物及び毒物取締法　120
決定　176
月齢制限　104, 110
健康食品素材の科学的実証データベース　167
「健康食品」の素材情報データベース　166
健康増進法　14, 44, 49, 50, 56, 192
健康日本21　14, 48, 164, 165
健康被害情報　43
原材料名表示　54

こ

抗原　88, 89
抗原性試験　65, 69
豪州・ニュージーランド食品基準協議会　143
豪州・ニュージーランド食品庁　143
合成甘味料　128
公正競争規約　34
合成抗菌剤　119
公正取引委員会　33, 34
合成品　60, 61
抗生物質　119
構造・機能表示　55
抗体　66, 88, 89
個体識別番号　158
合同残留農薬専門家会議　122, 175
合同食品添加物専門家会議　122, 129, 131, 174
コーデックス委員会　48, 50, 53, 82, 92, 99, 123, 131, 141, 143, 153, 154, 156, 173, 174, 175, 189
国際がん研究機関（IARC）　115
国民健康・栄養調査　14
国民生活センター　41
誇大表示　18
コバルト60　95

さ

催奇形性試験　66, 69, 98, 119, 126
サイクラミン　128
最大残留限界　123, 175
最大耐容1日摂取量　127, 128
最大無作用量　63, 65
最低副作用発現量　169
差止請求　51, 52
殺菌剤　117, 118
殺鼠剤　117
殺ダニ剤　117
殺虫剤　117, 118, 123
サルモネラ　73
残留基準等告示　12, 122
残留農薬　11, 22, 61, 62, 83, 117, 175, 177, 180, 189

し

シーベルト　95, 99
自然放射線　99
指定添加物　11, 128, 129, 130
自動販売機　47
視認性　45
耳標　158

ジピリジニウム系	118
JAS 規格制度（任意の制度）	35
GMP ソフト	150
GMP ハード	150
受動喫煙	14, 15
授乳婦用粉乳	15
腫瘍	113
小核試験	63, 64, 69, 99, 115
錠剤・カプセル状	149
照射食品	95, 97, 98, 99, 100
消費期限	35
消費者基本計画	41, 42, 43, 44, 51
消費者基本法	40, 42, 43, 49
消費者教育	40, 43, 51, 56
消費者契約法	41, 42
消費者被害救済制度	43
消費者保護基本法	40
情報公開	23
情報公開法	38
賞味期限	35
食経験	59, 186
食事摂取基準	18
食中毒	71, 80
食品 GMP	148, 150
食品アレルギー	88
食品安全委員会	22
食品安全基本法	20, 21, 22, 23, 24, 33, 36, 38, 56, 111, 162, 163, 191
食品安全強化法	85, 183
食品安全委員会専門委員会	22
食品衛生法	8, 44, 86, 8, 128
食品添加物	11, 65
食品添加物専門家会議	12
食品表示一元化	44
食品表示基準	52
食品表示法	42, 44, 50
植物成長促進剤	117
食薬区分	27
食糧農業機関	99
除草剤	117
除草剤耐性	136
飼料安全法	120
飼料添加物	117
指令	176
新規食品	186
新規食品法	177

す	
推定 1 日摂取量	123, 175
水質汚濁防止法	120
スギヒラタケ	77
ストロンチウム	95
せ	
生鮮食品	35, 52
製造所固有記号	53
製造者	45
世界動物衛生機構	179
世界貿易機関	143, 173
世界保健機関	48, 75, 99, 131, 153, 173
世界保健機関（WHO）	48, 75, 99
セシウム 134	95
摂取期間	59, 181
摂取者	60
摂取人口	59, 181
摂取頻度	59, 181
摂取量	59
セレウス菌	76
ゼロリスク	61, 62
染色体異常試験	64
そ	
総合衛生管理製造過程	12
相対表示	18
即時型アレルギー	65
足蹠反応	65, 66
ソラニン	97, 98
た	
対 ADI 比	127
ダイエタリーサプリメント	151
ダイオキシン	71, 113, 114, 115
対象外物質	12, 22, 122
体内動態試験	68
ち	
チオカーバメート剤	118
チェルノブイリ	96, 99
遅延型アレルギー	65, 66
チクロ	128
中食	46, 47, 51, 52
中性子線	97
腸炎ビブリオ	73
腸管出血性大腸菌（O157）	74

つ
ツキヨタケ　77

て
DNAの損傷　98
低減　54
デオキシリボ核酸　133
適格消費者団体　51, 52
テトロドトキシン　78
添加物表示　54
天然香料　11
天然添加物　11
天然物　60

と
動物用医薬品　117
導入遺伝子　135
トキソプラズマ　79
毒性　29
独占禁止法　33
特定危険部位（SRM）　104
特定給食施設　15
特定原材料　89
特定保健用食品　16
特別用途食品　15
トレーサビリティ　108, 156

な
内分泌かく乱作用　165

に
肉骨粉　102
二重盲検手法　68
ニトロソアミン　113
日本食品標準成分表　49
日本人の食事摂取基準　169
乳児ボツリヌス症　76
乳児用調整粉乳　15
任意（推奨）表示　53
任意（その他）表示　53
妊産婦・授乳婦用粉乳　15

の
農場から食卓まで　85
農薬　117
農薬残留基準　120, 122
農薬等　117, 120, 121, 122
農薬取締法　120
ノロウイルス　74

は
バイオテクノロジー応用食品　141, 143, 173
曝露評価　83, 119
運び屋DNA　135
発がん性試験　67, 69, 98, 115, 119, 126, 181
発がん性物質　67, 113, 114, 115, 116
発がんリスク　115
パブリックコメント　23, 24, 25, 151
繁殖試験　66

ひ
BSE検査　109
非遺伝子組換え作物　138
非医薬品　27
非感染性疾患の予防　48
ヒト試験　68
病者用食品　16
表示レイアウト　54
ピレスロイド剤　118
PCA反応　66
品質表示基準　35

ふ
フードサプリメント指令　178
フェニルフェノール　113
副作用非発現量　169
フグ毒　78
不実証公告　33
不正競争防止法　44
フタルイミド系　118
復帰変異試験　63
不当景品類　33
不当表示　33
不分別　138
プラスミド　68
プリオン　101
プルトニウム　95
プロモーター　113

へ
米国監察総監室　55
米国航空宇宙局（NASA）　13
米国食品医薬品局（FDA）　12
ベータ（β）線　97

ベクレル　95
ヘルシンキ宣言　68
ベロ毒素　74
ベンツピレン　113

ほ
放射性同位体　95
放射性物質　95
放射線　95
放射性物質の基準値　99
放射能　95
法令　176
保健指導　14
ポジティブリスト　11
ポジティブリスト制度　120
ボツリヌス菌　76
ホルモン剤　119

ま
マーケットバスケット　127
マイコトキシン　82
慢性毒性試験　65

む
無添加強調表示　54
無毒性量（NOAEL）　126

め
メディカルハーブ　169
免疫グロブリン　89

も
モノグラフ　167
専ら医薬品　27, 29, 30, 31

や
薬事法　9
薬理作用　29, 31

ゆ
誘引剤　117
有機塩素剤　118
有機リン剤　118

よ
用法用量　28

り
リスク管理　20, 83, 89, 99, 108, 116, 120, 128, 136, 175
リスク牛　109
リスクコミュニケーション　20, 21, 23, 111, 139, 161
リスクゼロ　189
リスク評価　20, 21, 59, 82, 89, 98, 107, 115, 119, 126, 131, 134, 174
リスク要因　62
リステリア　75
リボ核酸　133
良性腫瘍　113
理論的最大摂取量　119
リンパ節反応試験　65
倫理委員会　70

わ
ワラビ　113
ワンストップ体制　51

食品安全の表示と科学
食品表示法を理解する

2015年4月30日 第一版第1刷発行

著　者	清水　俊雄
発行者	宇野　文博
発行所	株式会社　同文書院
	〒112-0002
	東京都文京区小石川5-24-3
	TEL (03)3812-7777
	FAX (03)3812-7792
	振替 00100-4-1316
印　刷	日本ハイコム株式会社
挿　画	清水　秀雄

© T.Shimizu　2015
Printed in Japan　ISBN978-4-8103-1448-9
●乱丁・落丁本はお取り替えいたします